常青治癌临证心法

主　编　常　青
副主编　童舜华　常　胜　金百仁
编　委　王　燕　杨金团　章继民
　　　　孙建宇　俞俊蕙　寿越敏

U0335357

中国中医药出版社
·北京·

图书在版编目（CIP）数据

常青治癌临证心法/常青主编. —北京：中国中医药出版社，2013.8
（2014.6 重印）
ISBN 978 - 7 - 5132 - 1552 - 7

Ⅰ. ①常…　Ⅱ. ①常…　Ⅲ. ①癌 - 中医治疗法　Ⅳ. ①R273

中国版本图书馆 CIP 数据核字（2013）第 154184 号

中 国 中 医 药 出 版 社 出 版
北京市朝阳区北三环东路 28 号易亨大厦 16 层
邮政编码　100013
传真　010 64405750
三河鑫金马印刷有限公司印刷
各地新华书店经销

*

开本 787×1092　1/16　印张 20.25　彩插 0.5　字数 357 千字
2013 年 8 月第 1 版　2014 年 6 月第 2 次印刷
书　号　ISBN 978 - 7 - 5132 - 1552 - 7

*

定价　48.00 元
网址　www.cptcm.com

如有印装质量问题请与本社出版部调换
版权专有　侵权必究
社长热线　010 64405720
购书热线　010 64065415　010 64065413
书店网址　csln.net/qksd/
官方微博　http://e.weibo.com/cptcm

主编简介

常青，字永年，男，1942年11月生于上海，浙江绍兴人。主任中医师、教授、博导、全国名老中医专家学术经验继承工作指导老师、浙江省名中医。早年毕业于浙江中医学院六年制本科，历任绍兴市中医院大内科主任、肿瘤研究所所长、专家顾问组组长、绍兴市中医院肿瘤学科创建人和学术带头人；浙江中医药大学兼职教授、浙江省名中医研究院研究员、浙江省中医肿瘤研 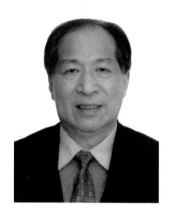 究会第一至第四届学术委员、绍兴市中医学校业务校长、绍兴市博爱医院副院长、绍兴文理学院中医疑难病研究所所长；现任中华中医药学会肿瘤分会委员、浙江省常青名老中医专家传承工作室主任和全国名老中医专家常青传承工作室导师。从事中医临床及教学科研近五十年，学术上主张衷中参西和经方创新，临床上崇尚佛心行医，仁术惠民，善于活法圆机治疗肿瘤、中风等难症重症，学验俱丰而屡起沉疴，临证诊务繁忙，深得病家信赖。在国内外发表学术论文50余篇，出版著作多部，《常青治癌临证心法》和《实用中风防治学》为其代表性专著。其国家级学术继承人有童舜华博士和常胜、王燕等副主任中医师，以及其他省市级学术继承人多名。为当代中医重要学术流派"越医"的主要代表人物之一。

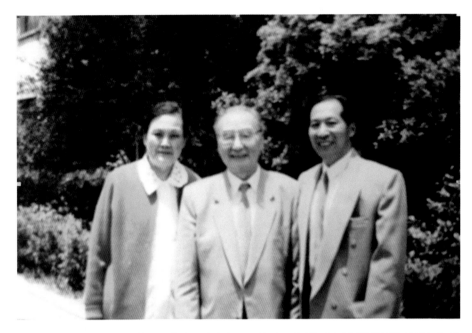

20 世纪 80 年代初，我国著名教育家、临床家、已故国医大师何任恩师偕师母陆教授与作者在杭州合影。勉励作者："要很好总结、传承中医治癌宝贵经验，为振兴中医，造福百姓服务。"

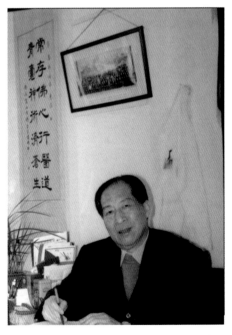

作者常老在工作室总结撰写中医药治癌经验的专著

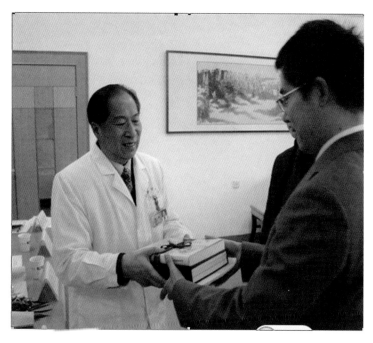

国家级名老中医、著名中医肿瘤专家常青教授在向
他的学术继承人童舜华中医博士赠送学术经验汇编等资料

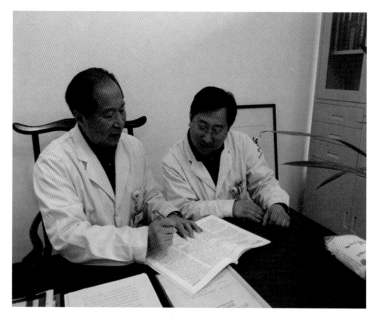

常老在工作室对其学术继承人、中医肿瘤专科现任负责人
常胜副主任中医师传授学术经验

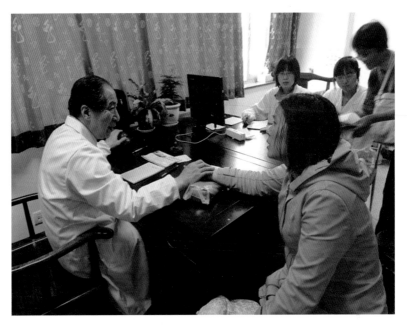

常老一如既往悉心在为他的全国第五批学术继承人王燕副主任中医师作临床指导

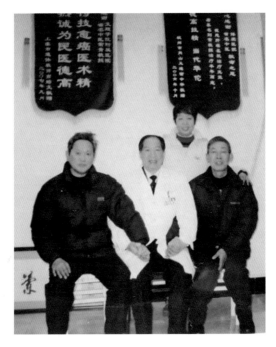

经纯中医药治疗转危为安且已恢复上班的胃癌、肠癌两病友（周君安、徐国民），
专程来院致谢并与常老合影

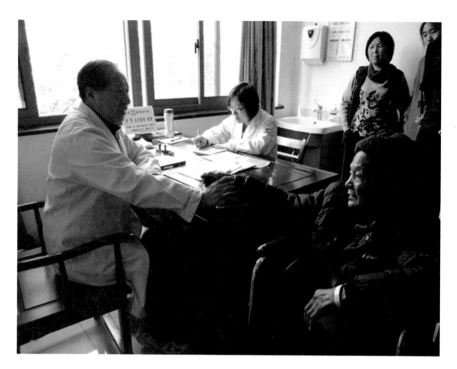

常老聚精会神为癌症病人把脉看病

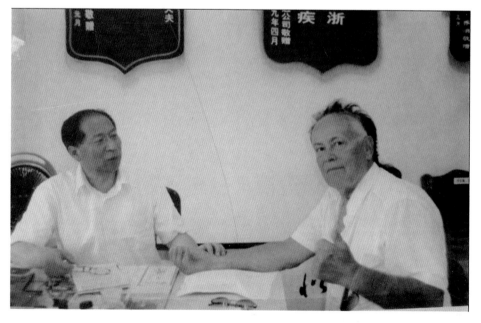

乔治·恩格鲁斯经华侨介绍，不远万里来到绍兴，慕名求治于中医肿瘤专家常青教授。
当其皮肤癌经中药治愈后，高兴得跷起了大拇指，连声说"中医神奇!"

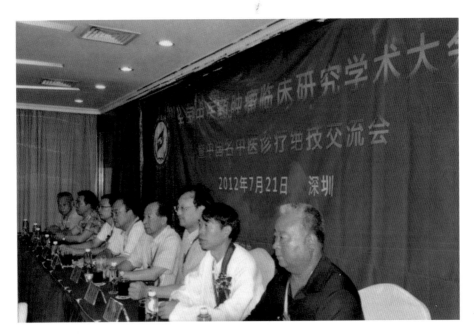

常老（右起第四人）在全国中医药肿瘤临床研究学术大会主席台上

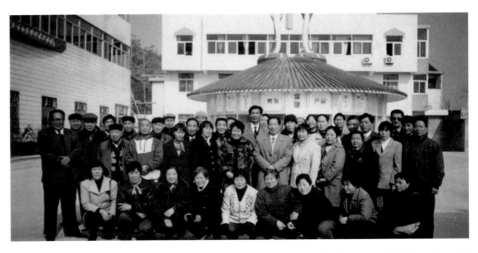

常老（第二排右起第六人）在为绍兴市肿瘤康复学校的癌症病人讲课和义诊后与学生、病人合影

颜　序

　　常青主任医师1942年11月生于上海，浙江绍兴人，现为浙江省名中医，浙江中医药大学兼职教授，浙江省名中医研究院研究员，博士后导师，全国老中医药专家学术经验继承工作指导老师，全国名老中医专家常青传承工作室导师。

　　常青主任医师作为一方名医，在其近50年的行医生涯中，潜心研究中医基础理论，积极总结中医临床经验，在学术上力主衷中参西和经方创新，既有深厚扎实的理论功底，又有精湛有效的医疗技术，在中晚期肿瘤、心脑血管病、妇科杂病等领域具有独到的学术经验，可谓学验俱丰，是当代"越医"重要代表人物之一，这种才华在《常青治癌临证心法》一书中有着具体而生动的体现。

　　本书内容包括多年来中医肿瘤学术传承研究成果，并集中介绍了常青主任医师治疗肿瘤的学术思想和临床经验，章节分明，条理清晰，要言不繁。我以为本书有以下几个特点：①注重辨证。书中介绍治癌经验，结合肿瘤临床病症变化，熔铸辨证论治之新意，辨证与辨病相结合，以证立法，随证施治，丝丝入扣，法度严谨。②防治结合。书中特辟章节强调肿瘤防治的重要性，介绍肿瘤患者养生康复心得，确有实用经验。③志坚见远。中医学是一个伟大的宝库，有许多行之有效的防治癌症的方法有待我们继续发扬，常青主任医师传承研究数十载，同时活法圆机创制新方，有一定效用，这无疑在攻克肿瘤的道路上，迈出了坚实的一步。

　　此书的出版有益于治学，有助于医道，有惠于民生，故乐而为之序。

2013 年 2 月 23 日
于上海同济大学中医研究所

范　序

恶性肿瘤是一类严重危害人类健康的常见病多发病，中医扶正祛邪治疗恶性肿瘤，在缓解放化疗引起的毒副作用、促进肿瘤手术后机能的康复、防治肿瘤的复发转移等方面具有特色和优势。通过中医药的治疗，绝大多数肿瘤患者的生活质量得到明显的改善，不少患者达到了带瘤长期生存，延年益寿的效果。中医药在恶性肿瘤防治中的作用不但为广大患者所认可，也为越来越多的西医肿瘤临床工作者认同。

校友常青名医早年毕业于浙江中医学院六年制本科，博学而德才兼备，精勤而寒暑不辍，近50年的临诊和医教研，颇多成就。常青系全国老中医药专家学术经验传承工作指导老师、浙江省名中医、浙江中医药大学兼职教授、全国第四批传承工作博导、浙江省常青名老中医专家传承工作室负责人、全国名老中医专家常青传承工作室导师、绍兴市中医院肿瘤专科创建人和学术带头人、中华中医药学会肿瘤分会委员、浙江省中医肿瘤研究会第一至第四届学术委员。常青名医不仅医术精湛，诊务繁忙，而且总以佛心行道，常常主动资助一些有困难的肿瘤患者，广受病家信赖，诚为德艺双馨。数十年来以其深厚的中医理论基础和耽嗜典籍的学术修养，擅治中医内妇科疑难重症。尤对癌瘤顽疾之诊治更有独到之处。其自拟胃未分化腺癌方治疗阴伤热炽、正衰毒壅型胃未分化腺癌，曾被载入《中华名医名方薪传》；多篇治癌验案被载入《中国现代名中医医案精粹》；《复方扶正消瘤丸治疗中晚期恶性肿瘤的临床研究》获浙江省优秀科技进步奖；在国内外发表肿瘤等领域的学术论文50余篇。

《常青治癌临证心法》一书则是常青名医数十年来治疗肿瘤学术思想的精华和临床经验的结晶，具有较高的文献价值和临床指导意义，相信该书的出版还能为中青年临床医师提供帮助和启迪，故乐为之序。

范永升

2013 年 2 月 15 日

于浙江中医药大学

前　　言

　　恶性肿瘤是一类严重危害人类健康的常见病、多发病，目前已经位居我国城市居民死因首位。据有关资料统计表明，我国每年新发现的恶性肿瘤约200万人，带瘤生存者有数百万之众。因此，恶性肿瘤防治已成为医学界关注的重要课题。近数十年来，中医界积极开展恶性肿瘤防治和研究，积累了较为丰富的经验，显示出良好的疗效和广阔的前景，成为抗癌战线上不可或缺的生力军。

　　名老中医经验和学术思想是中医学精华的重要组成部分，是中华民族特有的高级智能资源，有着鲜明的学科特点和无以替代的学术地位。总结整理、继承发扬名老中医治疗恶性肿瘤的独到经验，对于促进肿瘤临床诊疗水平的提高，造福广大患者，更好地为人类健康事业服务，具有重大现实意义，也是当前振兴中医的重要举措之一。我们这些中青年副主任中医师及中医研究生有幸跟随全国老中医药专家学术经验指导老师、浙江省名中医、资深中医肿瘤专家常青教授继承研习先后已六年有余，寒暑不辍而领悟良多，深感常老从医近五十年来对于恶性肿瘤诊疗以及中晚期肿瘤危重症的挽救，经验宏富，疗效独到。在国家中医药管理局及浙江省卫生厅、浙江省中医药管理局相继批准建立"全国名老中医专家常青传承工作室"和"浙江省常青名老中医专家传承工作室"之后，我们这个传承团队在常老的引领指导下，特将多年来的中医肿瘤学术传承成果加以整理集粹，编写了这本《常青治癌临证心法》。

　　本书共十二章。第一至七章较为全面地论述了常老对恶性肿瘤病因病机的认识和见解，以及证治原则、常用治法和用药心法，其中第五至七章重点介绍常老对癌症用药、对症治疗以及肺癌、胃癌、肠癌、肝癌、胰腺癌、淋巴瘤、乳腺癌、宫颈癌、鼻咽癌、食道癌、肾癌、骨癌等重点高发肿瘤的临证心法，充分体现了常老辨证与辨病相结合、专病与专方相结合治疗恶性肿瘤的学术思想，为本书的重点所在。第八、第九章介绍常老对肿瘤的综合预防、肿瘤养生康复的学术见解。第十章和第十一章分别简要介绍肿瘤的中西医结合治疗及主要外治法、常用抗癌中药。第十二章具体回答肿瘤患者如何养生康复，详细介绍了常老对癌症的研究心得和实用经验，是肿瘤患者及家属所渴望的实用科普知识。"附录"部分则为常老及其传承团队有关恶性肿瘤的学术论文和相关研究成果。

在本书的编写过程中，我们也参考引用了一些相关资料，在此谨向有关同道诸君致谢！本书编写人员在常老指导下，焚膏继晷，三易其稿，方臻完成，旨在希望能为中医肿瘤学的学术发展添砖加瓦，既能为从事中医肿瘤工作的临床医师以及中医院校学生提供有益的参考，也能为广大肿瘤患者及其家属在看病求医和养生康复的过程中提供指导和帮助。由于时间仓促，编撰中难免有疏漏不足之处，恳望同道和读者提出宝贵意见，以便再版时修订提高。

编著者
于 2013 年 5 月

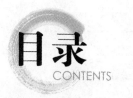

目录
CONTENTS

第一章　中医防治癌症历史沿革和现代研究进展 ……………………………… (1)

第一节　中医防治癌症历史沿革 …………………………………… (1)

第二节　中医防治癌症现代研究进展 ……………………………… (2)

　　一、抗癌中药研究 ………………………………………………… (2)

　　二、中医学对癌症的基础理论研究 ……………………………… (3)

　　三、癌症临床研究 ………………………………………………… (4)

第二章　中医防治癌症的主要学术特色 ……………………………… (7)

第一节　重视癌症发生的病因 ……………………………………… (7)

　　一、正气亏虚 ……………………………………………………… (7)

　　二、情志失调 ……………………………………………………… (8)

　　三、外邪侵袭 ……………………………………………………… (9)

　　四、饮食所伤 ……………………………………………………… (10)

第二节　深究癌症发展的病机 ……………………………………… (11)

　　一、气滞血瘀 ……………………………………………………… (11)

　　二、痰湿凝聚 ……………………………………………………… (12)

　　三、热毒蕴结 ……………………………………………………… (13)

　　四、正气亏虚 ……………………………………………………… (13)

第三节　整体观及整体治疗方案的建立与实施 …………………… (14)

　　一、必须重视癌症治疗方案的整体观 …………………………… (14)

　　二、癌症整体治疗方案的建立与实施 …………………………… (14)

第四节　治未病及相关防患康复措施的有机结合 ……………（18）

　　一、"治未病"的主要学术观点 ………………………………（18）

　　二、"治未病"在癌症防治中的应用 …………………………（19）

　　三、癌症预测预报和早期防治的可行性和必要性 …………（19）

第三章　癌症的中医诊断特色 ………………………………（21）

　第一节　舌诊 …………………………………………………（21）

　　一、舌质 ………………………………………………………（22）

　　二、舌体 ………………………………………………………（23）

　　三、舌苔 ………………………………………………………（24）

　　四、舌脉 ………………………………………………………（25）

　　五、其他望诊 …………………………………………………（26）

　第二节　脉诊 …………………………………………………（27）

第四章　癌症的中医治疗法则 ………………………………（29）

　第一节　证治原则 ……………………………………………（29）

　　一、标本缓急，注重治本 ……………………………………（29）

　　二、扶正祛邪，权衡轻重 ……………………………………（30）

　　三、病证结合，协同增效 ……………………………………（31）

　　四、内服外用，表里结合 ……………………………………（32）

　第二节　治疗方法 ……………………………………………（32）

　　一、清热解毒法 ………………………………………………（32）

　　二、活血化瘀法 ………………………………………………（33）

　　三、化痰软坚法 ………………………………………………（34）

　　四、理气散结法 ………………………………………………（35）

　　五、以毒攻毒法 ………………………………………………（36）

　　六、培本扶正法 ………………………………………………（37）

　第三节　权变法则 ……………………………………………（38）

　　一、难病取中法 ………………………………………………（38）

　　二、甚者独行法 ………………………………………………（39）

　　三、针对因机法 ………………………………………………（39）

　　四、标本兼顾法 ………………………………………………（39）

　　五、加减进退法 ………………………………………………（39）

第五章 常氏治癌临证用药心法 ……………………………… (40)

第一节 辨证论治用药心法 ……………………………… (40)

第二节 辨病归经用药心法 ……………………………… (42)

第三节 配伍剂量用药心法 ……………………………… (44)

第四节 复法大方用药心法 ……………………………… (45)

一、治疗的基本原则与具体癌症关系的把握 ………… (45)

二、辨证与辨病关系的把握 …………………………… (46)

三、复法大方的组方遣药要点 ………………………… (46)

第五节 药对运用心法 …………………………………… (47)

一、清热解毒药对 ……………………………………… (48)

二、软坚散结药对 ……………………………………… (49)

三、理气化瘀药对 ……………………………………… (50)

四、扶正祛邪药对 ……………………………………… (51)

第六节 虫类药运用心法 ………………………………… (52)

第七节 减毒增效用药心法 ……………………………… (53)

一、化疗减毒增效用药心法 …………………………… (53)

二、放疗减毒增效用药心法 …………………………… (54)

三、防治放、化疗引起的骨髓抑制用药心法 ………… (55)

第六章 常氏对高发癌症的诊疗经验及验案实例 …………… (57)

第一节 肺癌临证心法 …………………………………… (57)

一、西医诊断要点 ……………………………………… (57)

二、中医诊治要点 ……………………………………… (58)

第二节 胃癌临证心法 …………………………………… (61)

一、西医诊断要点 ……………………………………… (61)

二、中医诊治要点 ……………………………………… (62)

第三节 大肠癌临证心法 ………………………………… (64)

一、西医诊断要点 ……………………………………… (65)

二、中医诊治要点 ……………………………………… (65)

第四节 肝癌临证心法 …………………………………… (68)

一、西医诊断要点 ……………………………………… (68)

二、中医诊治要点 ……………………………………… (68)

第五节　乳腺癌临证心法 …………………………………（72）
　　一、西医诊断要点 …………………………………（72）
　　二、中医诊治要点 …………………………………（72）
第六节　宫颈癌临证心法 …………………………………（75）
　　一、西医诊断要点 …………………………………（75）
　　二、中医诊治要点 …………………………………（76）
第七节　鼻咽癌临证心法 …………………………………（78）
　　一、西医诊断要点 …………………………………（78）
　　二、中医诊治要点 …………………………………（79）
第八节　食道癌临证心法 …………………………………（81）
　　一、西医诊断要点 …………………………………（81）
　　二、中医诊治要点 …………………………………（82）
第九节　恶性淋巴瘤临证心法 ……………………………（84）
　　一、西医诊断要点 …………………………………（84）
　　二、中医诊治要点 …………………………………（85）
第十节　胆囊癌临证心法 …………………………………（87）
　　一、西医诊断要点 …………………………………（87）
　　二、中医诊治要点 …………………………………（87）
第十一节　肾癌临证心法 …………………………………（89）
　　一、西医诊断要点 …………………………………（89）
　　二、中医诊治要点 …………………………………（90）
第十二节　骨癌临证心法 …………………………………（92）
　　一、西医诊断要点 …………………………………（92）
　　二、中医诊治要点 …………………………………（92）
第七章　癌症常见症状的治疗 ………………………………（95）
第一节　疼痛 ………………………………………………（95）
　　一、对症治疗 ……………………………………（96）
　　二、中医中药治疗 ………………………………（96）
　　三、其他止痛疗法 ………………………………（98）
第二节　发热 ………………………………………………（99）
　　一、抗感染 ………………………………………（100）

二、中医中药治疗 ………………………………………… (100)

第三节 咳嗽和呼吸困难 ………………………………… (101)

一、病因治疗 ……………………………………………… (102)

二、急性呼吸困难的处理 ………………………………… (102)

三、镇咳祛痰 ……………………………………………… (102)

四、中医中药治疗 ………………………………………… (103)

五、其他治疗 ……………………………………………… (103)

第四节 出血 …………………………………………… (103)

一、对症治疗 ……………………………………………… (104)

二、中医中药治疗 ………………………………………… (105)

三、抗休克及护理 ………………………………………… (106)

第五节 呕吐 …………………………………………… (106)

一、对症治疗 ……………………………………………… (107)

二、中医中药治疗 ………………………………………… (107)

第六节 便秘 …………………………………………… (108)

一、病因治疗 ……………………………………………… (108)

二、中医中药治疗 ………………………………………… (109)

三、其他治疗 ……………………………………………… (109)

第七节 腹泻 …………………………………………… (110)

一、对症治疗 ……………………………………………… (110)

二、中医中药治疗 ………………………………………… (111)

第八节 水肿 …………………………………………… (112)

一、病因治疗 ……………………………………………… (112)

二、对症治疗 ……………………………………………… (113)

三、中医中药治疗 ………………………………………… (113)

第九节 脱水 …………………………………………… (114)

一、对症治疗 ……………………………………………… (115)

二、中医中药治疗 ………………………………………… (115)

第十节 休克 …………………………………………… (116)

一、休克的紧急处理 ……………………………………… (117)

二、病因治疗 ……………………………………………… (117)

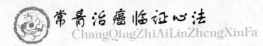

三、抗休克治疗 ……………………………………………… (117)

四、中医中药治疗 …………………………………………… (118)

第八章　癌症的综合预防 ………………………………………… (119)

第一节　实行防癌普查 ……………………………………… (119)

一、开展防癌宣传教育 …………………………………… (119)

二、开展防癌普查 ………………………………………… (120)

第二节　消除致癌因素 ……………………………………… (122)

一、职业性癌症的预防 …………………………………… (122)

二、改善环境 ……………………………………………… (123)

三、加强饮食预防 ………………………………………… (124)

第三节　及时治疗癌前期病变 ……………………………… (127)

一、黏膜白斑证治 ………………………………………… (127)

二、子宫颈糜烂证治 ……………………………………… (130)

三、纤维囊性乳腺病证治 ………………………………… (135)

四、萎缩性胃炎证治 ……………………………………… (138)

五、多发性家族性结肠息肉证治 ………………………… (141)

六、多发性神经纤维瘤病证治 …………………………… (144)

第九章　癌症的养生康复与护理 ………………………………… (147)

第一节　癌症患者的饮食调养 ……………………………… (147)

一、饮食调养的病理基础 ………………………………… (147)

二、食物偏性和抗癌食物 ………………………………… (151)

三、肿瘤患者的饮食调养原则 …………………………… (156)

四、肿瘤患者不同治疗阶段的饮食调养 ………………… (157)

第二节　癌症患者的气功养生 ……………………………… (165)

一、气功辅助治疗癌症的临床疗效 ……………………… (166)

二、气功治疗与其他疗法的配合 ………………………… (168)

第三节　癌症患者的心理卫生 ……………………………… (169)

一、人格属性分类 ………………………………………… (169)

二、心理状态的变化 ……………………………………… (169)

三、心理状态与病程的关系 ……………………………… (170)

第四节　癌症患者的护理 …………………………………… (171)

一、患者的一般护理 ……………………………………… (171)

二、癌症患者的特殊护理 ………………………………… (172)

三、患者手术后的护理 …………………………………… (173)

四、患者放疗后的护理 …………………………………… (174)

五、患者化疗后的护理 …………………………………… (176)

第五节 中药的煎服方法 ………………………………… (177)

一、煎中药的一般方法 …………………………………… (177)

二、中药的特殊煎煮方法 ………………………………… (177)

三、抗癌中药的特殊煎服方法 …………………………… (178)

第十章 癌症的中西医结合治疗及主要外治法 …………… (179)

第一节 癌症的中西医结合治疗 ………………………… (179)

一、中医药与手术治疗相结合 …………………………… (179)

二、中医药与放射治疗相结合 …………………………… (181)

三、中医药与化学治疗相结合 …………………………… (182)

第二节 癌症的主要外治法 ……………………………… (183)

一、外敷法 ………………………………………………… (183)

二、敷贴法 ………………………………………………… (184)

三、涂搽法 ………………………………………………… (185)

四、喷吹法 ………………………………………………… (186)

五、含漱法 ………………………………………………… (186)

六、吸入法 ………………………………………………… (186)

七、点滴法 ………………………………………………… (186)

八、塞入法 ………………………………………………… (187)

九、灌注法 ………………………………………………… (187)

十、熏洗法 ………………………………………………… (188)

十一、插药法 ……………………………………………… (188)

十二、间接外治法 ………………………………………… (189)

第十一章 常用抗癌中草药及中成药的性能及合理应用 …… (191)

第一节 常用抗癌中草药 ………………………………… (191)

一、清热解毒类 …………………………………………… (192)

二、活血化瘀类 …………………………………………… (200)

三、软坚散结类 …………………………………………（203）

四、利湿逐水类 …………………………………………（207）

五、扶正培本类 …………………………………………（209）

六、消肿止痛类 …………………………………………（213）

七、其他抗癌中草药 ……………………………………（214）

第二节　常用抗癌中成药的合理应用 ……………………（217）

第十二章　癌症防治释疑解惑问答 ………………………（223）

一、中医治疗癌症的主要特点有哪些? ……………………（223）

二、何为中医综合疗法治疗癌症? …………………………（224）

三、为何对晚期癌症患者中医从胃气论治? ………………（226）

四、癌痛的形成机理有哪些? ………………………………（227）

五、怎样辨治癌性腹水? ……………………………………（229）

六、怎样辨治癌性发热? ……………………………………（230）

七、如何辨治癌症呕吐、便秘? ……………………………（231）

八、何为癌症的康复治疗? …………………………………（232）

九、癌症患者如何进补? ……………………………………（234）

十、什么是癌前病变? 常见的癌前病变有哪些? …………（235）

十一、癌症的早期发现有何重要意义? 恶性肿瘤有早期信号吗? …（236）

十二、常见的致癌性化学物质有哪些? ……………………（237）

十三、病毒会致癌吗? 哪些病毒和肿瘤有关? ……………（238）

十四、癌症与机体的免疫状态有关吗? ……………………（239）

十五、精神、情绪与癌症的发生有关吗? …………………（240）

十六、吸烟与癌症有关吗? …………………………………（240）

十七、饮酒与癌症有何关系? ………………………………（241）

十八、癌症可引起哪些常见的出血表现? …………………（242）

十九、什么是癌症急症? 常见的癌症急症有哪些? ………（243）

二十、如何预防癌症的转移和扩散? ………………………（244）

二十一、影响癌症治疗效果及预后的因素有哪些? ………（245）

二十二、什么是癌症逆转? …………………………………（246）

二十三、如何预防癌症的复发? ……………………………（247）

二十四、如何预防癌症的发生? ……………………………（248）

目录 CONTENTS

二十五、中医如何看待癌症的预防？ ……………………………… （249）

二十六、目前认为对癌症有预防作用的食品有哪些? ……………… （250）

附录　常青名老中医专家及其工作室团队重点癌症相关学术论文选辑
…………………………………………………………… （251）

一、中医学预防思想在癌症防治领域的应用与创新 ……………… （251）

二、恶性肿瘤舌脉诊心得及治疗经验探析 ………………………… （255）

三、自拟消瘤饮治疗消化道中晚期癌肿 45 例疗效观察 ………… （262）

四、简论中医对肺癌的认识及规范化治疗 ………………………… （265）

五、常青教授在胃癌前病变诊治中对症治疗经验探析 …………… （269）

六、常青论治中晚期胃癌特色探析 ………………………………… （271）

七、辨治癌性发热 …………………………………………………… （274）

八、辨治化疗引起的血细胞下降 …………………………………… （275）

九、癌痛的辨证审因及治疗对策 …………………………………… （276）

十、癌肿疼痛的内外合治 …………………………………………… （278）

十一、常青主任医师治癌对药特色举隅 …………………………… （281）

十二、常青教授治疗肝癌经验撷菁 ………………………………… （283）

十三、常青从肝论治妇科肿瘤特色及验案探析 …………………… （286）

十四、张景岳"扶阳祛邪"学说在现代中医肿瘤学的运用与创新 … （289）

十五、再论治未病观应对恶性肿瘤的实践与创新 ………………… （292）

十六、《中国中医药报》"名医名方选录" …………………………… （296）

十七、常青治疗胃未分化腺癌经验方 ……………………………… （298）

十八、甲状腺癌的辨证与治疗 ……………………………………… （298）

十九、张景岳阴阳并调学术思想与中医带瘤生存思维的临床探析 … （300）

二十、复方扶正消瘤丸组方、工艺及功效 ………………………… （304）

跋 …………………………………………………………………… （306）

第一章

中医防治癌症历史沿革和现代研究进展

　　肿瘤是严重危害人类健康的多发病、常见病。中医药治疗肿瘤具有悠久历史，如今已逐渐探索并形成了一门新的医学学科，并具有较为完整的理论体系和辨证论治规范。实践证明，中医药治疗肿瘤是有效的，中西医结合、取长补短，可进一步提高肿瘤防治的临床疗效。

第一节　中医防治癌症历史沿革

　　中医肿瘤防治方法起源于先秦时代，殷墟甲骨文中有关于"瘤"的病名记载，《周礼》提到了"疡医"，并详细记载了肿疡的治疗方法。不过这时对肿瘤的认识较为肤浅，为萌芽阶段。

　　至战国—秦汉时期，就初步形成了中医肿瘤的防治体系。《黄帝内经》）、《难经》、《伤寒杂病论》、《神农本草经》等医学经典著作的相继问世，使人们对肿瘤的认识由实践经验上升到理论的高度。在肿瘤防治方面，提倡用整体观念来认识，用辨证论治来治疗，如《金匮要略·五脏风寒积聚病脉证并治》记载："积者，脏病也，终不移；聚者，腑病也，发作有时，辗转痛

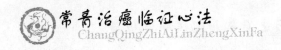

移，为可治……"提示积与聚同为包块，病机不同，预后不同，治法不同。同时《伤寒杂病论》还为后世留下了桃仁承气汤、下瘀血汤、桂枝茯苓丸等著名方剂，至今仍广泛用于肝癌、胰腺癌、胃癌、子宫颈癌等癌症的治疗。

晋唐—明清时期是中医癌症防治体系进一步发展阶段。宋代《卫济宝书》首先出现"癌"字的记载。这一时期的论著中，可以见到各种肿瘤的具体临床表现，如《仁斋直指方》对癌的症状进行了仔细的描述："癌者，上下高深，岩穴之状，颗颗类垂，毒根深藏。"而且还有了对于恶性肿瘤的辨证论治，如对于噎膈（食管癌），朱丹溪认为应该"滋养津血，降火散结"，张景岳主张"当以脾胃为主"，"宜从温养，宜从滋润"，而清代名医王清任认为应从瘀论治等等。这一时期，也为后世治疗肿瘤创建了许多广为应用的方剂，如小金丸、蟾酥丸、活络效灵丹、犀黄丸等。

第二节　中医防治癌症现代研究进展

新中国成立以后的半个多世纪以来，中医治疗体系的参与使癌症治疗效果有了明显的提高，中医药也在国际上产生了较强的影响。纵观半个世纪以来，主要在以下方面取得了突出的成绩。

一、抗癌中药研究

中医药防治癌症的研究，最早是从抗癌中草药的筛选工作开始的。半个世纪以来，我国已对 3000 余种中药和近 300 个复方进行抑瘤筛选，实验证实有效的中药有 200 余种，其中半数已进行了较为系统的实验临床验证，研制开发了长春新碱、喜树碱等近 40 个抗癌新品种，也为更合理地临床应用提供了依据。

依据现代药理学分类方法，中草药对癌症的防治作用可分为两大类：一是抗癌（细胞毒作用），即对癌细胞有直接杀灭作用，已经经过大宗临床验证的抗癌中药有青黛（靛玉红）、喜树（喜树碱）、砒霜（三氧化二砷）、三尖杉等，并已制成了不同的制剂；二是具有免疫增强作用（生物反应调节剂样作用），通过调节机体的阴阳气血平衡，改善机体的生理病理状态，而达到抑制肿瘤的目的。如猪苓、茯苓、香菇等的多糖类成分，黄芪、白术、人参、补骨脂、淫羊藿等药物及其复方制剂，均具有生物反应调节剂样作用，同时也从另一个侧面发挥着抑制肿瘤的作用。

尤其值得一提的是，我国的两位学者张亭东教授和陈竺院士，锲而不舍地坚持中西医理论结合，临床与实验研究结合，运用砒霜治疗邪毒深重的急性早幼粒白血病，取得了公认的领先疗效，并在分子生物学水平上阐明"以毒攻毒"法对肿瘤细胞有诱导分化和促使细胞凋亡的作用。

二、中医学对癌症的基础理论研究

1. 癌症病因学研究

在癌症发病方面诸家论述多与"虚"、"毒"有关，其次为"瘀"和"痰"。郁仁存提出了外因是条件、决定性因素是内因的"内虚学说"，认为在外界环境条件大致相同，接触的致癌物质也大致相同的人群中，有人患癌症，有人不患癌症，说明决定因素还是在于机体的内在坏境和因素。而"络病学说"则认为"肿瘤乃痰浊、瘀血等有形之阴邪凝聚于络脉而成"，其次还有广泛被中医癌症界所接受的"毒"、"瘀"、"痰"为癌症的主要致病因素的各种理论和学说。

此外，不容忽视的是癌症创新病因学说的提出，更是体现了在现代西医治疗手段占主导地位的情况下，中医药理论的与时俱进。其主要内容有：射线为"火毒"性质，以"火邪"特有的毒热伤津为主，并合并气虚、血瘀证候；化疗药物表现出寒热夹杂的"药毒"特性，接受化疗的患者常表现出以气血亏虚为主，合并脾胃失调、血瘀的证候等等。

2. 癌症转移研究

张健提出的"传舍理论"认为，癌瘤的传舍（转移）是一个连续的过程，其中包含三个要素：一是指癌毒脱离原发部位，发生播散，即"传"；二是扩散的癌毒停留于相应的部位，形成转移瘤，即"舍"；三是转移瘤也可继续发生"传舍"，即所谓"邪气淫溢，不可胜论"，这与现代医学肿瘤转移的机制逐渐吻合。其次是"痰毒流注"学说，认为癌症转移是痰毒之邪流注经络所致。还有"风病学说"，"痰瘀互结，毒瘀互结"，"肿瘤治湿"等理论，这些极大地充实与丰富了中医有关癌症的理论体系。

三、癌症临床研究

半个世纪以来，癌症的中医防治在基本思路上，一是注重借鉴现代医学及其他自然科学方法开展对肿瘤的研究；二是注重西医辨病、中医辨证，辨病与辨证相结合；三是注重有效方药的研究。在此思路下，临床研究工作的主要成就有：

1. 强调病名、诊断、分期、疗效评价等与现代医学的一致性

在数千年的中医发展中，对于疾病的命名并不具有统一的命名原则及标准，疾病多以临床表现的症状来命名，因为同一种疾病可以有多种不同的临床表现，所以，现代医学的一种疾病有可能散见于多种中医的疾病中，而中医的一种疾病又有可能代表数种现代医学概念上的疾病。比如中医的"噎膈"、"关格"、"反胃"都可以认为是现代医学的食管癌；中医的"癥瘕"可以包括卵巢癌、子宫癌及其他的腹盆腔可以触及的恶性肿瘤。

癌症诊断必须具有科学性、可靠性、合理性，不得随意乱扣帽子。必须采取现代科学的方法和手段，获得组织学、生物学的资料，才能给予确诊，并可明确其病理性质，藉以判断预后。例如以纤维胃镜观察胃部病变，再配以活检，作病理组织检查，始较全面。诊断上与西医保持一致，既有利于客观评价中医、中西医结合治疗肿瘤的疗效，也是对中医诊断知识和方法的极大扩展和提高。

2. 治则治法的研究

现代中医药防治癌症的研究，在治则、治法方面投入的最多。也正是由于中医药在防治癌症治疗效果方面的突出表现，才促成了中医药防治癌症的临床及科研工作的不断发展。

根据中医对癌症病机有正虚、热毒、气滞、血瘀、痰凝、湿聚等认识的不同，经过五十余年的实践，中医癌症学科研工作者们总结并提出了清热解毒、活血化瘀、化痰利湿、软坚散结和扶正固本等治疗癌症的大法，同时在辨证论治基础上结合辨病治疗，强调临床运用时灵活运用上述治疗法则，以个性化治疗方案取得良好治疗效果为最终目标。

正是由于这些治则治法的在临证时的恰当应用、临床疗效的突出显著，使得中医治疗癌症在国内已成为与手术、放疗、化疗并存的第四种癌症综合治疗手段，并越来越受国际同行及患者的关注。

以扶正固本法为例，临床和实验研究已经证实，补虚扶正类中药能预防癌症的发生和发展，具有改善症状、提高疗效、延长生存期、减轻放化疗毒副反应、提高手术效果、治疗癌前病变、提高机体免疫力、促进骨髓造血功能、抑癌抗癌等作用。所以根据扶正祛邪的原则，针对患者不同阶段的邪正虚实情况，选用中西医结合的综合治疗，取长补短，相辅相成，可以取得优于单纯中医或单纯西医治疗的效果。

3. 强调辨证与辨病相结合

现代中医在治疗癌症时，不仅严格遵守中医理论的辨证论治原则，还针对辨病提出了"在不同状况下，可以根据疾病的不同状况而选用辨病药物"。

如治疗癌前病变时，即在癌症发生的"启动阶段"和"促进阶段"，一般选用冬凌草、山豆根、刺五加等有防癌作用的药物；术后则选用能提高手术治疗效果，降低术后并发症的扶正培本类药物；放疗时则用对放疗有明显增敏和防护作用的汉防己、马蔺子及一些养阴生津药；化疗时则选择化疗的增效减毒药，如黄芪、人参、冬虫夏草及六味地黄汤等等。

随着时间的推移、社会的进步、医学的发展，癌症的临床治疗越来越重视循证医学的证据。而中医五千多年的发展是经验的总结，遵循的是因人、因时、因地制宜，重视的是方证相符、个体化治疗，缺乏客观的、大样本的、设计合理的、前瞻的临床研究证据。对于中医药防治肿瘤的规范化和进一步推广造成了一定的障碍。

近年来，中医防治癌症的科研工作者们特别注重这一方面的研究，做了大量的工作，并取得了一定的成效。例如中国中医科学院广安门医院肿瘤科承担的"十五"国家科技攻关项目"提高肺癌中位生存期治疗方案的研究"通过多中心、大样本、随机、部分双盲的研究方法，结果发现扶正培本为主的中药有延长非小细胞肺癌Ⅲ～Ⅳ期患者生存期和提高生存质量的作用。

还有广州中医药大学周岱翰教授主持的在 6 家医院进行Ⅲ、Ⅳ期非小细胞肺癌前瞻性、多中心、随机、对照的临床研究，共入组患者 294 例，其中中医组 99 例、中西医组 103 例、西医组 92 例，结果，中医组中位生存期为 292 天，中西医结合组为 355 天，西医治疗组为 236 天，提示中西医结合治疗疗效最佳。

4. 目前五个比较一致的临床研究观点

中医对癌症临床研究及实践的突出贡献，中医药防治癌症在临床上有五个比较一致的观点：

一是与手术治疗相结合，可改善患者一般状况，减轻手术创伤的不良反应和并发症，为手术后治疗提供更好条件。此时常以益气养血、调理脾胃或

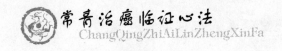

补先天益后天的扶正治疗为主。

二是与放射治疗、化学药物治疗相结合，可以减轻放化疗的毒副作用，增强放化疗的治疗效果（减毒增效）。放疗引起的气阴两虚，多以益气养血、养阴清热为主。化疗时引起的造血功能抑制、免疫功能抑制及胃肠道反应、肝脾功能损害等，常以补气养血、滋补肝肾、调和脾胃等法为主，辨证加减用药，配合整个放化疗全程，可达到减毒增效目的。

三是术后、放化疗后康复期，长期坚持服用中药可以稳定病情，巩固疗效，减少复发和转移，提高远期治疗效果，此期间主要视邪正比重而掌握扶正祛邪中药的用药比例。

四是对于无法手术及放化疗的患者，中医药治疗可以改善症状、减轻病痛、提高生存质量、延长患者生存期（带瘤生存时间）。

五是中医药还可预防和治疗某些癌前病变，此时多以益气养阴、活血解毒为主。

第二章

中医防治癌症的主要学术特色

第一节 重视癌症发生的病因

　　引起癌症的病因是多方面的。中医学根据历代医家对癌症病因的认识和论述，结合临床实际，将癌症的病因大致概括为正气亏虚、情志失调、外邪侵袭和饮食所伤四个方面。

一、正气亏虚

　　正气，是指人体的生理功能，相对病邪而言则是指抗病和康复能力。它是由人体的脏腑经络、气血津液、生理活动的综合作用而产生的。正气亏虚的形成是由于先天禀赋不足或后天失养所致。正如《黄帝内经》所云："精气夺则虚"，"正气存内，邪不可干"，"邪之所凑，其气必虚"。在机体正气亏虚、脏腑经络功能紊乱失常的基础上，各种致病因素才能入侵机体而发生肿瘤。

　　隋代巢元方《诸病源候论》说："积聚由阴阳不和，脏腑虚弱，受于风邪，搏于脏腑之气所为也。"金代张元素《活法机要》曰："壮人无积，虚人则有之，脾胃虚弱，气血两衰，四时有感，皆能成积。"明代李中梓《医宗必读》亦谓："大抵气血亏损，复因悲思忧患，则脾胃皆伤，血液渐耗，郁气而生痰……噎塞所由成也。"还指出："积之成者，正气不足，而后邪气踞之。"以上论述，说明人体正气亏虚是肿瘤发病的内在因素，也是其他各种致病因素导致肿瘤发生的基础条件。

正气亏虚还与年龄有一定关系，年龄愈大，正气愈亏，经络脏腑功能愈弱，肿瘤的发病率就愈高。明代张景岳《景岳全书》说："少年少见此证（噎膈），而惟中年丧耗伤者多有之。"明代申斗垣谓："癌发四十岁以上，血亏气衰，厚味过多所生。"明代赵献可在《医贯》中也指出："惟男子年高者有之，少无噎膈。"

二、情志失调

在中医理论中把人体的精神情志活动分为喜、怒、忧、思、悲、恐、惊七类，称为七情。在一般情况下，属于生理活动的范围，并不足以致病。但是，由于长期的精神刺激或者突然受到剧烈的精神创伤，超出了生理活动所能调节的正常范围，以致造成人体内在的阴阳气血、脏腑经络的功能失调，从而导致疾病发生。

如《素问·举痛论》说："百病生于气也，怒则气上，喜则气缓，悲则气消，恐则气下……惊则气乱……思则气结矣。"《素问·阴阳应象大论》说："喜伤心，怒伤肝，思伤脾，悲伤肺，恐伤肾。"《素问·玉机真脏论》谓："忧、恐、悲、喜、怒，令人不得以其次，故令人有大病矣。"朱丹溪《丹溪心法》指出："气血冲和，万病不生，一有怫郁，诸病生焉。故人身诸病多生于郁。"可见在精神情志失调的情况下，常常导致相应的脏腑气机逆乱，气血失调，功能失常。

人们在日常的生活、工作中，如工作环境不理想、突然的生活遭遇（如丧偶、离婚、失去亲人等）、居住环境低劣等均可造成精神紧张、情绪不畅而致病。因此，精神情志失调也是导致肿瘤发生的一个重要内伤病因，对这方面的论述，古代医学文献中记载颇多。如关于乳岩病因的记载，元代朱震亨《格致余论》说："……忧怒抑郁，朝夕积累，脾气消阻。肝气积滞，遂成隐核……又名乳岩。"清代王维德在《外科证治全生集》指出："（乳岩）是阴寒结痰，此因哀哭忧愁，患难惊恐所致。"

又如，关于噎膈病因的记载，《素问·通评虚实论》说："隔塞闭绝，上下不通，则暴忧之病也。"明代邵达《订补明医指掌》亦说："（噎膈）多起于忧郁，忧郁则气结于胸，臆而生痰，久则痰结成块，胶于上焦……而病已成矣。"

关于失荣病因的记载，明代陈实功《外科正宗》载道："失荣者，或因六欲不遂，损伤中气，郁火相凝，隧痰失道，停结而成。"金代窦汉卿《疮疡经验全书》说："茧唇皆由六气、七情相感而成，或忧思太过，忧思过深则心火焦炽……"清代包永泰《图位喉科朴指》指出："（喉菌）此症属忧郁血热气滞，妇人多患之……""翻花岩，与乳岩仿佛，由肝郁不舒，木火鸥张而得，甚不易治。"

以上古文献的载述，说明乳岩、噎膈、失荣、茧唇、喉菌、翻花岩等各类癌肿的发病都与精神情志失调密切相关。中医肿瘤学中的精神情志失调是致癌的一个重要发病原因，与西医学中不良心理因素致癌的观点是一致的。

三、外邪侵袭

外邪是指风邪、寒邪、暑邪、湿邪、燥邪、火邪六种外感病邪，称之"六淫"。在自然界里，风、寒、暑、湿、燥、火为六种气候现象，亦称为"六气"。在正常情况下，这六种气候对人体无害，是人们赖以生长发育的必要条件。如果人们不注意调摄，或者因慢性疾病造成体内阴阳气血亏损，使正常适应能力或者抵抗力下降，或出现骤冷骤热等气候急剧变化的情况，六气就会变为六淫，成为致病因素。

"六淫"致病常有明显的季节性，并与居住地区和环境密切相关。它可以单独侵袭肌体而致病，亦可两种或两种以上邪气合在一起致病；在一定条件下，原有的证候还可以发生转化，如风寒外邪引起的表寒证，可郁久化热而转为里热证。

中医学对外邪病因致癌的认识是很早的。如《灵枢·九针论》谓："四时八风客于经脉之中，为瘤病者也。"《灵枢·百病始生》指出："积之所生，得寒乃生，厥乃成积也。"《灵枢·刺节真邪》曰："虚邪日至于身也深，寒与热相搏，久留而肉著……邪气居其间而不及，发为筋瘤……肠瘤……昔瘤。"隋代《诸病源候论》说："恶核者，内里忽有核累累如梅李，小如豆粒……此风邪夹毒所成。"清代《医宗金鉴》指出，唇癌（茧唇）的成因是"积火积聚而成"。上述古文献的论述，说明六淫外邪是发生癌瘤的外在病因。

四、饮食所伤

饮食是人体维持生命活动的必须条件，人们还可以通过饮食来弥补先天之不足。当然，饮食失宜、饮食不洁或者饮食偏嗜都可以累及脾胃，使脾胃损伤，受纳减退，健运失常，气机升降功能紊乱；湿浊内聚，或可化热，伤及气血，形成湿聚血瘀，促使癌肿的发生。

1. 饮食失宜

饮食过量，或者暴饮暴食，或过食肥甘厚味，都会造成胃难腐熟，脾失转输运化，不仅可以出现消化不良，而且还会造成气血流通受阻，产生诸病。《素问·生气通天论》说："因而饱食，筋脉横解，肠澼为痔。""高粱之变，足生大丁。"如果摄食过少（包括进食没有规律），致使生化之源不足，气血得不到足够的补充，造成气血虚弱，脏腑失养，致使外邪入侵，导致包括肿瘤在内的各种疾病发生。

2. 饮食不洁

《金匮要略·禽兽鱼虫禁忌并治第二十四》指出："秽饭、馁肉、臭鱼，食之皆伤人……六畜自死，皆疫死，则有毒，不可食之。"由于客观条件，或不注意饮食卫生，食用腐败霉变的食品，或常吃腌制熏烤之物，毒邪屡屡损伤肌体肠胃，则气机不利，邪滞不化，久伏体内，而致恶变。

3. 饮食偏嗜

人们饮食的五味必须适宜，平时不能偏嗜，更不能嗜酒过度。如果长期嗜好某种食物，就会造成相应脏腑功能偏盛偏衰，久之可以破坏五脏之间的协调平衡而出现各种病变。

喻嘉言在《医门法律》中指出："过饮滚酒，多成膈症。"清代何梦瑶《医碥》说："酒客多噎膈，好热者尤多，以热伤津液，咽管干涩，食不得深入也。""好热者，多患膈症。"宋代僧阆名藏本《咽喉脉症通论》指出："（喉菌）因食膏粱炙煿厚味过多，热毒积于心脾二经，上蒸于喉，结成如菌。"金代窦汉卿《疮疡经验全书》说："脏毒者……或饮酽饮之酒，或食五辛炙煿等味，蓄毒在内，流积为痈。"明代《景岳全书》说："（反胃）或以酷饮无度，伤于酒湿，或以纵食生冷，败其真阳……致损胃气而然。"明代陈实功《外科正宗》曰："茧唇乃阳明胃经症也"，与"食煎炒，过食炙煿有关"。

以上这些古代医籍的论述都说明长期过度饮酒，嗜食生冷、炙煿膏粱之品就会损伤脾胃，蓄毒体内，郁热伤津，气机不利，脉络不通，毒邪与痰瘀互结，引发肿瘤。

综上所述，中医肿瘤病因学在饮食营养因素方面，实际上提出了两个观点：一是饮食不洁是导致肿瘤的一个重要原因，因此不吃自身存在着致癌物质的食品（如含亚硝酸胺类、细菌、真菌和病毒类物质）是预防肿瘤发生的一个重要方面；二是不良的饮食习惯（如饮食偏嗜，过食肥甘厚味，长期酗酒，或常吃过烫、煎烤和黏硬难以消化的食物等）会诱发癌变。这是由于长期酗酒，或常吃过烫、煎烤和黏硬难以消化食物，经常刺激、损伤食管和胃的黏膜，引起上皮炎症和增生，导致消化系统和饮食相关部位的癌前期变，最终发生肿瘤。

第二节 深究癌症发展的病机

中医学一般把癌症的病机概括为气滞血瘀、痰湿凝聚、热毒蕴结、正气亏虚等四种情况，而这四种情况又往往与机体的阴阳寒热失调，有着极其密切的关系。

一、气滞血瘀

1. 气滞

在正常情况下，气在全身运行，无处不到。如寒热温凉失调，情志抑郁，以及痰饮、湿浊、瘀血、宿食等均可影响气的正常运行，造成气的功能失调，引起气滞、气郁、气逆或气陷等病理现象，如果日久不解，就会形成疾病。

气为血帅，气行则血行，气滞则血凝，气失通畅，则不能行血，气滞日久，必有血瘀，气滞血瘀长期蕴积不散，往往会导致局部组织的病理变化，而逐渐形成肿块。

《黄帝内经》说："百病皆生于气。""喜怒不适……寒温不时，邪气胜之，积聚成瘤。"就是说情志抑郁和冷热等不正常，影响气血运行，留聚不散，就会积聚成瘤。肝气与人的情志有非常密切的关系，如肝气郁滞，日久不散，就会影响肝气的疏泄和条达，导致乳癌。正如《医宗金鉴》所说："乳癌由肝脾两伤，气郁凝结而成。"这说明前人认为乳癌的发生与气的病理变化有关。乳癌如此，其他肿瘤的发生，也与气的病理变化有着极其密切的关系。在临床实践中，常常遇到肿瘤患者在发病之前有情志郁结等气滞、气郁的表现，在发病以后亦有气滞、气郁等症状。而应用理气药治疗，往往能收到一定的效果。所以，气滞、气郁是引起肿瘤的因素之一。

2. 血瘀

血随气行，气行则血行，气血的凝滞不散，久而久之，便成瘀积肿块。如肝气郁结，肝失疏泄而不条达，日积月累，致肝血瘀滞，肝脏肿大，或硬化而导致肿瘤或癌变。《古今医统》描述食道癌时说："凡食下有碍，觉屈曲而下，微作痛，此必有死血。"清代王清任说："肚腹结块，必有形之血。"说明前人对腹内有形的包块肿物，认为多由血瘀所致。在临床上根据瘀血凝滞的理论，采用活血化瘀进行治疗，往往可以收到比较好的效果。所以，瘀血凝滞是引起肿瘤发生的重要原因之一。

二、痰湿凝聚

1. 痰邪

由于体内水湿不化，津液不布，郁滞不通，凝滞而成。或由于邪热烁津，凝结成痰。《丹溪心法》谓："痰之为物，随气升降，无处不到。"凡人身上、中、下有块者，多是痰。故前人认为痰与肿瘤、痰核、瘰疬等发生有着内在的联系。如痰在肺，可致肺气上逆，咳嗽痰多；痰留在胃，则呕恶痰涎；痰流聚于经络、肌肤，则结成无名肿块。

总之，痰可以影响脏腑的气机升降和气血的运行，导致气血凝滞，停聚在不同部位，或胸胁，或膈上，或积聚在肠间，病情演变到一定的程度都可形成积聚肿块。根据上述原理，对一般的痰核、肿块，应用化痰软坚的方法进行治疗，往往可收到肿块逐渐缩小或柔软的效果。所以，认为痰凝虽为一般病理产物，但凝聚体内，日积月累，影响机体各个部分的活动功能，亦是引起肿瘤的原因之一。

2. 湿邪

湿为阴邪，性质重浊而黏腻。湿邪侵入人的机体，停留滞着，便会阻碍阳气的活动，影响气的流通，导致气滞、气郁。如湿邪侵犯肌肉、经络，就会引起四肢麻木、关节疼痛等症；湿浊内阻肠胃，影响脾的运化，阻碍津液的输布，就会产生腹胀、腹泻、下肢浮肿等症；停留在胸膈，便成痰饮而引起咳嗽胸痛等症。

湿浊之气郁积日久，便成湿毒，湿毒积于肠间，可致"湿毒便血"；湿毒郁于肌肤，易生疮痈，甚至成为"湿毒流注"，症见疮形平塌，根脚漫肿，色青紫黑等。《灵枢·水胀》曰："……癖而内著，恶气乃起，息肉乃生。"这里就是指"湿毒"、"湿聚"的秽恶之气蕴郁于机体，日积月累，影响气血的运动。气血阻滞，气机不畅，导致脾胃运化减弱，则更助长湿的凝聚，二者互为因果，引起机体的病理变化。因此，湿聚、湿毒反复发作也是肿瘤的诱发因素之一。所以在临床中，对湿聚之症常用健脾化湿等法进行治疗。我国江南滨海湿地，尤以古越国绍兴一带为典型，历代医家特别是以明末清初俞根初、章虚谷为代表，根据气候地域发病特点形成的"绍派伤寒"学术观点，对此更臻一筹。常老将此融入肿瘤防治领域，作为提高临床疗效的"敲门砖"，具有独到实用的现实意义。

三、热毒蕴结

热毒，是指郁火及邪热郁结日久而成，热毒内蕴机体脏腑、经络，郁久不散，也能导致营卫不和、经络阻隔、气血瘀滞等情况，如热毒蕴结较甚，或气血虚弱，不能透毒外出，以致毒滞难化，积聚不去，久而久之，渐成肿核或癥瘕积块。这种证候，往往同肝郁化火、气血凝滞、阻塞经络或痰火胶结有密切的关系。火毒炽盛，往往是在癌肿晚期的阶段。应用疏肝解郁、泻火解毒、清热利湿等法治疗，可以收到比较明显的效果。所以，热毒、郁火也是肿瘤发生的原因之一。

四、正气亏虚

虚与实是人体抗病力的强弱和病邪致病力之间互相斗争的两个方面。虚是指正气不足，身体的抗病力下降，生理功能减退。实是指病邪盛实。虚证的出现，或因体质虚弱，或因久病伤正，或因出血、失精、大汗，或因外邪侵袭，伤及正气（阳邪容易伤人阴液，阴邪容易伤人阳气）等，从而形成"精气夺则虚"的虚证。

虚证主要表现为全身气、血、阴、阳的不足，反映了脏腑功能的衰退。正气虚弱，抗病能力低下，不能抵御外邪的侵袭，就会导致疾病，如《黄帝内经》所说："正气存内，邪不可干"，"邪之所凑，其气必虚"。对肿瘤来说也同样有着一定的意义。如《难经》的五十五难说："积者五脏所生，聚者六腑所成也。"张景岳说："脾肾不足及虚弱失调的人，多有积聚之病。"《外

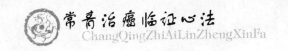

证医编》说："正气虚则成岩。"《妇人大全良方》说："肝脾郁怒，气血亏损，名曰乳岩。"总之，古人认为肿瘤的形成与正气虚弱，脏腑功能失调，客邪留滞而致气滞血瘀、痰凝毒聚有着极其密切的关系。

综上所述，气滞血瘀、热毒蕴结、痰湿凝聚、正气亏虚，是肿瘤发生发展过程中常见的病理机制。在临床实践中，由于各种肿瘤的病因不一，患者个体差异大，病情不尽相同，病机往往是错综复杂的。即使是同一患者，在疾病的各个阶段，情况也在不断地变化，所以上述几种病理机制并不是孤立的或单纯的，往往是多种病机胶着在一起。有的气血亏虚又兼热毒壅盛，有的气虚合并血瘀，或气滞合并痰凝等，大多数患者都表现为虚实夹杂，多脏同病。因此，必须根据每个患者的具体临床表现特点，分清病机主次，审因论治，才能更有效地治疗肿瘤。

第三节　整体观及整体治疗方案的建立与实施

一、必须重视癌症治疗方案的整体观

中医学的基本理论以整体观、天人合一、辨证论治和治未病等为核心特色，而整体观是辩证唯物主义在整个医疗过程的科学体现，常老认为在癌症的诊疗和康复上尤为重要，因此对于每一位初诊癌症患者，务必首先为其建立科学完整的整体诊疗方案。一是如何科学确诊（包括西医诊断和中医诊断及分型）；二是如何辨病与辨证相结合；三是如何中西医结合扬长避短恰到好处，科学处理手术、放化疗等与中医中药的合理选择和正确应用；四是如何发挥中医治癌特色，建立标本先后攻补兼施的诊疗程序；五是制订三因制宜的综合性个体化的养生康复措施；六是合理地定期复查，具体包括现代理化数据等客观指标的复查和中医舌脉诊、主要神色形态及肿瘤证候群改善状况等在内的临床治愈指标的复查。

二、癌症整体治疗方案的建立与实施

癌症的整体综合治疗方案，并不是单纯的中医治疗加西医治疗，也不是

简单的一种治疗接另一种治疗。而是在综合分析患者机体情况、癌症病理特点、中西医疗法各自优势及不足之后，中西医之间有计划、有步骤、有针对性地密切配合，有机结合，协同治疗。这一点不仅需要患者了解，更应为肿瘤医师所认识。

为使综合治疗的优势充分发挥，达到癌症治疗的理想疗效，应注意以下几个方面：

1. 中医治疗与西医治疗相结合

目前西医治疗癌症的方法主要有手术切除、放射治疗、化学药物治疗及生物治疗，而我国还有独特的中医药治疗、气功治疗、针灸治疗等。

单纯用西医的治疗方法，在消除局部病灶，争取根治方面有较好的作用，但也存在许多毒副作用。包括对病理组织和正常组织的损伤，往往"杀敌一千，自损八百"；治疗引起的医源性疾病较多，如手术后遗症及并发症、放射性炎症及后遗症、中毒性肝炎、骨髓抑制、免疫抑制；治疗后患者的生存质量和行为状态均较差；手术、放疗、化疗造成机体的气血耗损、脏腑功能紊乱失调等等。

相反，中医药在祛邪抗瘤的同时，不伤或少伤正气，并可攻补兼施，特别是对中晚期或虚弱的患者，中医的扶正培本治疗可以提高机体免疫功能，减少西医治疗的毒副反应，减少医源性疾病的产生，改善全身症状，使肿瘤患者有较好的生存质量，从而提高疗效。但是，单纯中医药治疗也存在着彻底根治病灶较困难，杀灭肿瘤细胞作用不够强，对肿瘤局部病灶的针对性不是很高等缺点。气功、针灸治疗目前也因种种条件所限只能作为辅助疗法。

中西医结合治疗癌症，可明显加强并提高治疗效果；降低并减少治疗中出现的各种毒副反应、并发症和后遗症；巩固疗效，防止复发和转移；调节并恢复机体及各脏腑的功能，提高肿瘤患者的生活质量，延长其生存期，从而使肿瘤的治疗达到更理想的效果。临床上许多患者，用中西医结合的方法治疗后，带瘤生存好多年，就是很好的例子。另外，经临床观察和实验研究证实，一些中药还有对放射治疗的增敏作用，对化学治疗的增效作用，可以提高放疗、化疗的疗效，这也很值得重视。

常老主张，肿瘤患者在手术、化疗、放疗之前和之后都应积极使用中药治疗，以便提高患者接受治疗的耐受性，减轻治疗后的毒副反应。在接受西医等各种抗癌治疗，病情基本控制以后，长期服用中药，巩固疗效和防止复发，都有很好的效果。中西医结合治疗肿瘤有着非常广阔的前景，等待我们去进一步研究、总结、提高。

2. 辨证治疗和辨病治疗相结合

相同的疾病和病理诊断，由于个体差异和病症阶段不同所表现出来的"证"型可以不同，如肺鳞癌，有的属气阴两虚证型，有的则属痰湿内结证型，就应该用不同的治则遣方用药，这叫"同病异治"；而看似风马牛不相及的不同肿瘤的患者，在疾病的某一阶段，很可能出现相同的"证"型，如都属于"脾气虚"证，就可以相同法则（健脾益气法）来进行治疗，这叫"异病同治"。详细诊察，仔细辨证，有此证，用此方，才能体现中医辨证论治的特色，确保中医治疗肿瘤的效果。

同时，应该根据肿瘤患者的病理诊断、分类及分期（TNM 分期）应用不同的西医治疗方法如手术、放疗或化疗，并选择应用中医针对不同的肿瘤采取不同的治疗方法和手段，如一些卓有成效的特殊单方、验方，对肿瘤组织实施"精准打击"。

3. 扶正治疗与祛邪治疗相结合

扶正治疗与祛邪治疗相结合这是中医学的特色，运用在肿瘤治疗中非常确切。"正"，就是患者机体自身的免疫功能和抗病能力；"邪"，是指肿瘤。扶正治疗和祛邪治疗相结合，就是在治疗肿瘤的过程中，既要用各种手段消灭控制肿瘤，又要注意调动机体自身的抗病能力，争取取得更好的疗效。

癌症的发生、发展，是因机体受到外界的化学、物理、生物等致癌因子的作用，导致一些细胞发生突变。如果机体的免疫功能低下或者缺乏，不能及时歼灭突变的细胞，不能阻止突变细胞的盲目增殖和扩散，癌症组织就形成并且迅速发展起来，破坏人体的正常组织器官，造成一系列严重的后果。也就是说，免疫功能的好与坏，是癌症产生、发展以及转归、预后的重要因素。

临床上消灭和控制癌症的常用治疗手段也就是"祛邪"的方法，主要有化学药物治疗、放射线治疗和外科手术治疗。化学药物治疗和放射线治疗能杀灭肿瘤细胞，但是杀伤细胞的选择性不强，在消灭肿瘤细胞的同时，将人体的正常细胞，包括具有免疫功能的细胞也一起杀伤了。所以在治疗过程中，会在一定程度上损伤患者的免疫功能。外科手术在切除肿瘤组织的时候，要将正常组织器官的一部分一并切掉，才能防止扩散和转移，所以也要影响机体的正常生理功能，削弱机体的抵抗力。20 世纪 60 年代，国外有的医生曾主张用广泛切除组织的外科超根治手术、大剂量放射线照射的根治性放疗和大剂量化学药物的冲击化疗等方法来治疗癌症。这些手段虽然能大量杀灭肿瘤细胞，但是同时对患者的机体免疫功能也造成了比较严重的伤害，何况癌症患者的免疫机能已经是比较低下的了。结果远期治疗效果并不理想，还给患者带来一些严重的并发症和后遗症。临床观察证实，免疫功能和防御能力的低下，还可能导致癌症的复发转移和第二种癌症的发生。

所以，在治疗癌症时，一定要遵循祛邪与扶正相结合的原则。近年来，临床医生越来越重视维护癌症患者自身的免疫能力、抗癌能力以及机体内环境的调整能力。近年来发展起来的癌症免疫治疗能够提高患者的免疫功能，正日益受到临床医生的重视和青睐。用中医中药能够改善患者的一般情况，提高抗病能力，临床运用也非常广泛。另外还有精神治疗、康复治疗、气功治疗、支持疗法等等扶正手段与祛邪相结合。这些疗法的综合运用，在提高患者免疫功能，控制癌症发展，促进造血功能，平衡内分泌功能，增强消化吸收功能，保护骨髓、心、肝、肾等组织器官，以及减轻手术、化疗、放疗的副作用等等方面都有很好的作用，有助于改善患者的生存质量，延长生存期。

4. 整体治疗与局部治疗相结合

癌症病灶多数生长在人体的某个部位，癌症细胞在局部失去控制地迅速生长，肆意侵犯邻近组织，但实际上这是全身性疾病在局部的表现。癌症是由于免疫机能低下，内分泌功能失常等全身性的病理生理改变而引起的。患了癌症以后，除了局部病灶的变化外，还会发生一系列的全身性改变。比如癌症细胞失去控制地旺盛生长使全身的代谢功能紊乱；癌症细胞分泌的毒素，引起全身各系统的多种反应；癌症后期，由于长期的物质消耗，发生全身性营养不良；癌症细胞还会通过血液、淋巴液向全身扩散、转移，在身体的其他部位形成新的转移性肿瘤等等。

在治疗癌症的时候，对局部癌症病灶的控制当然非常重要，因为它不断释放毒素侵犯全身，侵蚀周围的正常细胞，还随时可能转移扩散，就像一颗定时炸弹，威胁着患者的生命安全。所以能够控制局部病灶时，都应该及早地尽可能彻底地用手术、放疗等办法控制或消除局部病灶。但是即使是早期癌症，已在局部做了广泛的根治性治疗，癌症细胞仍然可能经血液、淋巴液转移，或者局部浸润扩散。比如早期乳腺癌，已经及时做了根治术或扩大根治术，仍然有扩散的病例；食管癌用根治剂量的放射线在局部照射后浸润复发的不少；胫骨的成骨肉瘤作了下肢截除术后，许多患者仍在半年或一年后肺部转移。

由于不少肿瘤长在人体局部组织器官，所以必须作局部的针对性治疗，但是仅仅治疗肿瘤的局部病灶，忽视全身性的治疗，对控制癌症病情，特别是防止复发和转移，也是不行的。必须根据整体治疗与局部治疗相结合的原则，根据病情和具体情况，制定综合治疗方案。目前临床上往往将手术、放疗等局部治疗措施与化疗、免疫治疗、中医中药治疗等全身性治疗措施结合起来，用手术、放疗等清除大多数的肿瘤细胞后，再用化疗、免疫治疗等方法消灭残存的、可能转移到全身的癌症细胞；用中医中药等措施减轻全身中毒症状，减轻各种治疗的毒副作用及用多种综合措施避免和减轻后遗症、并发症，大大提高和巩固了疗效。

5. 近期安排与长远计划相结合

综合治疗应是有计划、有步骤、循序渐进的治疗，要根据不同的阶段，采用不同的方法，不但要追求近期疗效，而且还要考虑疗效的巩固、复发和转移的预防，以及长期的康复和治疗，所以说癌症的治疗是一个相当长的过程，有时甚至是终生的。根据患者病情，由专业医师或多学科专家共同制定一个长期的治疗和康复计划，并逐步实施，这在癌症治疗的全过程中是至关重要的。

第四节　治未病及相关防患康复措施的有机结合

一、"治未病"的主要学术观点

中医学的预防思想源远流长，早在两千多年前的《黄帝内经》就有精辟阐述，简而言之，主要包含"未病先防"和"既病防变"两个内容。《黄帝内经》谓："圣人不治已病治未病，不治已乱治未乱。……夫病已成而后药之，乱已成而后治之，譬犹渴而穿井，斗而铸锥，不亦晚乎？"生动体现了"早防""先防"的学术思想和强调"防患于未然"的预防观。《黄帝内经》还告诫："善治者，治皮毛，其次治肌肤，其次治筋脉，其次治六腑，其次治五脏。治五脏者，半死半生也。"这就十分明确地为后世提示了"治未病"以及预防医学的精髓所在：即在未病之前，就应设法防止疾病的发生，而既病之后，则应着眼于早期治疗以防止疾病的传变。前者是采取各种措施以增强体质和抗御外邪的能力，所谓"正气存内，邪不可干"，"五脏元真通畅，人即安和"；后者乃是见微知著、防微杜渐和截断转移，务求早期预测、早期诊断、早期预防、早期治疗以杜绝疾病向纵深发展，所谓"上工救其萌芽"，是其义也。

二、"治未病"在癌症防治中的应用

癌症的病因目前尚不十分清楚，诸如病毒说、遗传说、基因说、慢病演变说、精神因素、饮食因素、环境因素及物理化学因素等等，似乎均与癌症的发生有重要关系。因此，为降低癌症的发病率，强调预防为主、注重"治未病"显得尤为重要。随着现代医学模式的转变，中医学"治未病"的许多治病防病法则更加彰显出特殊的临床意义，如"精神内守"、"和于术数"、"谨知五味"、"节欲葆精"和"避其毒气"等治病防病养生之道，均不失为预防肿瘤的重要措施。

由于不少癌症均有其癌前期病变，如乙型肝炎、肝硬化与肝癌，萎缩性胃炎与胃癌，食道上皮细胞重度增生与食道癌，宫颈炎与宫颈癌，皮肤白斑与皮肤癌等。故对癌前期病变进行有效的中医药治疗，防止其癌变，亦是体现中医学"既病防变"学术思想的一个重要内容。中医对于癌前期病变的治疗有着丰富的经验，如对萎缩性胃炎运用中医中药治疗，可根据胃镜直观、胃黏膜病理变化与胃液分析进行辨证施治。若见胃黏膜红白相间，并以苍白为主，或腺体减少，有血管显露者，则为血瘀证，当参用活血祛瘀中药；若有肠腺上皮化生或不典型增生者，则宜加清热消痈之品；若呈胃阴缺乏者，则合用酸甘化阴之品。常老曾自拟蛇草刺猬汤治疗萎缩性胃炎伴肠上皮化生100例，总有效率就达到78.5%，使该病的不可逆转不再成为定论。对癌前期病变进行有效的中医药治疗，截断其病势，阻止其恶变，正是治未病学术思想在癌症防治上的一个重要内容。正如《难经·七十七难》说："所谓治未病者，见肝之病，知肝传脾，当先实脾，无令得受肝之邪。故曰治未病焉。"这种"务必先安未受邪之地"的防治原则，对于晚期癌症见有合并症者更是意义深远。如晚期肝癌，就应预先"实脾健脾"以防止消化道出血和腹水的发生。不言而喻，重视对中医学"治未病"学术思想的研究和临床创新，将必然会给癌症防治工作带来新的活力。

三、癌症预测预报和早期防治的可行性和必要性

"山雨欲来风满楼"，自然界的风暴雨雪等气候变化固有先兆，而任何疾

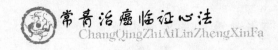

病的发生亦必然有其征兆可寻。中医学认为，"藏于内而象于外，有诸内而必形诸外"。故内在的病理变化，即使是细微隐匿或潜伏缓起，亦必然会或多或少地反映于外在的形体色脉。《黄帝内经》谓："见其色，知其命，名曰明。""按其脉，知其病，名曰神。"可见医者通过察色切脉，四诊合参以见微知著，尽早洞察或筛选病变者斯为高手。如果把中医学见微知著的宏观诊断精华与现代理化科技的微观诊断手段有机结合起来，例如肿瘤相关因子（TS-GF）检测和中医四诊合参等有机结合，就有可能通过电脑微机的智能处理，监测和反映肿瘤的形成与否及发生发展状态。我们期待通过"癌症早期预测预报"这一研究课题的实现，对癌症防治抢"三早"、抗转移防复发发挥独特作用。

第三章

→ # 癌症的中医诊断特色

中医诊断疾病，是通过望、问、闻、切四诊来了解病情，并运用整体辨证的理论和方法，以识别病证。正如《医宗金鉴·四诊心法要诀》所言："望以目察，闻以耳占，问以言审，切以指参，明斯诊道，识病根源，能合色脉，可以万全。"在辨别诊断癌症时，也必须掌握这些原则。

几千年来，中医在诊断学方面积累了丰富的经验，特别是近几十年来，许多专家学者对中医四诊诊断癌症方面进行了大量的科学观察研究，取得了可喜的进展。常老对癌症患者的舌诊和脉诊尤有心得，兹择要介绍如下。

第一节 舌 诊

望诊是中医诊断疾病的重要方法之一，正如《丹溪心法·能会色脉可以万全》所云："欲知其内者，当以观于外；诊于外者，斯以知其内。盖有诸内，必形诸外。"望诊主要是观察患者的全身和局部的神、色、形、态。所谓审神气的存亡，可测生死；察色泽的善恶，形

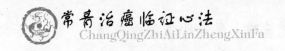

态的常变，可别疾病的轻重浅深。

舌诊是在中医理论指导下的一种独特的诊断方法。正如《临证验舌法》所云："凡内外杂证，亦无一不呈其形，著其色于舌……据舌以分虚实，而虚实不爽焉；据舌以分阴阳，而阴阳不谬焉；据舌以分脏腑、配主方，而脏腑不差，主方不误焉。危急疑难之顷，往往证无可参，脉无可按，而惟以舌为凭；妇女幼稚之病，往往闻之无息，问之无声，而惟有舌可验。"不爽、不谬、不差、不误都是不错的意思。总之，舌象的变化，能客观地反映正气盛衰，病邪深浅，邪气性质，病情进退，可以判断疾病转归和预后，可以指导处方遣药。

舌诊的内容主要观察舌质、舌体、舌苔及舌下络脉。舌质和舌体是舌的肌肉脉络组织；舌苔是舌体上附着的一层苔状物；舌下络脉是舌体腹面的静脉。正常的舌象应是"淡红舌、薄白苔"；舌体柔软，运动灵活自如，颜色淡红润泽，其胖瘦老嫩大小适中，无异常形态；舌苔色白，颗粒均匀，薄薄地铺于舌面，揩之不去，其下有根，干湿适中，不黏不腻；舌尖翘起舌底络脉隐约可见，绝不粗胀，亦无分枝和瘀点。

一、舌质

1. 淡红舌

淡红舌是多数健康人的常见舌象，许多早期癌症患者也可见到淡红舌。但健康人的淡红舌应是不深不浅，红活润泽，不腻不燥。而早期癌症患者的淡红舌虽也属淡红舌范畴，但却常常舌质颜色晦暗，或伴有瘀斑、裂纹、齿痕及舌苔或腻或燥等病态表现。早期肺癌、食管贲门癌患者的淡红舌分别占71.43%和41.59%，而随着病情发展，淡红色比例下降。密切观察、深入分析病理性淡红舌的变化，对癌症的早期诊断有一定帮助。病理性淡红舌多为癌症初起，精神抑郁，心火内炽的结果。

2. 淡白舌

淡白舌舌色较正常为淡，白多红少，多见于虚寒证。癌症患者中淡白舌的比例较高，其中白血病患者高达60.4%～64%，其他如宫颈癌、胃癌、肺癌等患者的淡白舌比例也较高。经测定，淡白舌患者的红细胞数、血浆黏度、全血黏度和血球压积均显著降低，这与中医辨证癌症患者出现淡白舌为气血虚衰是一致的。

3. 红绛舌

红绛舌较淡红色为深，甚至呈鲜红色（称红舌），较红舌更深的称为绛舌。舌红或绛，苔黄厚多为里热实证；舌红绛，少苔或无苔是阴虚火旺；舌绛少苔而津润者，多有瘀血。癌症患者如舌质淡红为邪浅病轻，舌质由淡红转红为热毒已深，病情加重。舌质由红转绛为热盛津伤，阴虚火旺，预后不良。凡是舌绛无苔，呈镜面舌，多不吉；晚期癌症患者出现光红舌，兼有糜苔或溃疡时，多为濒死的预兆。

4. 青紫舌

青紫舌舌质微带青紫，多为气滞血瘀、血行不畅；舌有紫斑瘀点，多为久病内有瘀血；舌青紫转紫红色而干，多为热入血分；舌淡紫而润，多为寒证；舌色紫蓝，面唇俱青，见于严重缺氧。肿瘤患者中青紫舌的比例最高，青紫舌癌患者出现率是正常人的 11.78～19 倍。其中比例较高的有肺癌、食道癌、贲门癌、胃癌等。经测定，青紫舌患者有明显的舌尖及甲皱微循环障碍，而且全血比黏度、全血黏度、血浆比黏度、血沉均明显高于非青紫舌组。这与中医辨证肿瘤患者出现青紫舌为血瘀是一致的。临床用活血化瘀药物治疗，有效患者的青紫舌往往消退或变淡，同时血液黏度也由高变低，接近正常，这些患者预后较好，存活时间可很长。如肿瘤患者在病程中出现青紫舌，或青紫舌持续不退，常提示肿瘤转移及预后不良，因此密切观察青紫舌的变化对肿瘤的辨证、治疗、预后判断有重要意义。

5. 肝瘿线

1962 年童氏报道，原发性肝癌患者的舌左侧或右侧或双侧缘（偶见舌尖）呈紫色或青紫色，呈条纹状或不规则形状的斑块或瘀点，境界分明，易于辨认，称之为"肝瘿线"。临床诊断为原发性肝癌者有肝瘿线的占 77.68%（59/76 例）、有病理检查证实的占 78.2%（18/23 例）。对照肝硬化组无一例有肝瘿线，其他肿瘤比例极低。因此"肝瘿线"可作为对中晚期原发性肝癌患者诊断的辅助体征之一。当部分肝硬化与肝癌患者在同位素扫描、B 超、AKP、AIP 定性与定量尚不易鉴别时，"肝瘿线"有一定参考价值。经测定，中晚期有"肝瘿线"的原发性肝癌患者的全血黏度、血浆黏度、血球压积、血沉、红细胞电泳、纤维蛋白原值，比正常显著上升，这与中医辨证原发性肝癌患者出现"肝瘿线"为血瘀是一致的。

二、舌体

1. 胖大舌、齿印舌

舌体较正常舌为大，伸舌满口，称胖大舌。舌体边缘见牙齿的痕迹，称为齿痕舌或齿印舌。中医认为多由脾肾亏虚，不能运化水湿，或水湿痰饮阻滞所致。胖大舌、齿印舌是癌症患者多见舌体，约占 20% ~ 30% 左右。其中比例较高者有白血病、膀胱癌、肠癌、乳腺癌、宫颈癌等，尤其是白血病患者达 44%。这些患者绝大多数属虚证或虚实夹杂证。此外手术、放疗后的胖大舌、齿印舌也多于未治疗组，因为手术、放疗虽然对癌症细胞可起毁灭性打击，但给患者机体亦留下了需要一定时间才能修复，或难以修复的创伤。

2. 裂纹舌

舌面上有多少不等、深浅不一、各种形态的明显裂沟，称裂纹舌。中医认为或由热盛伤阴，或是血虚不润，导致阴血亏损，不能荣润舌面所致。裂纹舌也是肿瘤患者常见的舌体，约占 9.86% ~ 13.7%，其中以鼻咽癌所占比例最高，为 39%。其次为肺癌、淋巴瘤患者，均为 32% 左右。其他如肝癌、甲状腺癌、口腔癌、胃癌等晚期癌症患者都可出现不同程度的裂纹舌。

三、舌苔

1. 薄白苔

薄白苔是健康人与非肿瘤患者最常见的舌苔，约占 80% 左右，而癌症患者只占 46.02%。而且薄白苔大多见于癌症早期，到中、晚期逐渐减少，相反腻苔逐渐增多。许多资料都表明，癌症患者的舌苔随病情变化是有规律的：早期病情轻者，苔色浅，多见薄白或薄黄，中晚期病情重者苔为黄腻或灰黑。

2. 腻苔、黄苔

腻苔是由于舌菌状乳头的密度增加，增生致密，乳头间充满细菌、霉菌、食物碎屑，脱落的角化上皮和渗出的白细胞等构成油腻状密布舌苔。黄苔是由于舌丝状乳头增殖，唾液分泌减少，舌苔干燥，加上某些颜色微生物作用和大量中性多核细胞存在于舌苔表面而形成黄苔。中医认为，舌苔白厚润滑者，属中焦湿阻；黄厚滑苔者，多属中焦湿热；黄厚黏腻者，属湿热重；黄厚干燥者，属里热伤津或津伤燥结。腻苔与黄苔是肿瘤患者的主要舌苔，所占比例远高于健康人。资料统计表明，肿瘤组腻苔、黄腻苔分别为 20.3% 和 14.97%，而健康人组仅占 9.0% 和 3.8%。消化道恶性肿瘤患者以黄腻苔、白腻苔、剥苔为主，其中又以黄腻苔出现率为高，占 48.3%。原发性肺癌、急性白血病、肝癌的黄苔、腻苔出现率分别为 65.3%、58.5% 和 57.35%。肝癌与肺癌的早中期患者腻苔、黄苔均少于晚期患者。此外，某些癌前病变，如萎缩性胃炎治疗后腻苔不退，应警惕癌变可能。

3. 灰苔与黑苔

由于高烧、脱水、毒素刺激使乳头过长，或大量广谱抗生素的长期应用，使口腔内正常寄殖菌大量被杀灭而霉菌乘机滋长，产生灰色或黑色舌苔。灰黑苔多见于晚期癌症患者。灰苔由白苔、黄苔转化而来。苔灰而干，多属邪热实火稽留，灼伤津液；舌质淡红，苔浅黑而滑润，为阴寒过盛；舌质鲜红，苔灰黑而干燥，多属大热伤阴。白血病恶化时，可出现灰黑苔。癌症晚期常见舌苔灰黑而带腐浊。

4. 剥苔

舌苔部分剥落，剥落处光滑无苔，余处斑驳残存舌苔，称花剥苔，是胃之气阴两伤所致。若舌苔全部退去，以致舌面光洁如镜，称为光剥苔或镜面舌，是胃之元阴枯竭，胃气将绝的危候。癌症患者花剥苔的出现率远高于非癌症患者，主要是由于长期消耗，机体营养不良，导致舌黏膜的萎缩性改变。如胃癌患者花剥苔的出现率为33.3%，而慢性胃炎和胃溃疡患者仅占5.96%。鼻咽癌、宫颈癌、肺癌患者花剥苔分别占32.3%、18.4%、15.3%。有人观察到早期肝癌有时会出现光剥无苔的红舌，这对肝内小肿物良恶性的鉴别，特别是肝癌的早期诊断有一定临床意义。如在体检时偶然发现或因肝区不适而应诊发现的肝内小肿物，B超、同位素扫描、血管造影、CT等有时难以除外恶性肿瘤，有人以舌诊观察这些患者，发现光剥无苔红舌组肝癌占绝大多数，而淡红舌组绝大多数是血管瘤等良性肿物。

四、舌脉

舌脉即舌下静脉。正常的舌下静脉仅隐现于舌下黏膜，绝不粗胀；舌脉长度均不超过舌尖下肉阜的3/5；舌脉管径均不超过2.7mm。近几年来对舌下脉与癌症的关系研究进展较快。

1. 舌下脉评分项目

（1）舌脉主干曲张状态：单、双、多支干，不曲张为0分；局限性曲张为2分；弥漫性曲张为4分。

（2）舌脉主干长度：不超过舌系带与舌尖的3/5为0分；超过者为2分。

（3）舌脉主干充盈度：下端略隆起，上端平坦为0分；饱满隆起，轻度弯曲为2分；明显隆起，圆柱形明显弯曲为4分。

（4）舌脉色泽：淡红、浅蓝、淡紫色为0分；青紫为1分；紫黑色为2分。

（5）舌脉直径：<2mm 为 0 分；2~2.6mm 为 2 分；≥2.7mm 为 4 分。

上述项目打分相加即为舌脉评分。0 分为 1 级，1~5 分为 2 级，6~9 分为 3 级，≥10 分为 4 级。

2. 舌脉与肿瘤的关系

舌脉异常随年龄增长而加重，这在健康人和非癌症患者中都有此规律，但都远较癌症患者低。癌症患者中舌下脉有中度异常及重度异常者（3 级或 4 级）约占 2/3，且舌脉异常严重者，往往病情较重，预后较差。舌脉异常较严重的有肝、胆、胰、口腔、肺、食管、贲门等癌。如肺癌患者舌下脉显露占 86.4%，正常人仅占 7.5%。经测定，癌肿舌脉异常者的红细胞压积、全血黏度、血浆黏度、红细胞电泳时间、纤维蛋白原、血沉等血液流变学指标都明显高于正常人。因此舌脉异常可作为血瘀辨证依据之一。由于舌下脉络异常在肿瘤患者中所占比例较高，故有人提出慢性疾病如出现舌下脉怒张、紫黑要考虑有癌变可能。

五、其他望诊

作为舌诊的有效补充，颊黏膜、颧部及躯干部位的望诊，对癌症诊断亦颇有裨益。

1. 颊黏膜

颊黏膜有青紫色瘀血及瘀点，用三棱针刺瘀斑处，出血量多且色暗紫。结合病理舌质、舌苔、舌脉共四项，有三项阳性者（颊黏膜为必须项），诊断食管癌阳性率为 96.12%，对照组为 0.94%。

2. 蟹爪纹

颧部纹线呈细丝状，细者淡红色，粗者紫红色，范围大者可以从颧部分布至鼻部。诊断肺癌阳性率为 71.9%，且与肺癌分期呈正比。

3. 躯干白斑

主要见于胸、剑突周围、腹、背、腰五个部位皮肤，可出现白色斑点，呈散在或密集分布。躯干白斑在胃癌和食管癌患者中出现率分别为 71% 和 62%（3 个以上为阳性）。

第二节 脉 诊

中医的切诊包括按诊和切脉两部分。按诊是用触、摸、按、叩等手法，以了解局部的情况，其内容基本与西医的体格检查相同。脉诊是中医学的独特诊病方法，是医生用手指的触觉，切按患者的桡动脉脉搏以探测脉象，藉以了解病情，辨别病症的诊断方法。由于癌症的生理、病理变化极为复杂，特别是中晚期癌症患者，会发生一系列内环境紊乱，主要是脏腑器官功能低下或失调而发生各种病症，这些病理生理变化可不同程度在脉象上反映出来。这里重点介绍常老对肿瘤的脉诊心得。

1. 浮脉与沉脉

举之有余、按之不足，为浮脉，主表证。轻取不应，重按可得，如石沉水底为沉脉，主里证。临床上胃癌脉象多沉细，胁下积痛脉象多沉涩，沉紧者多为寒积。

2. 迟脉与数脉

迟脉脉搏频率慢于正常，脉来迟缓，一息三至，来去极慢，主寒证。有力为寒实疼痛，无力为阳损虚寒。数脉脉搏频率快于正常，一息六至，往来快，主热证。有力为实火，无力为虚火。阳盛实热的癌肿疼痛多见洪数脉；痰火实热者脉多数而弦；阴虚内热者脉多数而细；阴血耗竭者脉多数而涩。

3. 洪脉与细脉

洪脉按之浮盛满指，如洪水之状，来盛去衰，来大去长。常见癌症早期邪热内盛的患者，如肝癌湿热瘀毒型早期为洪滑脉，后期为弦滑脉。细脉细小如丝，应指明显，脉位居中，举按皆然。主气血虚弱。食管癌寒盛者脉常迟细，吐血后脉沉细。癌症患者手术后常出现细脉。

4. 滑脉与涩脉

滑脉跳动往来流利，应指圆滑，如珠走盘。为气血涌盛，主热盛、痰湿、食滞等证。唇癌、喉癌、鼻咽癌、肺癌、胃癌、大肠癌如有痰湿、热盛都可出现滑脉。涩脉往来艰涩不流利，如刀刮竹。涩而无力是少血伤精，涩而有力是气滞血瘀，或痰湿内阻。癌肿患者有血瘀证的常出现涩脉。

5. 弦脉、紧脉与濡脉

弦脉如按琴弦，端直而长，指下挺然。主痛主肝病，多见于气滞、疼痛、痰饮、气郁等证，如食管癌、胃癌、贲门癌、肝癌常出现弦脉。紧脉往来绷紧有力，左右弹指如绞转索，如切紧绳，弹指紧张有力。主寒证。一般腹内肿瘤多呈弦紧脉象，如晚期食管癌常有紧而涩之虚寒脉象。濡脉轻按即得，极软而浮细，举之有余，按之渐无。主湿、气虚、血虚、阴虚。癌症中晚期可出现濡脉。

6. 弱脉、微脉、芤脉

弱脉形体细小，脉位深，轻取不应，重按应指细软无力。主阳衰。脾肾寒湿型大肠癌常见沉细或弱细脉。微脉极细软，轻按应指，若有若无，按之欲绝非绝。主气血大衰、亡阳，多见于晚期肿瘤患者。芤脉，浮而大，来势柔软，按之中央空，两边实，有如按葱管之感觉。主大出血，见于晚期肝癌门静脉高压引起的大出血，或巨块型肝癌破裂出血。

7. 虚脉与实脉

虚脉，脉来迟缓、形大而无力，轻按即得，重按空虚。主正气虚，多见于癌症患者放、化疗后。实脉，来时坚实有力，形大而长，举之有余，按之有力，来去俱盛，三候皆然。主邪气盛。常见于痰湿蕴肺型肺癌患者之脉象。

8. 促脉、结脉、代脉与散脉

促脉往来急促，时有停止跳动，歇止时间较短，且无一定规律。主热火、血瘀、气滞、痰食阻滞，常见于疮疡痈肿。结脉，脉来无常数，时一止，脉来迟缓，呈不规则间歇。主阴盛气结。痰气积聚型癌肿常见结脉。代脉，来数中止，不能自还，止有定数，有规律间歇。是脏气衰微，三阳不足所致。晚期癌症患者全身衰竭可见代脉。散脉，浮大而散，轻按即得，中候渐空，按之绝无，节律不整，散乱不定。主肾气衰败，气血耗散，脏腑气绝之危象，多见于肿瘤晚期患者。

以上各类脉象中以浮、沉、迟、数、滑、弦、濡、细为最常见。但癌症患者的脉象比较复杂，临诊必需四诊合参，才能作出中肯诊断。一般来说，脉证相应者为顺，不相应者为逆。如癌症早期，脉见洪、数、实为脉证相应，为顺，表示邪实正盛，正气尚足以抗邪。若反见沉、细、弱为脉证相反，为逆，说明邪盛正衰，易致邪陷转移。又如癌症晚期，正气已衰，脉见沉、细、微、弱，为顺；若脉象反见浮、洪、数、实，则表示正衰而邪不退，均属逆证。一般癌症在未转移之早期见有余之脉为邪陷，当扶正祛邪。癌症已转移之中晚期，见不足之脉为正气已虚，宜用补虚为主；若见有余之脉，为正气虚而毒气盛，则当清火化毒。因此，脉诊可以揭示癌症患者邪正的盛衰，同时也可以为治疗和预后提供依据。

第四章

癌症的中医治疗法则

第一节　证治原则

一、标本缓急，注重治本

标与本，是病变过程中各种矛盾双方的主次关系。

就人体抗癌能力与致癌因素来说，前者是本，后者是标。在癌症的发病过程中，脏腑功能失调，正气亏虚是根本原因，因此，扶正提高人体的抗病能力是治本。而致癌因素作用于人体脏腑组织器官，从而破坏了人体的阴阳平衡，进而表现出一系列的症状，只有致癌因素的消除，症状才会最终消失。

在原发肿瘤和继发肿瘤的关系上，原发肿瘤是本，继发肿瘤是标。原发肿瘤的消退，也能促进继发肿瘤的消退。

在癌症的治疗过程中，消除内外致癌因素，扶正、控制和消除肿瘤病变是治本，针对癌症的各种并发症进行治疗是属治标。标证不除，会加重机体的负担，导致病情的发展。病本不去，疾病难以痊愈。治标是权宜之

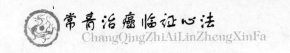

汁，治本才是根本之图。

当癌症并发大出血时，处理不当或不及时止血会直接导致患者死亡等严重后果，因此，止血为当务之急，只有血止后，其他治疗手段才能"徐徐图之"逐步展开，此为"急则治标"。

在癌症发展的初期或术后、放化疗后的间歇期，症状不重或很少，此时应着重治本，提高机体的抗病能力，抑制肿瘤的发展，防止复发和转移，此为"缓则治本"。

在标本兼有时，则应注重标本同治，以期很快控制病情的进展，此为"标本兼顾"。

如癌性胸水出现呼吸困难、不能平卧等压迫症状时，不积极地控制胸水会导致很严重的后果。但如果不考虑控制癌性胸水的原因，一味地抽水放液，病情也难以控制。只有很好地结合，做到抽水放液以治标，辨证施治控制胸水的发生以治本，才能最终控制胸水。

又如肿瘤压迫、梗阻、腐烂坏死以及扩散转移，破坏各个脏器的功能，引起一系列病变而产生发热、咳嗽、胸痛（继发感染）等不同症状时，既要抗癌，同时又要消除其合并感染所产生的一系列病理变化。

标与本的关系是复杂的、多方面的，在临床应用上最主要的是主次关系，本质与现象的关系，因果的关系，轻重与缓急的关系，它们从不同方面，揭示了疾病内部的联系和矛盾，必须掌握这些规律。标本理论的运用，基本上是原则性与灵活性相结合，说明治病抓住主要矛盾和矛盾的主要方面的重要性和必要性，否则就会没有主次，就会抓了次要的，丢了主要的。同时，也说明主要矛盾和次要矛盾随着疾病的变化是可以互相转化的，必须根据病情的变化而制订出新的治疗方案。

二、扶正祛邪，权衡轻重

癌症在发生发展的过程中，无不表现出正与邪的关系。扶正即是补法，以补气血阴阳之不足和脏腑的虚损，来调动机体内在的抗癌能力。祛邪即所谓攻法，以抑制和杀灭肿瘤细胞来消除癌肿。在扶正与祛邪法则的具体运用时，要认真细致地观察和分析正邪双方力量对比情况，并根据肿瘤大小、病程、病期、体质强弱决定是以祛邪为主，还是以扶正为主，或是攻补兼施。

如《医宗必读·积聚》谓："初者，病邪初起，正气尚强，邪气尚浅，则任受攻；中者，受病渐久，邪气较探，正气较弱，任受且攻且补；末者，病魔经久，邪侵凌，正消残，则任受补。"

在癌症早期，肿瘤局限，癌肿较小，症状轻微或无，机体健壮，此时邪气尚浅，正气未虚，治疗宜攻邪为主，可选用破瘀散结、剽悍有毒之品，但也应注意顾护正气，注意祛邪而不伤正，或大攻小补，或攻中有补。

癌症至中期，肿瘤已进一步发展，肿块增大，或有转移，患者饮食减少，症状突出，机体正气消耗较重，此时，正邪交争，正虚邪实，宜采用攻补兼施之法，攻邪常用活血化瘀、软坚散结、清热解毒等，扶正则常用益气养血、生津润燥、滋补肝肾、健脾和胃等法。临床上常常以放化疗作为攻邪的重要手段，以中药扶正固本作为扶正的大法，中西医结合，可相得益彰，能取得很好的疗效。

至癌症晚期，癌肿生长迅速，肿块较大且坚硬如石，全身状况明显衰弱，大肉陷下，大骨枯槁，乏力盗汗，显出恶液质。此时正气衰败，不耐攻伐，若一味攻伐，不但不能达到目的，反而会更伤人体正气，加速疾病的发展。因此，治疗应以扶正为主，祛邪抗癌为佐。多采用大补小攻的措施，以期迅速改善患者一般状况，增强机体抗病能力，佐以小剂抗癌之品，控制病情发展，使邪正之间的力量对比发生逆转，待体质恢复，再采用攻补兼施之法。

三、病证结合，协同增效

癌症的发生和发展有其独特的规律，一方面肿瘤的增大导致压迫、浸润、转移，另一方面，脏腑功能失调紊乱，表现出一系列的病理变化。因此，不能只看到肿瘤的一方面而忽视了脏腑机能，也不能只强调辨证施治而无视肿瘤的特性。只有有机地相互结合，才能协同增效，取得预想的结果。

需要特别提醒的是，如果想用一张方子或1~2种药物就能解决所有肿瘤或肿瘤的所有问题，是不现实的。只能根据不同病因、病机和体质进行辨证施治，同时必须把中医辨证和西医辨病有机地结合起来。

在用药方面，必须在辨证的基础上，适当加用一些现代药理研究证实对肿瘤细胞有抑制作用的药物，如山豆根、肿节风、生苡仁、铁树叶等，这比单独地用一种辨证方法进行治疗效果要好。

我们曾治疗一例食管癌患者，根据辨证是属于胃阳虚及忧郁痰阻所致，按辨证用药，症状虽有减轻，但效果并不明显。后来在辨证的基础上加了2~3味针对治疗食管癌的药物，如石见穿、威灵仙、急性子、硇砂等之后，症状就有显著好转，经 X 线摄片复查，食管癌的病灶部分亦有所缩小。因此，必须把辨证与辨病有机地结合起来，进行综合性的诊断和治疗，一方面通过必要的检查手段以明确诊断，同时又在疾病发展的过程中，灵活地运用辨证施治，既照顾到整体，又注意到局部的病灶，以能更好地发挥药物效用，从而把辨证论治的方法向前推进一步。

四、内服外用，表里结合

中药外治疗法是通过药物的渗透、腐蚀等作用来达到治疗疾病的目的。中药外治疗法包括膏药贴敷法、药物腐蚀法、含漱疗法、灌肠疗法等。

膏药贴敷法是通过药物的直接作用或渗透作用，多采用大毒或剧毒的药物来祛除病邪。此法可大幅度减轻药物毒性给机体带来的损害，又可直接杀灭位于体表的肿瘤。对于体表肿瘤或晚期内脏肿瘤不任攻伐者常常用之。

药物腐蚀疗法是采用剧毒药物来治疗位于体表、肠道、肛门、子宫颈等部位的恶性肿瘤，见效较快。

含漱疗法是通过应用清热解毒等药物含漱以治疗口腔、牙龈、咽喉部的疾病以及抗癌治疗时所导致的口咽部的炎症、糜烂、溃疡、白斑等。

灌肠疗法是通过应用中药药液或散剂经肛门进入，保留于肠道，通过肠道的吸收来治疗疾病的方法。

中药外治疗法也是根据中医辨证施治的原则来选方遣药进行治疗的。配合内服中药扶正祛邪可起到局部和整体、外表和内里的相互兼顾，从而起到更好的治疗效果。如肝癌的治疗，应用止痛消肿、活血逐水的中药外敷，祛邪而不伤正，配合内服药物，内外兼治，可望取得较好效果。

此外，如应用催脱钉治疗宫颈癌，应用皮癌净治疗皮肤癌，应用消岩膏治疗乳腺癌等，都取得了较好的疗效。另外，在癌性胸腹水、癌性疼痛、放化疗所致的后遗症如皮肤纤维化、化疗药物外渗以及静脉炎等治疗方面，也取得了一定的疗效。

第二节　治疗方法

一、清热解毒法

肿瘤与热毒经常同时存在，特别是中期、晚期的癌症患者，常伴有肿块局部灼热疼痛、发热或五心烦热、口渴、便秘或便溏泄泻、舌苔黄腻、舌质红绛、脉数等热性证候，所谓热毒炽盛、热毒内蕴等，当以清热解毒药物，清除热毒，防止热邪炽盛，耗损津液，以便达到祛邪扶正、邪祛正复的目的。

临床实践证明，清热解毒药或清热解毒法对某些肿瘤或某些肿瘤的某个阶段有一定疗效，这是因为清热解毒药能控制肿瘤周围炎症和其他感染的缘故，因此能减轻症状，在一定程度上控制肿瘤发展。

炎症和感染往往是促使肿瘤恶化和发展的因素之一。据实验报道，有些中药有抗炎作用，有些中药虽没有抗菌、抗病毒的作用，但能通过提高机体的免疫功能来达到抗炎作用，从而防止肿瘤的扩散。因此清热解毒药不仅能控制感染，起到减轻症状的作用，并且持续应用，还能取得病情逐步稳定的效果。

临床上一般常用的清热解毒药有：白英、白花蛇舌草、蒲公英、半枝莲、龙葵、蛇莓、鱼腥草、七叶一枝花、山豆根、忍冬藤、紫花地丁、白毛夏枯草、黄芩、黄柏、苦参等。

如晚期肺癌患者，出现咳嗽、发热、胸痛、咳血等证候，辨证为邪热炽盛，热毒在肺，灼伤津液，患者由邪热炽盛转向阴液耗损，此时在使用白英、鱼腥草、夏枯草等清热解毒药的同时，须配合孩儿参、沙参、天冬、麦冬、知母等养阴清肺药及白及、白茅根、地骨皮等凉血止血药一起应用，病情才能得到改善。

又如晚期肝癌患者出现腹部胀满、肝区疼痛或刺痛，伴有恶心呕吐、巩膜黄染、小便短赤、大便干燥或秘结、舌苔黄腻等肝郁化火、肝胆湿热的证候，此时在使用黄连、苦参、蒲公英、蚤休等清热解毒药的同时，须配合土茯苓、苡仁、茯苓、泽泻等清热利湿药一起应用，才可能改善症状。如热邪深入营血，又当与丹皮、生地、赤芍、白茅根、紫草根等清热凉血药一起应用。总之，在使用清热解毒药时，应根据病情，辨证加减应用，只有这样，清热解毒药才能在治疗肿瘤中起到较好的作用。

二、活血化瘀法

活血化瘀法是中医学治疗瘀血证的方法，它广泛应用于内、外、妇、伤等各科疾病，并常用于治疗心血管病、肝脾肿大、肿瘤、宫外孕等。具有通行血脉，促进血行，消散瘀血，改善血液循环和抑制结缔组织增生，抑制肿瘤生长以及消除肿块等作用。

中医学认为"癥瘕"、"积聚"（肿瘤）形成的病理机制与瘀血的凝滞有着极其密切的关系。如《灵枢·贼风》云："若有所堕坠，恶血在内而不去……血气凝结。"是说跌伤后瘀血停滞不去，就会形成血肿或肿块。并认为有些积块是由于血液受到寒凝而长期不流通或流通不畅而逐渐形成的，这与现在有人认为气机不畅，气血凝滞，气滞血瘀会导致肿瘤类似，因此，活血化瘀法，在治疗肿瘤中是一种常用的治疗法则。

临床上一般常用的活血化瘀药有：石见穿、郁金、三七、红花、穿山龙、穿山甲、三棱、莪术、泽兰、地鳖虫、水蛭、五灵脂、凌霄花、王不留行、刘寄奴、皂角刺、水红花子等。

在使用活血化瘀药时必须根据肿瘤的性质、部位和患者的体质以及癌症的早、中、晚期等不同情况，进行辨证运用。如由情志抑郁、肝气郁结而导致气滞血瘀，在使用丹参、赤芍、桃仁、红花等活血化瘀药的同时，就应适当地加用香附、木香、佛手、甘松、八月札等行气理气的药物，以增强其活血化瘀的力量。

如前所述，血与气的关系非常密切，气为血帅，血为气母，它们是相互依存、互相作用的。中晚期癌症，患者的体质比较虚弱，在使用活血化瘀药的同时可适当配合党参、黄芪、白术、炙甘草等补气药一起应用。气行则血行，气滞则血滞，气虚可导致气滞，气滞可导致血瘀，因此必须与补气药配合应用。如《医林改错》补阳还五汤，在活血化瘀药中重用黄芪，其意义就在于此。

三、化痰软坚法

中医所谓"痰"，不仅包括咳嗽咳出的有形痰液（狭义的痰），而且还包括无形之痰（广义的痰），后者可引起眩晕、癫痫、肿块、痰核、瘰疬、瘿瘤等病症，此类疾病可用化痰药物治疗。

痰是一种病理产物，其产生的原因很多，有因热而生痰，有因气而生痰，有因风而生痰，有因寒而生痰，有因湿而生痰等。如《直指方》说："风搏寒凝；暑烦湿滞，以至诸热蒸郁；啖食生冷、煎煿、腥膻、咸醢；风动发气等辈皆能致痰。"《本草经疏》云："夫痰之生……由于阴虚火炎，上迫于肺，肺气热则煎熬津液而凝结为痰。"

总之，外感六淫、内伤七情、饮食等因素皆可成为痰的病因。痰浊随气升降，无处不到。痰火互结，可生瘰疬、瘿瘤；痰流肌肤，可生阴疽；痰注关节，可成鹤膝；其他如痰核、痰包、肿核等都与痰湿凝聚、痰涎壅滞、痰火胶结等有着极其密切的关系。

临床上一般常用的化痰软坚药有：猫爪草、夏枯草、海藻、昆布、牡蛎、天南星、浙贝、山慈菇、瓜蒌、黄药子、瓦楞子、海蛤壳、僵蚕、半夏等。

在临床应用中，如同时出现胸脘痞闷、胃纳不佳及脾阳不振、痰湿内阻所致症状，可加白术、茯苓、陈皮、枳壳等健脾理气药；如出现发热、咳嗽、胸闷、胸痛等气机不利等症状，应配合桑叶、前胡、瓜蒌、桔梗、枳壳等清泄肺气和化痰止咳药一起应用。

痰证在全身各处均可出现，且其症状变化多端，在使用化痰软坚法时，必须认识到痰既是病理产物，又是致病因素，因此，在治疗时不能孤立地从一个症状来诊断，应将所有的症状联系起来，分清痰的性质、部位和疾病的主次，或消其痰，或利其气，或泄其热，或两者兼顾，随症加减，灵活应用。

四、理气散结法

"气"既是功能，又是人体精微物质的基础。如张景岳说："人之有生，全赖此气。"气的功能活动称为气机，表现为升降出入，运行全身，增强或调节各组织器官的功能和补充各组织器官所需要的营养物质。如果情志抑郁，饮食失调，感受外邪以及外伤等均可引起人体某一部分的气机流通发生障碍，有关脏腑或经络就会出现一系列病理变化，统称为气滞。

人体一切活动，无不依赖于气的推动，一旦气的运行失常，出现气滞、气郁等情况，就会产生各种疾病。气行则血行，气滞则血滞，气滞可导致血凝，气血凝滞，日久月累可引起积聚（肿块）。气滞可导致经络阻塞、血行不畅而产生血瘀；气滞又可导致津液不能输布，而凝结成痰。气滞、气郁日久还可以化热生火……因此，在气滞、血瘀、痰凝、热毒、湿聚等引起肿瘤的诸因素中，气滞或气郁往往是主要的方面。

据临床所见，癌症患者常有不同程度的气滞、气郁表现。如胃癌、食道癌患者多见胸脘胀闷、嗳气、疼痛等症；肠癌患者常出现下腹部胀痛、大便里急后重等症；乳腺癌患者常出现肝气郁结，症见乳房胀痛等。凡此种种，都与气滞、气郁有关。因此，重视气滞这一环节，强调理气散结，对加强抗病能力，调节脏腑功能，防治癌症无疑起着十分重要的作用。

临床上一般常用的理气散结药有：香附、徐长卿、大腹皮、八月札、佛手、香橼、橘皮、枳壳、青皮、延胡索、广木香、绿萼梅等。

在临床应用中，应根据病情兼夹的不同，予以适当的配伍，如气滞而兼血瘀，在使用理气散结药的同时就应配合丹参、赤芍、桃仁、红花、三棱、莪术等活血化瘀药一起应用；如气滞而兼痰凝，就应配合半夏、南星、昆布、海藻、象贝等化痰软坚药一起应用；如气滞而兼湿阻就应配合苍术、白术、苡仁、茯苓等化湿利湿药一起应用；如气虚兼气滞者，就应与黄芪、党参、甘草、扁豆等药一起应用。理气散结药大多辛香而燥，重用久用，容易耗气伤津，损耗阴液，对阴虚火旺者应予注意。

五、以毒攻毒法

在中医药治疗各种癌症的治则中，以毒攻毒一直受到历代医家的重视。关于癌症的发生，中医学认为是人体脏腑阴阳失调，六淫、七情、饮食、劳倦、外伤等多因素综合作用的结果。即可分为内外两方面，而这两方面的致病因素在人体内导致了气滞、血瘀、痰凝、湿聚、热毒等多种"毒"，在人体正气亏虚的情况下长期作用，最终导致癌肿形成。中医以毒攻毒法的运用，正是在中医学认为"邪去则正安"的基础上发展充实起来的。

《诸病源候论》认为："诸恶疮皆由风湿毒所生也。"指出多种恶性肿瘤都是由风邪、湿邪和虫毒等造成的，明确提出了外邪在癌症发病过程中的地位，故治疗时应重视祛除毒邪。

《仁斋直指附遗方论·发癌方论》曰："癌者上高下深，岩穴之状，颗颗累垂，毒根深藏，穿孔透里。"这里对癌瘤的形状进行了描绘，指出如"岩穴之状"，说明癌瘤的表面是不平整的，且质地较坚硬。癌瘤多发且相互排列紧密，说明邪毒深藏，逐渐发展，由内至外。

金元四大家之一的张子和是攻下派的代表，其言："夫病之一物，非人身素有之也；或自外而入，或由内而生，皆邪气也，邪气加诸身，速攻之可也，速去之可也。"指出致病的邪气并非本来就存在，而是外来或内生的，治疗上可采用攻伐之法，并应抓紧时间治疗。

以毒攻毒法在临床上的应用往往是在患者体质尚好、尚耐攻伐的情况下采用较安全的剂量运用的。用之得当，往往收到奇效。

目前应用于临床治疗癌症属于以毒攻毒的中药有以下三类：

动物类，如天龙、全蝎、蜈蚣、斑蝥、露蜂房、水蛭、蟾蜍等；

植物类，如生南星、生半夏、鸦胆子、莪术、三棱、八角莲、独角莲、生附子等；

矿物类，如砒霜、砒石、轻粉、硇砂等。

临床上应用这些中药单药、复方或其有效成分治疗癌症，并与放疗、化疗一起使用，可取得较好的疗效。

六、培本扶正法

1. 培本扶正的中医理论依据

中医认为，肿瘤的形成和生长过程是机体内正邪斗争消长的过程。肿瘤的形成往往是正气先虚，然后才有客邪留滞。人的正气能维持机体的正常生理功能，并有抵御外邪的能力。正气虚弱则外卫无能，易受邪气（外界致癌因子）损害，也就是当人体内部环境的稳定性及机体内外的相对平衡遭到破坏的时候，致癌因子就能起作用而导致肿瘤形成，乃至后来的肿瘤浸润、转移和扩散。总之，中医理论认为"正气存内，邪不可干"，"邪之所凑，其气必虚"。

另一方面，患肿瘤的机体，耗气伤血，日久因病致虚，更导致正气亏虚。而肿瘤能否得以控制，也就决定于正气和邪气斗争的结果。实验与临床研究表明，补虚扶正能预防肿瘤的发生与发展。因此，培本扶正（或固本培元）法是中医治疗癌症的根本大法之一。

2. 培本扶正法的西医理论依据

（1）提高机体的免疫功能：实验与临床研究都证明，培本扶正药物可提高机体非特异性免疫功能，如北沙参、麦冬可使免疫细胞存活时间延长；阿胶、生地可提高淋巴细胞转化率；党参、黄芪、白术、茯苓能增强网状内皮系统功能及提高免疫球蛋白。

（2）增强垂体－肾上腺皮质功能：一些培本扶正药具有类似内分泌的功能，如人参、黄芪、鹿茸、蛇床子、地黄丸、附桂合剂具有类似激素的作用，甘草具有类似去氧皮质酮的作用。

（3）增强骨髓造血功能：健脾温肾的药物如人参、黄芪、阿胶、鹿角胶、熟地、紫河车、补骨脂、女贞子都有恢复骨髓造血功能的作用，尤以人参、鹿茸升高血红蛋白的作用明显；女贞子、鸡血藤有升高白细胞的作用。

（4）减轻放、化疗的毒副作用：一些中药不仅能减轻放、化疗的毒副作用，而且对放化疗有增效作用。

3. 常用培本扶正中草药

（1）益气健脾药（适用于气虚证）：党参、黄芪、白术、茯苓、太子参、怀山药、甘草等，治气虚。当气虚影响到肾气虚时，需用杜仲、肉苁蓉、菟丝子、枸杞子等填精益髓。

（2）滋阴补血药（适用于阴血虚证）：熟地、当归、阿胶、白芍、制首乌、枸杞子、女贞子、红枣、花生衣、鸡血藤等。这些药常与补气健脾药同用以益气生血。

（3）养阴生津药（适用于阴虚津伤证）：生地、麦冬、沙参、天冬、玄参、石斛、鳖甲、玉竹、黄精、天花粉、知母等。这类药具有养阴生津增液和滋补肝肾的作用。

（4）温肾壮阳药（适用于肾阳不足或脾肾阳虚证）：附子、肉桂、补骨脂、巴戟天等。据"阴阳互根"的理论，在温补肾阳药物时，还要配伍益肾精的熟地、龟板、山萸肉、菟丝子等。

在癌症治疗中，培本扶正实际上并不单纯用补益强壮方药，而是应该把调节人体阴阳、气血、脏腑、经络功能平衡稳定，以及增强机体抗癌能力的方法都包含在内。

因而，中医的"补之、调之、和之、益之"等法都属扶正范畴。总的原则是"形不足者，温之以气；精不足者，补之以味；损其肺者，益其气；损其心者，和其营卫；损其脾者，调其饮食，适其温寒；损其肝者，缓其中；损其肾者，益其精"。诸如饮食调理及针灸、气功等均有扶正作用。近年来，通过实验与临床研究，证明培本扶正法确实是一种卓有成效的主要抗癌法则之一。

第三节　权变法则

一、难病取中法

难病取中法是常老在数十年在癌症临床的重要经验之一。由于日常专家门诊时经常碰到许多中晚期癌症重危患者，或因失治或因误治或因新感引发加剧，往往表现为病机错杂、险象环生、骨瘦如柴、滴水不进、奄奄一息，此时此刻，攻补维艰，药石难施。常老根据《黄帝内经》"有胃则生，无胃则亡"和李杲《脾胃论》学术观点，结合自己擅长的运脾和胃、振中扶元的理法方药，自创"难病取中法"，先救其胃气，使之药石可进、正气得振，从而挽危救逆，并为进一步做好抗癌治疗打下坚实基础。

二、甚者独行法

甚者独行法是中医内科危重症的重要治法之一。常老应用到癌症危重症的治疗，体现了急则治标的大胆治法，建立在心细和智圆的基础上。例如在恶性肿瘤肠梗阻影响生机时，则用大剂量大承气汤予以逢山开路，先以急救留人，然后继以其他辨证论治之策。

三、针对因机法

临证时必须讲求"治病必求其本"，具体来说，就是必须针对患者所患癌症的病因和病机，加以重点治疗。常老认为这是追本穷源之策，是力争根治肿瘤的必要措施。

四、标本兼顾法

在针对因机治本的同时，常老十分重视兼顾影响患者生存质量的有关标症，认为这是减轻痛苦、改善症状、提高生活质量的必要措施，应当妥善兼顾，恰当应对。

五、加减进退法

常老认为，中医治病必须根据体质和病情而辨证论治、加减进退，尤其是对癌症的治疗，更不能一病一方或泥古不化，应当与时俱进，随着病情好转或加重不断调整方药，以求最佳疗效。

第
五
章 ──────▶

常氏治癌临证用药心法

第一节　辨证论治用药心法

　　辨证论治是中医学认识疾病与治疗疾病的主要方法。辨证就是以四诊八纲为主要手段，综合临床各种证候表现，来研究疾病的病因、病机及发生、发展的规律，认识和辨别疾病的部位、寒热、虚实以及传变转归等，然后确定治疗的方法。

　　根据中医学理论，常老结合临证经验，总结出癌症各种证候的辨证用药方法。

1. 气滞

　　主症为胸闷，胸胁胀满或胃部及腹部胀痛，嗳气，恶心，呕吐，乳房作胀或肿块作胀，脉象弦滑或弦细，舌苔薄白或薄腻。治以理气散结消肿，常用药物：甘松、枳壳、佛手、香橼、香附、檀香、降香、柴胡、苏梗、徐长卿、合欢皮等。

2. 血瘀

　　主症为局部肿胀或有肿物痞块，痛有定处，舌质紫黯或舌有瘀点、瘀斑，脉象细弦或细涩等。治以活血化瘀，常用药物：穿山龙、地龙、乳香、没药、三棱、莪术、穿山甲、泽兰、凌霄花、石见穿等。

3. 痰凝

主症为颈项有瘰疬、结核、肿块或痰涎壅盛，痰液稠黏难咳，脉滑，苔腻等。治以化痰软坚，常用药物：瓦楞子、海蛤壳、两头尖、海浮石、黄药子、天南星、山慈菇、生牡蛎、急性子、泽漆、猫爪草、浙贝母、土贝母、皂角刺、茯苓、苡仁、石打穿等。

4. 热毒

主症除有肿块外，还常见发热，疼痛，大便秘结，小便短赤，口干苔黄，舌质红，脉弦数等。治以泻火解毒，消肿利湿，常用药物：白英、白花蛇舌草、半枝莲、鱼腥草、蜀羊泉、七叶一枝花、山豆根、土茯苓、薏苡仁、菝葜、野葡萄根、漏芦、地龙、蜂房、天龙等。

5. 湿浊

主症为胸闷腹胀，食欲不振，消化不良，呕恶，口黏，四肢沉重，足肿，大便溏薄，小便短少，舌苔厚腻，脉象濡缓等。治以芳香化湿，佐以健脾。常用药物：藿香、佩兰、砂仁、泽泻、杏附、佛手、土茯苓、香橼、厚朴、枳壳、芡实、扁豆、桂枝等。

6. 正气虚弱

气虚为主者，其主症表现为面色㿠白，呼吸气短，语声低微，疲倦乏力，自汗，食欲不振，舌淡苔少，脉虚无力等，治以益气健脾等法为主。

血虚为主者，其主症表现为面色萎黄，头晕眼花，心悸失眠，手足发麻，苔少，舌质淡，脉细等，治以益气补血为主。

阳虚为主者，其主症表现为无热恶寒或四肢厥冷，面色晦暗，小便清长，下利清谷，脉迟等，治以温肾补阳为主。

阴虚为主者，其主症表现为面红升火，五心烦热，口干，咽燥，心悸，舌质红绛或舌光无苔或苔花剥，脉细数等，治以养阴生津为主。

常用药物：气虚加人参、太子参、大枣、黄精、黄芪等；血虚加首乌、当归、鸡血藤、阿胶、桑椹子、龙眼肉等；阳虚加仙茅、淫羊藿、巴戟天、补骨脂、肉苁蓉、胡桃肉、冬虫夏草、锁阳、骨碎补等；阴虚加沙参、天花粉、天冬、石斛、玉竹、百合、女贞子、枸杞子、生地、炙鳖甲等。

以上所归纳的辨证论治方法，只能作为一般参考，因为癌症的发病机制比较复杂，人体各个脏腑、经络都是互相联系、相互影响、互相制约、互为因果的，在治疗的时候必须从整体考虑，随症加减，灵活运用。

如同为噎膈症（食管癌），属酒热伤胃、气机不降者，当用调和肝胃之法

（用橘皮、旋覆花、香附、白术、白芍、八月札、合欢皮、茯苓、广木香、佛手等）；属胃阳虚及忧郁痰阻者，当用辛温化浊和利痰清膈之法（用姜半夏、陈皮、干姜、砂仁、豆蔻、广木香、佛手片等）；属肝阴不足，肝火内炽，灼伤胃阴，以致胃液枯槁而为噎膈者，当用酸甘济阴及润燥、清燥等法（用白芍、生甘草、石斛、沙参、大麦冬、生地等）。

第二节　辨病归经用药心法

　　辨证论治，审证求因，是中医学治病的传统方法，但常老认为，由于肿瘤是一种比较顽固的疑难病，单靠一种方法或某方面治疗是远远不够的。因此，临床必须在辨证论治的基础上，把西医辨病用药和中医归经用药有机结合，才能进一步提高疗效。

　　辨病用药就是在辨证的基础上，适当加用一些现代药理研究证实，具有抑制或杀灭肿瘤细胞的药物，如白花蛇舌草、山豆根、肿节风、薏苡仁等，这比单独辨证用药疗效要好。

　　归经用药是以脏腑、经络理论为基础，以所治具体病症为依据，从临床实践中总结出来的用药经验。药物是促进机体康复，协助和增强正气，驱除病邪的有力武器，但药物都具有一定的适用范围，如寒性药物，虽都具有清热作用，但有的偏于清肺热，有的偏于清肝热；又如同为补气药，有的补肺，有的补脾或补肾。因此，中医学根据脏腑、经络学说，结合药物的作用，把药物分别归属于十二经，以说明某药对某一脏腑或某一经络病变起主导或特殊的治疗作用。

　　另外，归经还包含引经。所谓引经，是指某一药物在治疗上不仅对某脏腑或部位起显著作用，同时还能引导其他药物对该脏腑或部位起到加强治疗作用。因此，对人体不同脏腑或部位，就应该选择不同归经的药物来治疗，同时加用一些引经药，这样就把药物的功效与脏腑、经络密切结合起来了，效果会更好。如治疗肺癌时，加用一些归入肺经的鱼腥草、瓜蒌、贝母、沙参等，同时再加入桔梗作为引经药；在治疗肝癌时加用归肝经的茵陈、虎杖、三叶青，再加入柴胡等引经药，可明显提高疗效。

　　临床如能把辨病用药和归经用药有机结合，就能在更大程度上提高疗效。现将常见肿瘤辨病归经用药简介如下：

肺癌：山豆根、七叶一枝花、白英、山慈菇、猫爪草、金荞麦、鱼腥草、蜂房、干蟾皮、浙贝母、瓜蒌、麦冬、百合等。

鼻咽癌：石上柏、山豆根、半枝莲、白英、鱼腥草、蛇莓、天龙、蜂房、射干、苍耳子等

食道癌：山豆根、冬凌草、肿节风、石见穿、天龙、鲜鹅血、急性子、威灵仙、莪术、旋覆花、代赭石等。

胃癌：蛇舌草、半枝莲、石见穿、菝葜、肿节风、藤梨根、浙贝母、乌贼骨、八月札等。

肠癌：蛇舌草、半枝莲、白英、肿节风、藤梨根、红藤、败酱草、苦参、白头翁、生薏仁、无花果等。

肝癌：半枝莲、白英、肿节风、蛇舌草、藤梨根、龙葵、虎杖、蒲公英、三叶青、七叶一枝花、炮山甲、鳖甲、蜈蚣、干蟾皮、莪术、八月札等。

胰腺癌：肿节风、石见穿、菝葜、白英、藤梨根、茵陈、金钱草、蛇舌草、半枝莲、猪茯苓、生薏仁、八月札、郁金等。

脑瘤：全蝎、蜈蚣、僵虫、大龙、蛇六谷、土茯苓、七叶一枝花、鱼脑石、生南星、生半夏、夏枯草、川芎等。

白血病：青黛、雄黄、羊蹄根、墓头回、败酱草、七叶一枝花、肿节风、蛇舌草、紫草、狗舌草、羚羊角、水牛角等。

恶性淋巴瘤：夏枯草、猫爪草、山慈菇、七叶一枝花、黄药子、僵虫、生薏仁、浙贝母、莪术、蜈蚣、穿山甲、皂角刺等。

乳腺癌：山慈菇、蒲公英、猫爪草、瓜蒌、浙贝母、土贝母、夏枯草、漏芦、穿山甲、莪术、青皮、陈皮、八月札、天冬等。

宫颈癌：土茯苓、白英、龙葵、墓头回、蛇舌草、半枝莲、生薏仁、石见穿、莪术等。

卵巢癌：蛇舌草、半枝莲、龙葵、白英、土茯苓、生薏仁、水蛭、炮山甲、莪术等。

甲状腺癌：黄药子、山慈菇、海藻、昆布、夏枯草、浙贝母、莪术、生牡蛎、炮山甲、留行子等。

骨肿瘤：补骨脂、骨碎补、地鳖虫、肿节风、七叶一枝花、寻骨风、白英、半枝莲、蜂房、全虫、蜈蚣、莪术等。

皮肤癌：雄黄、信石、土茯苓、苦参、白鲜皮、羊蹄根、鸦胆子、生薏仁等。

根据常老经验，临床运用辨病归经用药时，尚须在辨证论治用药的基础

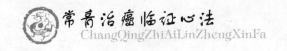

上，根据患者具体情况，结合药物配伍和剂量，才能获得更为满意的疗效。

第三节　配伍剂量用药心法

　　配伍，就是按照病情的需要和药物的性能，有选择地将两种以上的药物配合在一起应用，以加强药物的作用，取得更好的疗效。

　　根据常老体会，药物在配伍应用时，有些药物因配合得好，可以取得较好的疗效，如黄芪配茯苓起协同作用而能增进益气、健脾、利水的疗效；柴胡配黄芩能加强退热作用；麻黄与桂枝配合，可以加强发汗解表作用；枳壳与白术配合，可以加强理气、消痞、宽中作用等。

　　有些药物配合得不好，可能互相对抗，互相牵制而削弱了原有的作用，影响疗效。如人参与莱菔子同用，可以影响和削弱人参的补气作用。有些药物相互配用，则可以降低原有药物的毒性，如马钱子有毒，配甘草、麻油可以解毒；远志配甘草，半夏配生姜能减轻或消除原有药物的毒性或副作用。但也有些药物因配合不当，反而使效用减弱或发生不利于人体的作用。如用海藻的时候，一般就不用甘草；用土茯苓的时候，一般不能饮浓茶。

　　此外，中药用量的大小，对疗效也有很大影响。如果应该用大剂量治疗的，用了小剂量，就可能因药量太小而不能达到治疗效果，以致贻误病情；如果应该用小剂量治疗的，而用了大剂量的药物，也可能应用药过量而克伐人体的正气。如龙葵连续服用50g以上，就会降低白细胞，这些都会对疾病的治疗带来不利的影响。

　　我们跟常老临证时曾治疗一患者，胃幽门部癌肿手术以后，胸腹胀满、纳呆恶心、四肢乏力、苔薄腻，以党参、白术、枳壳、厚朴等药，益气健脾、理气宽中的方法进行治疗，开始考虑术后气虚为主，因此，把党参、白术的剂量用得比较大一点，而把枳壳、厚朴的剂量用得小一些，患者服药之后，不但胸腹胀满没有减轻，反而加重了恶心胀痛等症状。后来分析，患者胀满的主要原因是气滞为主，加重枳壳和槟榔的用量之后，患者胸腹胀满的情况就大大减轻。

　　实践证明，有些药用量应该大一点，而有些药剂量应该用得小一点，否则会影响疗效。比如，夏枯草消肿，软坚，治疗肿瘤，它的剂量就应该大一点，要用到 30g 左右；鱼腥草用于清热解毒，其用量也应大一些，要用到 30~50g，如果只考虑这些药的分量轻、体积大，而只用 8~10g，就没有什么明显的效果。但反过来说，如果把不应该加重剂量的药物也大剂量应用，也会产生副作用，影响疗效。如曾治疗一声带肿瘤患者，为了起效快一些，作用大一些，治疗时把苦桔梗剂量加大到 12g，山豆根剂量加大到 15g，结果服药后症状不但没有减轻，反而出现了恶心、呕吐、胃纳不佳等副作用。因此，在正确配伍用药的基础上，还要很好地掌握用药的剂量，否则就不能获得满意的效果。

再者，对中药的煎煮方法，也需要注意，如植物类药，煎煮的时间不宜过久，否则有效成分就容易被高温破坏；矿物、介壳类等药物，质地坚硬，须多煎久煎；芳香性药物，因含有挥发油，不宜久煎。

总之，药物的配伍与用药的剂量以及煎煮的方法，都要因人、因症、因药而恰当运用，做到对症下药，才能药到病除。

第四节　复法大方用药心法

所谓复法大方，是指针对某些难病顽疾的多重复杂病机，组合运用数种治法，处方药味数目超过常规的治疗用药方法。

一般来说，复法大方所包含的治法在 3~4 种以上，处方药味数目在 15 味以上，常多达 20~30 味。

常老认为，治疗恶性肿瘤的复法大方，其基本内容则包括了针对恶性肿瘤基本病理因素、病理机制的一系列基本方法，如解毒抗癌法、化痰散结法、疏理气机法、活血消瘀法、化湿泄浊法、扶正培本法等。多年来的实践表明，用复法大方来治疗恶性肿瘤是一种有效的、值得探索的治癌之路。

一、治疗的基本原则与具体癌症关系的把握

复法大方是治疗癌症总的思路、基本原则，对各种不同脏腑部位的肿瘤，还要结合各自的病机特点，以及患者的具体情况在治疗上有所侧重，灵活把握。

如脑瘤，主要病理因素除痰、毒、瘀外，还多与风邪有关。盖头为清阳

之府，巅顶之上，惟风可到，痰随风行，风动痰应。故治疗之时除常用解毒、消瘀法外，应重视祛风化痰法的运用。

又如肺癌，其病理因素以热毒痰瘀为主，病变过程中常见肺失宣降、阴津受伤的病理变化。治疗中多用清热解毒、化痰散结之法，同时兼顾肺之宣降功能，顾护肺之阴津。

再如肝癌，多有湿热瘀毒流连不去的一面，故治疗肝癌时当注意清化湿热、祛瘀解毒等。

二、辨证与辨病关系的把握

恶性肿瘤在古代医著中之所以缺乏深入系统的认识，与其深伏脏腑，起病隐匿，早期无显见于外的征象有密切关系。所以常老十分重视肿瘤诊疗上的中西医结合问题，强调对恶性肿瘤认识的提高得益于吸收、借鉴了现代医学的成果，现代医学的诊查手段拓展了中医的四诊。

在运用复法大方时，在对患者邪正关系的认识上，也应当辨证与辨病相结合。如有的患者，经手术治疗后肿瘤已经切除，但病理提示局部或者远处淋巴结有转移，或者肿瘤侵犯了邻近的组织器官，虽然患者此时已无肿块可查，无症状可辨，饮食二便正常，但从辨病角度出发，仍然认为患者体内有癌毒痰瘀存在，治疗上要予以解毒抗癌、化痰散结以涤荡余邪，防止复发。

另一方面，辨病又不能脱离辨证。对患者表现出来的证候舌脉等应详加诊查，以辨别邪毒痰浊瘀滞之主次，气血阴阳之偏衰。如肺癌患者一般是热毒偏盛，多有阴伤，治疗用药宜偏凉，但对少数确有畏寒怕冷，舌淡苔白者，则表明其邪毒已从寒化，或者有阳气损伤的一面，治疗就当予温化或温清并施，这些都体现了辨证与辨病的有机统一。

三、复法大方的组方遣药要点

复法大方不是多种治法的简单相加和多味药物的罗列堆砌，而是针对某些病理机制复杂的特殊疾病采用的一种变法。其包含的具体治法和方药是根据该疾病病理变化的各个方面制订和选择的，它仍然遵循中医治疗的基本原则，如治病求本、扶正祛邪、调整阴阳、调理气血等，所以常老告诫说：复法大方同样是在辨证论治下进行的。在具体运用时还应当注意主次分明，组合有序，尽可能一药多用，并注意顾护脾胃。

1. 主次分明，组合有序

复法大方，法多药杂，但复法中有主法，有次法；大方中有主药，有辅药。而主次的确定，系根据患者具体情况、具体病情而决定的。如病者癌肿未能切除，或术后复发，体质尚强者，当以攻邪为主，而攻邪之中，又应当根据各个不同脏腑的生理病理特点而有差异，如脑部肿瘤，一般多以风痰瘀毒为主，则祛邪之法当以祛风化痰、祛瘀解毒为主。

2. 精选药味，一药多用

由于复法大方中每一治法下所涉及的药物均有多种，因而在药物的遴选上，从传统中医对药物性味功用认识出发，结合现代药理研究的成果选择用药，尽可能一药多用。如鬼馒头既能抗癌，又能滋补；八月札既能疏肝理气，又能解毒抗癌；泽漆既能消痰利水，又善抗癌止咳；生薏仁既能健脾化湿，又善于抗癌消瘤等等。

3. 顾护脾胃，以畅化源

脾胃是后天之本，气血生化之源，故云"有胃气则生，无胃气则死"。由于复法大方的药味较多，药性猛烈，在运用时必须注意保护患者的胃气。一方面，可于方中配以半夏、陈皮、焦六曲、谷麦芽、砂仁等和胃之品；另一方面，在遣药组方上，也应注意患者的脾胃运化情况，时刻存"顾护脾胃，畅通化源"之念于心中。如鳖甲为常用的软坚散结之品，又能养阴，临床常用，但对舌苔厚腻，中焦湿重者，则应"忍痛割爱"，以避其壅；干蟾皮解毒抗癌，对多种消化道肿瘤有效，但药后常令人呕恶，故宜从小剂量开始运用，观察患者药后的反应，若无呕恶，则渐次加量，若有不适，则弃而不用，以免伤正败胃。

第五节　药对运用心法

中药药对由两种药物组成，是中药的一种特殊配伍方法。其来源于"七情"而又有所发展。深入研究药对配伍运用经验，不但可提高疗效，扩大药物应用范围，降低药物的毒副作用，同时对开展中药复方研究，解析中药方剂的立体结构，掌握遣方用药的规律大有益处。故有"看似用药，实为用方"之说。

常老十分重视肿瘤药对的运用，长于选用既有传统中药功能，又经现代药理研究证实具有抗癌活性的药物，力争做到一药多用，以提高临床疗效。现将治疗肿瘤常用药对举例如下。

一、清热解毒药对

1. 蛇舌草与半枝莲

蛇舌草甘、淡，微苦，寒，归脾、胃、大肠经。具有清热解毒、活血化瘀、利水通淋之功。半枝莲辛，寒，归肝、肺、胃经。具有清热解毒、活血消肿、利尿通淋之功。二药均经药理研究证实具有广谱抗肿瘤作用。

二药配伍功擅清热解毒、活血化瘀、利湿消肿，具有抗肿瘤、抗突变、抑制肿瘤细胞增生的作用。临床常用于治疗多种癌症，如肺癌、胃癌、肝癌、肠癌、肾癌等癌瘤属于热毒瘀阻、水湿内停者。对癌性胸、腹水有一定疗效。常用剂量：蛇舌草30~60g，半枝莲15~30g。

2. 白英与蛇舌草

白英甘、苦，寒，归肝、胃经。具有清热解毒、祛风利湿、活血消肿之功。蛇舌草甘、淡，微苦，寒，归脾、胃、大肠经。具有清热解毒、活血化瘀、利水通淋之功。二药均经药理研究证实具有广谱抗肿瘤作用。

二药配伍共奏清热解毒、活血祛瘀、利水消肿通淋之功。临床用于治疗多种肿瘤，尤多用于消化系统肿瘤，如肝癌、胃癌、肠癌、食道癌等属于热毒瘀阻，水湿内停者。对癌性胸、腹水疗效尤佳。常用剂量：白英15~30g，蛇舌草30~60g。

3. 石见穿与半枝莲

石见穿辛、苦，微寒，归肝、脾经。具有祛瘀散结，消肿化痰之功。半枝莲辛、微苦，凉，归肝、肺、肾经。具有清热解毒、活血祛瘀、利水消肿之功。药理研究证实二药均有抗癌活性。

二药配伍共奏清热解毒、祛瘀散结、消肿化痰之功。临床多用于治疗消化系及泌尿系肿瘤，如食道癌、胃癌、胰腺癌、膀胱癌、前列腺癌等。常用剂量：石见穿30~60g，半枝莲15~30g。

4. 肿节风与菝葜

肿节风辛、苦，平，有小毒，归脾、胃、大肠经。具有清热解毒、祛风通络的作用。菝葜甘、酸，平，归肝、胃、肾经。具有解毒消肿、活血止痛、补肾壮阳的作用。

二药合用功擅清热解毒、活血通络、消肿散结，临床用于食道、胃、肠、肝、胰腺等消化系肿瘤疗效确切。常用剂量：肿节风 15~30g，菝葜 30~60g。

5. 老鹳草与络石藤

老鹳草辛、苦，平，归肝、大肠经。具有祛风除湿、舒筋活络、止泻之功。药理研究证实，老鹳草具有很强的抗氧化、防突变活性，可用于肿瘤的辅助治疗。据临床报道，老鹳草治疗乳腺增生有良效。络石藤苦，凉，归肝、肾经。具有祛风通络、凉血消肿之功。药理研究证实，络石藤具有植物性雌激素样作用，可用于防治乳腺癌及与雌激素有关的肿瘤。

二药配伍，相互为用，辛开苦降，不仅发挥抗肿瘤效果，而且具有良好的祛风止痛作用，多用于治疗乳腺癌及癌性疼痛。常用剂量 15~30g。

二、软坚散结药对

1. 猫爪草与山慈菇

猫爪草辛、苦，平，归脾、肺、肝经。具有解毒散结、化痰止咳之功。山慈菇苦，微温，有小毒，归肝、脾经。具有清热解毒、化痰散结之功。二药均经药理研究证实具有抗肿瘤活性。

二药配伍运用，共奏清热解毒、化痰软坚、消肿散结之功，临床多用于甲状腺癌、鼻咽癌、肺癌、淋巴瘤、乳腺癌、骨肉瘤等属于痰凝血瘀、癌毒胶结者。常用剂量：猫爪草 15~30g，山慈菇 10~15g。

2. 山慈菇与莪术

山慈菇苦，微温，有小毒。归肝、脾经。具有清热解毒、化痰散结之功。莪术辛、苦，温，归肝、脾经。具有行气破血、消积止痛之功。为气中血药，善破气中之血，以破气消积见长。

二药配伍辛开苦降，共奏清热解毒、化痰散结、活血止痛之功。临床多用于治疗食道癌、胃癌、肝癌、乳腺癌、宫颈癌、骨肉瘤等属于气血凝滞、热毒瘀阻者。常用剂量：山慈菇 10~15g，莪术 15~30g。

3. 生牡蛎与夏枯草

生牡蛎咸、微苦，归肝、胆、胃经。具有平肝潜阳、软坚散结、收敛固涩之功。夏枯草苦、辛，寒，归肝、胆经。具有清肝、平肝、化痰散结的作用。

二药配伍，共奏平肝潜阳、化痰软坚散结之功。临床多用于治疗乳腺良

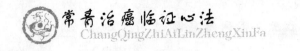

恶性肿瘤、肝癌等属于痰火郁结者。常用剂量：均为 15~30g。

4. 蛇六谷与僵虫

蛇六谷辛，寒，有小毒。具有解毒消肿、化痰散结的作用。僵虫咸、辛，平。具有化痰散结、息风解痉之功。二药经药理研究证实均具抗肿瘤、防突变的作用。

二药配伍应用功专解毒消肿、化痰息风、软坚散结。临床多用于神经系统肿瘤、恶性淋巴瘤、肺癌等，尤其对脑肿瘤有良效。常用剂量：蛇六谷 15~30g，僵虫 10~15g。

三、理气化瘀药对

1. 三七与莪术

三七甘、微苦，微温，归肝、胃经。具有化瘀止血、消肿定痛之功，药理研究证实三七对肿瘤细胞具有明显抑制作用。莪术辛、苦，温，入肝、脾气分。功专行气破血、消积止痛。

二药配伍共奏行气破血祛瘀、消积止痛之功。临床多用于治疗肝癌、胃癌、宫颈癌、膀胱癌等属于气滞血瘀者。并常用于治疗多种癌痛。常用剂量：均为 15~30g。

2. 急性子与威灵仙

急性子辛、微苦，温，有小毒，归肝、脾经。具有降气行瘀、软坚通关的作用。威灵仙辛、咸、微苦，温，有小毒，归膀胱、肝经。具有祛风除湿、通络止痛、消痰化积之功。

二药配伍具有行瘀降气、软坚散结、通络止痛之功。临床常用于治疗食道癌、胃癌等消化系肿瘤属痰瘀互结者。常用剂量：均为 10~30g。

3. 全蝎与元胡

全蝎咸、辛，平，有毒。功擅攻毒散结、息风止痉、通络止痛。元胡辛、苦，温，归心、肝、脾经。具有活血化瘀、行气止痛之功。

二药配伍，共奏解毒散结、活血通络止痛之功。临床常用于治疗脑瘤、肝癌、骨癌等气滞血瘀毒结者，对癌性疼痛具有良效。常用剂量：全蝎 3~6g，元胡 15~30g。

四、扶正祛邪药对

1. 猪苓与茯苓

二药均性味甘、淡而平，同具利水渗湿之功。茯苓走气分，淡渗利湿，健脾宁心，兼有扶正补益之性，为健脾利水渗湿要药，其性平和，有健脾利水不伤正之功。猪苓甘淡渗泄，药性沉降，利水之力大于茯苓，但无健脾补益之功。二药均经药理研究证实具明显抗肿瘤作用。

二药相须为用，茯苓善去脾经水湿，猪苓长于去胃经水湿，配伍运用，健脾利水、抗肿瘤之力增强，为治消化系统肿瘤要药。现代药理研究证实，猪苓与茯苓均有明显利尿作用，故可用于癌性胸、腹水的治疗。常用剂量：均为 15～30g。

2. 薏仁与乌梅

薏仁甘淡微寒，清利湿热、排脓消肿、健脾扶正。乌梅酸温，收敛止泻、生津安蛔、软坚散结消胬肉。药理研究证实，薏仁具有高效广谱抗肿瘤作用，乌梅中所含的苦杏仁苷在胃内分解后，有杀灭肿瘤细胞的作用，对多种肿瘤细胞具有抑制之功。

二药配伍具有健脾利湿、软坚散结消瘤作用。临床用于子宫及卵巢等妇科良恶性肿瘤、胃肠道肿瘤与息肉有良效。常用剂量：薏仁 30～60g，乌梅 15～30g。

3. 仙鹤草与蛇舌草

仙鹤草苦、涩，平，具有收敛止血、解毒疗疮、止痢杀虫、补虚扶正之功。现代药理研究证实，仙鹤草有一定抗癌作用。蛇舌草苦、甘，寒，具有清热解毒、活血祛瘀、利水通淋之功。

二药配伍具有清热解毒、化瘀止血、消肿散结之功。既能辅助正气，又能消瘤抗癌，标本兼治，最为合拍，临床上广泛用于各种肿瘤，宜大剂重用至 30～60g。

4. 白术与莪术

白术苦、甘，温，归脾、胃经。具有健脾益气、燥湿利水、抗癌、安胎之功。现代药理研究证实，白术能降低肿瘤细胞的增值率，提高机体的免疫能力，抑制肿瘤细胞的反应能力。莪术辛、苦，温，入肝、脾经气分。具有破血行气、消积止痛之功。为气中血药。药理研究证实，莪术制剂对多种肿瘤细胞的生长有明显抑制和破坏作用。

二药同用，既理气又补气，既破血又利湿，用于消化系统肿瘤、妇科肿瘤及生殖系统肿瘤属于脾虚血瘀或瘀浊交阻者多有良效。常用剂量：均为12～30g。

5. 鳖甲与穿山甲

鳖甲甘、咸，寒，归肝、肾经。功能滋阴潜阳、软坚散结。药理研究证实，鳖甲对多种肿瘤细胞有抑制活性的作用，不但能增加血浆蛋白，促进造血功能，还能抑制结缔组织增生以消散肿块。穿山甲咸，微寒，归肝、肾经。功能活血消癥，通络下乳，且能引药直达病所。药理研究证实，穿山甲具有抗白血病作用，并具有抑制肿瘤细胞活性的作用。

二药均为血肉有情之品，鳖甲入阴分，长于治疗邪热入于厥阴，血闭邪结者；穿山甲性专行散，善于走窜，凡血凝血聚为病，皆能开之。

二药配伍相须为用，能扶正以祛邪，除癥瘕痞块。临床常在辨证用药的基础上加用此药对，用于治疗肝脾肿大、肝癌、胃癌、胰腺癌、白血病等，对恶性肿瘤的恶液质也有一定的改善作用。常用剂量：鳖甲15～30g，穿山甲6～15g。

6. 人参与五灵脂

人参甘、苦，微温，归脾、肺、心经。具有大补元气、补脾益肺、生津固脱、安神增智之功。药理研究证实，具有增强机体免疫功能，抑制肿瘤生长，防治白细胞减少，抗衰老等广泛作用。五灵脂咸，温，能活血散瘀止痛、解毒。药理研究证实，所含维生素 A 能预防上皮细胞癌，并能将已癌变的细胞恢复为正常细胞，减少肿瘤复发。

二药配伍为十九畏药对，功擅益气祛瘀，扶正祛邪兼顾。可广泛用于气虚血瘀之消化系统肿瘤。常用剂量：均为6～15g。

第六节　虫类药运用心法

肿瘤治疗中的以毒攻毒药，主要是虫类药或一些具毒性的植物药。常老说，因其搜邪破瘀之力强大，具"以毒攻毒"之性，故有独特的治疗作用，临床应用时应根据各药特性，结合归经，有选择地使用。常用的虫类药主要包括：

全蝎：味辛、咸，性平，有毒。祛风止痉，攻毒散结，通络止痛。祛风作用强是其特点，脑瘤、骨瘤等常用。

蜈蚣：味辛、咸，性温。祛风止痉，攻毒散结，通络止痛。止痛作用强是其特点。

露蜂房：味甘，性平，有毒。攻毒消肿，祛风止痛，杀虫止痒。攻毒消肿止痛作用强。

炙蟾皮：味辛，性凉，有毒。散热解毒，利水消肿，杀虫消积。解毒利水是其特点，但易伤胃，呕恶致吐。

土鳖虫：味咸，性寒，有小毒。破血逐瘀，续筋接骨。破血作用强是其特点。

蛴螬虫：味咸，性寒，有毒。破瘀，定惊，通便，攻毒。其破瘀之力胜，攻通之力强，常用于食道癌、胃窦癌。

马钱子：味苦，性寒，有大毒。祛风湿，通经络，消结肿，止疼痛。止痛消肿作用强是其特点，但忌过量使用，以免中毒。

此外，炮山甲、炙鳖甲、水蛭、地龙等虫类药虽非攻毒之剂，但因其软坚散结、活血消癥之力较强，亦常用之。

综上所述，虫类药如蜈蚣、僵蚕、蜂房、地龙、土鳖虫、水蛭、穿山甲、蛴螬、九香虫等都具有祛瘀活血、搜风解毒、剔络止痛之功。而癌毒致病暴戾，病势险恶，且常与痰、瘀之邪相搏，故在辨证论治的基础上选用此类药，不仅可引药力直达病所，而且又有搜风、剔毒、通络、化痰之功，有助于临床疗效的提高。现代药理研究证明，上述虫类药能降低血液黏度，改善微循环，提高机体免疫功能及痛阈，且有抗菌及不同程度杀灭肿瘤细胞的作用。

虫类攻毒抗癌之品多有伤气败胃之虑，故术后无瘤、正虚体弱者用药宜少、用量宜轻、用时宜短；肿瘤发展迅速，体壮者用量可较大，但也应注意"中病即止"。

第七节　减毒增效用药心法

一、化疗减毒增效用药心法

中医认为，化疗药物对人体来说是一种邪毒，会损伤脾胃，造成脾失健运，胃气上逆，常表现为食欲不振，全身乏力，恶心呕吐，胃脘不适，胸闷痞塞，腹泻或便秘，苔白腻，脉濡滑等。常老的治疗方法有健脾理气、和胃降逆、健脾化湿等，多选用平胃散、二陈汤、温胆汤、黄连温胆汤、旋覆代赭汤、橘皮竹茹汤、姜茹半夏汤等方加减。其基本方为：

党参15g，白术12g，茯苓15g，薏苡仁30g，陈皮12g，姜竹茹9g，姜半夏9g，鸡内金12g，谷麦芽各30g。

呕吐明显者加旋覆花12g，代赭石30g，降香9g；大便秘结者加枳实12g，瓜蒌仁30g；舌苔厚腻加藿香12g，佩兰12g，砂仁6g，苍术9g；腹泻加炒扁豆12g，怀山药15g，严重者加罂粟壳9g；泛酸吐苦水者加黄连6g，吴茱萸9g。

以上基本方药可以在化疗前一二日开始服用，化疗后根据相应的症状随症加减，往往能减轻化疗的消化道反应。

化疗后出现大便秘结，也是临床最常见的症状之一，患者十分痛苦，中药治疗有独到的作用。若化疗后出现大便秘结，腹胀，口干舌燥，午后低热，舌质红，舌体偏瘦，脉细或细数，中医辨证属津亏热结者，治拟滋阴润燥通便，可选增液汤等加减。基本方：

生地30g，玄参30g，麦冬15g，火麻仁30g，瓜蒌仁30g，蜂蜜15g（另冲服）。

还可根据症状加生首乌15g，柏子仁30g，生大黄6~9g（后下）等；汗出较多，加糯稻根30g，碧桃干15g；胃纳欠佳，加焦山楂15g；腹胀不适，加厚朴9g，枳实9g，木香9g等。

总之，化疗造成的胃肠功能紊乱，中医辨证论治常常能收到理想的效果，同时能够改善患者的全身状况，是中医药的优势之一。

二、放疗减毒增效用药心法

中医认为，放疗后出现的副反应属于"热毒蕴结"范畴。放射线会破坏人体正常细胞，根据放疗部位不同，可产生全身或局部反应，乏力、食欲不振、恶心呕吐、腹泻、口干少津、口腔溃疡，热毒内蕴于不同脏腑，可见放射性肺炎、放射性食管炎、放射性肠炎、放射性膀胱炎等。

中医辨证论治，常老一般分为脾胃虚弱、阴虚内热、邪毒瘀结等类型治疗，常用的治疗方法有健脾益气、滋阴解毒、化瘀解毒。

1. 脾胃虚弱

症见乏力，食欲不振，恶心呕吐，腹泻。基本方：党参 15g，白术 12g，茯苓 15g，薏苡仁 30g，陈皮 12g，姜竹茹 9g，姜半夏 9g，鸡内金 12g，谷麦芽各 30g。乏力肢软者加黄芪 15g；头晕目眩者加枸杞子 12g。

2. 阴虚内热

常见口干少津，黏膜溃疡，咽喉肿痛，大便秘结，舌红少苔，脉细数。基本方：生地 30g，玄参 30g，麦冬 12g，八月札 15g，银花 12g，白花蛇舌草 30g，火麻仁 30g，生首乌 12g，生甘草 9g。腰膝酸软者加山萸肉 12g，菟丝子 12g；口干甚者加石斛 15g，北沙参 30g。

3. 邪毒瘀结

症见局部皮肤肿痛、溃烂或坏死，发热口渴，胸闷刺痛，大便干结，舌质瘀紫，舌苔黄腻，脉弦数。基本方：桃仁 12g，红花 12g，赤芍 12g，银花 30g，蒲公英 30g，七叶一枝花 15g，牡丹皮 6g，当归 12g。大便秘结者加全瓜蒌 30g（打），生川军 12g（后下）；高热不退者加生石膏（先煎）30g，鸭跖草 30g；口干者加干芦根 15g，牛地 30g。

肿瘤放疗时，同步辅助中医药治疗，能增加放疗的敏感性，减轻放疗的毒副反应，有助于放疗的完成，提高疗效。

三、防治放、化疗引起的骨髓抑制用药心法

放、化疗都可以引起明显的骨髓抑制，临床表现以白细胞和血小板减少为最多见，往往影响放、化疗的顺利完成，降低疗效，而且白细胞和血小板显著减少，容易并发感染、出血，甚至危及生命。

常老认为，骨髓抑制多为肝肾不足，气血两虚。临床表现为头晕乏力，面色㿠白，腰膝酸软，舌质淡，苔薄，脉细软无力。治以益气养血，补益肝肾。常选用十全大补汤、六味地黄汤等方加减：

生黄芪 30g，党参 15g，白术 9g，茯苓 9g，熟地 12g，山萸肉 9g，枸杞子 12g，黄精 12g，菟丝子 12g，鸡血藤 24g，淫羊藿 12g，甘草 3g。

食欲不振，酌加鸡内金 15g，谷麦芽各 30g，山楂 12g。大便秘结者，加枳实 12g，瓜蒌仁 30g，火麻仁 30g；腹泻加炒扁豆 12g，怀山药 15g。怕冷明显者，加熟附块 12g，肉桂 3g（后下）；口舌干燥，酌加西洋参 6g，川石斛 30g，玉竹 12g，天冬 12g，玄参 15g，酌减生黄芪、党参、白术等用量。也可辨证选用用中医简便验方，例如：①桂圆 12g，红枣 10 枚，煎汤（桂圆红枣

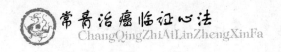

汤）。②阿胶10g，核桃仁15g，煎服。③虎杖30g，鸡血藤30g，当归9g，补骨脂9g，茜草30g，水煎服，每日1剂。

此外，艾灸足三里、大椎、膈俞、脾俞、胃俞、肾俞等穴位，也有一定效果。中药升白细胞、血小板，虽然作用比粒细胞集落刺激因子、白细胞介素-2等慢，但作用持久，同时能改善全身虚弱状况，对反复多次化疗，骨髓功能受损严重，西药治疗不理想者，中药对恢复骨髓功能仍有良好作用。

第六章

常氏对高发癌症的诊疗经验及验案实例

第一节 肺癌临证心法

肺癌（lung cancer）是原发于支气管黏膜和肺泡壁的恶性肿瘤。目前认为其发病与吸烟、空气污染及电离辐射、砷和其他有毒环境下工作有关。中医归属于"肺积"、"息贲"、"咳嗽"等范畴。

一、西医诊断要点

1. 症状体征

咳嗽，咯痰或痰中带血，胸痛，胸闷，气促，锁骨上下、颈部及腋下淋巴结肿大，单个或多个融合，边界欠清，质硬，有或无压痛。肿瘤部位呼吸音粗糙或减弱，伴发肺炎时可闻及啰音。

2. 影像学检查

主要有胸部正侧位片，胸部 CT，胸部 MRI 及 PET - CT，可发现大小不等的实质性或伴空洞或有液平的结节。

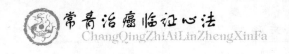

3. 肿瘤标志物检查

常用的肺癌肿瘤标志物有癌胚抗原（CEA）、CA153、CA211、神经元特异性烯醇化酶（NSE）等。

4. 细胞病理学检查

主要通过痰脱落细胞镜检、纤维支气管镜活检组织、淋巴结活检、手术获得组织活检获得明确诊断。

二、中医诊治要点

发热乏力，咳嗽咯痰或干咳，或痰中带血，胸痛，胸闷气促，面色㿠白或萎黄，舌淡红或黯红，苔腻或少苔，脉濡滑，重按乏力或尺脉无力。

［病机特点］

常老认为，肺癌的病机主要为气阴亏虚、痰瘀毒结、宣降失常三个方面。肺癌患者因病前失于养护，兼病后叠经手术、放化疗，导致肺之气阴亏虚，常表现为面色黯淡，乏力，口渴，干咳，舌上少津，或舌淡而无苔，脉显无力等症。同时癌毒夹痰瘀阻结于肺，一方面消耗正气，一方面蔓延全身，临床可见发热，胸痛，咳痰，痰中带血甚至咯血，面露潮红，舌苔黄腻，脉数等症，渐可延及全身，出现骨痛，肝区隐痛不适，头晕头痛等。又由于正气虚于内，邪毒积于肺，肺之宣降失常，出现咳嗽、胸闷、喘促等表现。

［治则与路线目标］

针对以上病机，常老认为，肺癌的治则应以益气养阴、肃肺化痰、清热解毒、行瘀散结为主。具体治疗上因疾病情况各有侧重：根治性手术后患者，治疗目标在于扶助正气，提高免疫力，预防复发，治疗当以扶正为主，辅以祛邪；带瘤生存患者，治疗目标在于抑制肿瘤生长，改善临床症状，治疗应标本兼治，扶正祛邪，正气强时侧重祛邪，正气弱时侧重扶正；晚期并发症丛生患者，治疗目标在于减轻痛苦，延长生命，治疗上强调急则治标，缓则治本，病情急迫如剧痛、大出血、大量胸腹水喘促时，先予对症治疗，相对缓解期仍可扶正祛邪并施。

［常氏基本方］

黛蛤散，川象贝，焦冬术，生晒参，鲜石斛，羊乳，莪术，原三七，丹参，生薏苡仁，猪茯苓，黄药子，蛇舌草，白英，藤梨根，三叶青，焦三仙，炒鸡金，生甘草。

[临床权变及运用加减]

不咳者去黛蛤散。正虚明显者减少清热解毒药，气虚明显则加黄芪、绞股蓝等；阴虚明显则加南沙参、北沙参、麦冬、天冬等。癌毒盛而正气尚强者加半枝莲、半边莲、蛇六谷、蜈蚣、全蝎、干蟾皮等。伴发肺部感染者加桑白皮、黄芩、鱼腥草、瓜蒌。伴胸腹水者加车前子、泽泻、白茅根等，量多者结合西医治疗。咯血者去丹参、莪术，加茜草根、仙鹤草、陈棕炭、侧柏炭等，量大者结合西医止血治疗。伴有胃病者加苏梗、川朴花、玳玳花、海螵蛸、瓦楞子等。咳嗽重者加光杏仁、百部、紫菀、款冬花等；痰多加白前、前胡、白芥子等；胸闷喘促者加炙麻黄、葶苈子、苏子等。咽部不适者加射干、土牛膝、金荞麦，疼痛者加炒玄胡、鸡矢藤等。脾虚湿重者减少养阴药，加苍术、藿香、佩兰、豆蔻等。大便闭结者予调胃承气汤通便。

[验案实例]

例1. 刘某，男，76岁，退休，绍兴市卫生系统职工家属，2009年6月10日初诊。患者因肺癌晚期，并多处转移，在外埠辗转就医乏效而求治于常老。刻诊：患者神疲乏力，面色黧黄，剧烈咳嗽，呼吸偏促，偶有痰中带血，腹胀满，纳差，大便偏干，寐欠佳，形体消瘦，舌黯红，苔厚腻，脉细滑。既往有高血压、冠心病，已用药物控制。处方：黛蛤散（包）15g，炙麻黄10g，杏仁10g，川象贝各18g，炙百部30g，炒白术30g，生黄芪30g，绞股蓝30g，生晒参9g，鲜铁皮石斛10g，羊乳30g，原三七30g，紫丹参30g，生米仁60g，白英60g，半枝莲60g，蛇舌草60g，莪术30g，三叶青30g，半枝莲30g，全瓜蒌30g，苏藿梗各15g，川朴花30g，焦三仙各15g，炒鸡金15g，生甘草15g。上方加减服用半月，患者诸症明显减轻，两月后生活自理，继而巩固治疗数月，复查各项肿瘤指标恢复正常，病情稳定，自觉良好，几如常人。为防死灰复然，目前仍在继续维持巩固治疗中。

例2. 陈某，男，61岁，绍兴城郊农民。2010年10月30日初诊。患者肺癌拒绝手术，行化疗6次，白细胞、血小板下降，因日益消瘦而停。近日不慎外感，引发咽痒，咳嗽剧烈，咳剧时带少量血丝，自觉乏力，气促，舌黯红，苔薄，脉濡细滑带数。既往无其他疾病。处方：黛蛤散（包）30g，炙麻黄10g，射干10g，川象贝各8g，桑白皮30g，炙百部30g，板蓝根30g，苏藿梗各15g，蛇舌草60g，半枝莲60g，白英30g，粉重楼30g，原三七30g，冬瓜子30g，炒鸡金15g，生甘草18g。服上方2周后，咽痒、咳嗽、气促明显减轻，并无其他不适，舌黯红，苔薄，脉濡细滑。再予原方出入善后：黛蛤散（包）30g，炙百部30g，炙紫菀30g，苏子梗各15g，白英60g，半枝莲

60g，蛇六谷 18g，川象贝各 10g，桑白皮 30g，金荞麦 30g，生甘草 18g，羊乳 30g，原三七 15g，川朴花 30g，鲜铁皮石斛 10g，绞股蓝 30g。后以此加减，病情一直稳定续服半年。随访 2 半年，现已能下地劳动。

例 3. 马某，男，69 岁，退休工人，2010 年 3 月 25 日初诊。患者在某三甲医院确诊为肺癌，并伴淋巴结转移。刻诊：咳嗽气促，痰中带血，消瘦乏力，舌黯红夹兼瘀斑，苔薄黄根腻，脉滑数。既往有高血压。处方：黛蛤散（包）30g，光杏仁 10g，炙紫菀 30g，川象贝各 10g，桑白皮 30g，炙百部 30g，苏子梗各 15g，白毛藤 60g，半枝莲 60g，金荞麦 30g，仙鹤草 30g，原三七 30g，羊乳 30g，炒鸡金 15g，生甘草 15g。4 剂后复诊，咳嗽减少，咯血渐止，诸症好转。再以此方出入善后，诸症豁然。至 2011 年 04 月 08 日复诊，患者因饮食不慎，进食辛辣之物，再次咳血，量较前为多，并自觉口渴乏力，舌黯红夹兼瘀斑，苔薄黄根腻，脉滑数。乃予：黛蛤散（包）30g，光杏仁 10g，炙紫菀 30g，川象贝各 10g，桑白皮 30g，炙百部 30g，苏子梗各 15g，白毛藤 60g，蛇六谷 15g，金荞麦 30g，煅花蕊石 30g，仙鹤草 30g，白茅根 30g，原三七 30g，天麦冬各 30g，生甘草 15g。7 剂后血止而转危为安，继予加减善后 1 年余，至今随访，仍安，已生活自理。

[按语]

常老基础方中黛蛤散、川象贝止咳化痰；焦冬术、生晒参补肺气；鲜石斛、羊乳补肺阴；莪术、原三七、丹参活血散结；生薏苡仁、蛇舌草、白英、藤梨根、三叶青清热解毒抗癌；焦三仙、炒鸡金配焦冬术、茯苓体现常老"难病取中"之思想，起到顾护中焦，留存生机的作用。同时川象贝、炒鸡金兼有散结之用，焦冬术、生薏苡仁兼能健脾祛湿，生甘草调和诸药。诸药相合，正对治则，且有一药多用之妙。

例 1 患者病已晚期呈痰瘀互结、正虚毒盛之势，兼有多种老年性疾病，炙麻黄、杏仁、黛蛤散、川象贝、炙百部、全瓜蒌，宣降与化痰相结合以止咳平喘，并以瓜蒌仁通便，在此基础上再以白英、半枝莲、白花蛇舌草、莪术、三叶青、半枝莲、原三七、生米仁抗击癌毒，抑制肿瘤发展蔓延。同时以三七配合丹参活血通络，兼顾心脑。炒白术、生黄芪、绞股蓝、生晒参、鲜石斛、羊乳、苏藿梗、川朴花、焦三仙、炒鸡金、生甘草，随症选用，使益气养阴与祛湿消积相结合，从健运脾胃入手，达到化生正气的目的。

例 2 患者兼夹外感，但因外邪多已入里，重在咽痒咳嗽，新感与宿疾病位均在肺系，采用标本兼治之法，故于基础方中加平喘止咳之炙麻黄、炙百部，清咽利喉之射干、粉重楼、板蓝根，并用藿梗宣透表气，发散余邪。因辨证准确，药证相符，故外感获愈。后去散邪之藿梗，利咽之射干、粉重楼、板蓝根，增益气养阴之绞股蓝、羊乳、鲜石斛补虚抗癌收功。

例3患者伴发咯血。第一次较轻，故于止咳中加入一味仙鹤草并兼用原三七活血止血，4剂即安。后因饮食辛辣，再次诱发出血，且出血较多，故急以煅花蕊石、侧柏炭、仙鹤草、白茅根等凉血止血，配以清热止咳，减少动血之因，体现急则治标之旨，血止之后再予基础方调理而安。

第二节　胃癌临证心法

胃癌（gastric cancer）是发生于胃黏膜上皮组织的恶性肿瘤。目前认为其发病与饮食习惯、生活环境和幽门螺旋杆菌（HP）感染有关。中医归属于"噎膈"、"反胃"、"积聚"等范畴。

一、西医诊断要点

1. 症状体征
上腹痛，食欲减退，恶心呕吐，呕血黑便，消瘦乏力，腹泻或便秘，上腹部肿块，左锁骨上淋巴结肿大，腹水等。

2. 影像学检查
主要有气钡双重造影，充气或阳性造影剂CT检查，胃癌患者可有阳性发现。

3. 肿瘤标志物检查
常用的胃癌肿瘤标志物有癌胚抗原（CEA）、CA199、CA125、CA242、CA724、胚胎硫糖蛋白抗原（FSA）等。

4. 胃镜及超声胃镜
可直观地了解胃黏膜表面及癌变部位的情况，超声可探查胃壁及邻近器官，是胃癌诊断的重要手段。

5. 病理学检查
主要通过淋巴结活检或手术获得组织活检获得明确诊断。

二、中医诊治要点

消瘦乏力，恶心呕吐，呕血黑便，纳差，便溏或秘，面色萎黄，舌淡红或黯红，苔腻或剥或无苔，脉细滑。

[病机特点]

常老认为，胃癌的病机主要为脾胃虚弱、湿浊瘀毒互结、胃失和降三个方面。胃癌患者因长期饮食不节，幽门螺旋杆菌反复感染，兼病后又因手术切除、化疗影响等导致脾胃功能低下，纳运乏力，常表现为腹胀，纳食不馨，甚者毫无食欲，见食欲呕，形体消瘦，乏力懒言，面色萎黄。脾胃虚弱导致水湿不化，湿浊内蕴，影响血运，又致气血留滞，湿浊瘀血兼夹癌毒施虐，一方面使正气更虚，另一方面热毒炽盛，临床可见发热，腹胀痛，呕血，大便秘结或黑便，舌苔黄腻，脉滑数等症。上述正虚邪盛之势，又常导致胃失和降，出现心泛欲呕，食入即吐，或朝食暮吐，暮食朝吐等症。

[治则与路线目标]

针对以上病机，常老认为胃癌的治则应以和胃化湿、解毒散瘀、扶正抗癌为主。具体治疗上因疾病情况各有侧重：根治性手术后患者，治疗目标在于健运脾胃，促进气血生化，提高免疫力，预防复发，治疗当以健脾和胃为主，辅以祛邪及补益；带瘤生存患者，治疗目标在于抑制肿瘤生长，改善临床症状，治疗应在贯穿健脾和胃的基础上，扶正祛邪并施，正气强时侧重祛邪，正气弱时侧重扶正；晚期并发症丛生患者，治疗目标在于减轻痛苦，延长生命，治疗上强调急则治标，缓则治本，病情急迫如呕吐不能食、大出血、剧痛时，先予对症治疗，相对缓解期仍可健脾和胃、扶正祛邪并施。

[常氏基本方]

旋覆花，代赭石，焦冬术，生晒参，鲜石斛，莪术，原三七，生薏苡仁，猪茯苓，蛇舌草，白毛藤，藤梨根，三叶青，川朴花，炒鸡金，炙甘草。

[临床权变及运用加减]

不呕者去旋覆花、代赭石。呕重者加苏梗、姜半夏、姜竹茹、刀豆子等。正虚明显者减少清热解毒药，气虚明显则加黄芪、太子参、绞股蓝等；阴虚明显则加北沙参、麦冬、天冬等。癌毒盛而正气尚强者加半枝莲、半边莲、蛇六谷、蜈蚣、全蝎、干蟾皮等。伴腹水者加车前子、泽泻、白茅根等，量多者结合西医治疗。呕血者去莪术，加茜草根、仙鹤草、陈棕炭、侧柏炭等，量大者结合西医止血治疗。腹胀者加八月札、枳壳、大腹皮、台乌药等。胃痛者加玫瑰花、海螵蛸、瓦楞子、炒玄胡等。消谷善食者加左金丸。便溏者加地锦草、白头翁。湿重者减少养阴药，加苍术、藿香、佩兰、豆蔻等。大便闭结者予调胃承气汤通便。

[验案实例]

例1. 袁某，女，42岁，绍兴市某校教师，2008年2月28日初诊。患者因胃癌于半年前行胃大部切除术，术后化疗6次，来诊时患者感纳差乏力，口中干腻，月经偏少，带黄，面色黯黄，形体偏瘦，体重减轻5公斤，舌淡黯，苔薄黄腻而干，脉细滑带数。处方：苏藿梗各15g，川朴花30g，蒲公英30g，玫瑰花30g，海螵蛸30g，焦冬术30g，生晒参9g，鲜铁皮石斛10g，炒白芍30g，蛇舌草60g，藤梨根60g，三叶青15g，红豆杉6g，半枝莲30g，莪术30g，炒鸡金15g，生甘草15g。服上方半月，诸症改善，饮食量增，体力增强。后以此方加减善后调理，至今未见复发及转移情况，目前已恢复教学工作。

例2. 王某，男，73岁，退休工人，2010年10月25日初诊。胃癌术后，化疗4次，未能抑制肿瘤进展、扩散。刻诊：面色萎黄，倦怠乏力，饮食难进，呕吐频频，吐出胃内容物及酸水，形体消瘦，便少而干，舌黯红，少苔，脉细带数尺弱。处方：生地黄30g，生晒参30g，太子参60g，鲜铁皮石斛12g，藤梨根90g，蛇舌草60g，北沙参30g，莪白术各30g，刀豆子30g，旋覆花（包）10g，代赭石（杵）30g，川象贝各8g，川朴花30g，炒玄胡30g，郁李仁15g，炒鸡金20g。3剂后有所好转，精神转佳，稍能进食，乃予上方出入调理月余，诸症好转，已能进食半流质，舌起薄苔，脉转有力，续以基础方标本同治，对症加减调理。处方：旋覆花（包）10g，刀豆子30g，莪白术各30g，生晒参9g，鲜石斛10g，北沙参30g，原三七15g，炒玄胡30g，生薏苡仁60g，猪茯苓各30g，蛇舌草90g，虎杖根30g，藤梨根90g，川朴花30g，炒鸡金15g，炙甘草15g。至今已实现"带瘤生存"二年余。

例3. 许某，男，62岁，退休职工，2010年8月12日就诊。在杭州某三甲医院确诊为胃癌晚期，已无手术指征，遂行化疗4次，出现粒细胞减少而停化疗。刻诊，面色无华，消瘦乏力，胃痛纳钝，口干，舌黯红，苔薄黄腻，脉沉细弦带数。处方：鲜铁皮石斛10g，生晒参9g，黄连10g，吴茱萸5g，川朴花30g，玫瑰花30g，海螵蛸30g，八月札30g，蒲公英30g，生米仁60g，藤梨根90g，蛇舌草60g，三叶青30g，原三七30g，炒鸡金30g，炙甘草15g。治疗月余，粒细胞已正常，面色好转，纳食改善，故仍予前方加减调治，以实现带瘤生存，延年益寿之目标。

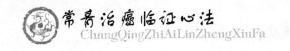

[按语]

常老基础方中旋覆花、代赭石降逆止呕；焦冬术、生晒参、鲜石斛补益脾胃之气阴；莪术、原三七活血散结；生薏苡仁、猪茯苓、蛇舌草、白毛藤、藤梨根、三叶青清热解毒抗癌；焦冬术、生薏苡仁、猪茯苓兼能健脾祛湿；川朴花、炒鸡金配焦冬术、茯苓健消结合，调和脾胃；炙甘草调和诸药。

例1 患者胃部手术，更叠经化疗，脾胃生化功能受挫，气血生化不足，故有乏力、消瘦、月经偏少、脉细。绍兴多湿，患者脾胃功能受损，运化水湿功能亦不足，内外合邪，湿浊内蕴，久之化热，故纳差，口腻，带黄，舌苔黄腻，脉滑。湿热内阻，津不上承而口干。土壅木郁而善太息。故治以运脾化湿，疏肝和胃，兼顾祛邪抗癌。方中苏藿梗、川朴花、蒲公英、玳玳花、海螵蛸、焦冬术健脾化湿；花类药物疏肝和胃；生晒参、鲜铁皮石斛合焦冬术顺脾胃之性，补益脾气胃阴；炒白芍柔肝疏肝；蛇舌草、藤梨根、三叶青、红豆杉、半枝莲、白英、莪术抗击癌毒，改变癌毒产生环境，抑制复发、转移；炒鸡金、炒二芽、生甘草健运脾胃，调和诸药。

例2 患者已是胃癌晚期，上消化道梗阻情况明显，水米难进，已显垂危之象。予益气养阴、和胃降逆、解毒抗癌方3剂调治，不料却收奇效，使患者病情渐入坦途。常老认为，初诊患者呕吐剧烈，不能止呕则诸法莫进。但呕吐起于梗阻，单纯降胃止呕，通道不畅，呕仍难止，必须同时抗癌消瘤，方期有效。但如此又势必再伤正气，还须兼顾补益。病机虽杂但治法井然。后以基础方随证加减调治善后，故获得带瘤长期生存之境。

例3 患者未手术而化疗，脾胃损伤，癌毒盘踞，呈现脾气胃阴亏虚而癌毒湿热盘踞中焦之势。此时单纯补气则助邪，单纯攻邪则脾胃不能耐受，必至正气衰竭而不治，故必须攻补兼施。以鲜铁皮石斛、生晒参、黄连、吴茱萸、川朴花、玳玳花、海螵蛸、八月札、蒲公英补脾健运、滋胃清热，又用生米仁、猪茯苓、藤梨根、蛇舌草、三叶青、半枝莲、原三七、炒玄胡大剂抗癌解毒，祛瘀化浊。正因常老对疾病中邪正对比的准确把握，方能药到病除，力挽狂澜。

第三节　大肠癌临证心法

大肠癌（carcinoma of large intestine）是发生于大肠黏膜上皮的恶性肿瘤，

包括结肠癌与直肠癌。目前认为其发病与进食高脂肪、低纤维饮食及霉变食物有关，或由大肠慢性疾病恶变而成。中医归属于"肠覃"、"癥瘕"、"积聚"、"肠风"、"脏毒"、"下痢"、"锁肛痔"等范畴。

一、西医诊断要点

1. 症状体征

早期无明显症状，病情发展后会出现发热，消瘦，乏力，贫血，排便习惯改变，里急后重，便血，肠梗阻，腹部肿块，锁骨上淋巴结肿大。低位直肠癌直肠指检可触及肿块等。晚期转移后出现转移部位症状，局部转移出现骶部疼痛；穿孔引起急性腹膜炎、腹部脓肿；肝转移出现肝肿大，肝区不适，黄疸，腹水；肺转移出现咳嗽咳痰，痰中带血或咯血，胸闷气促，胸水；脑转移出现头晕头痛，偏瘫，昏迷；骨转移出现骨痛等。

2. 影像学检查

主要有钡灌肠 X 线检查、B 超、CT 和 MRI 检查，可发现肿块及转移灶。

3. 肿瘤标志物检查

常用的胃癌肿瘤标志物有癌胚抗原（CEA）、CA199 等。

4. 纤维结肠镜

可观察到全部结直肠黏膜表面及癌变部位的情况，是大肠癌诊断的重要手段。

5. 病理学检查

主要通过直肠冲洗或擦刷找脱落细胞，浅表转移部位活检，纤维结肠镜或手术获得组织活检获得明确诊断。

二、中医诊治要点

消瘦乏力，腹痛，便秘或溏，或大便黏滞带恶臭，或黏液血便，或见黑便，或里急后重，纳差，面色萎黄，腹部有肿块，舌淡红或黯红，苔腻或剥或无苔，脉细滑。

[病机特点]

常老认为，大肠癌的病机主要为胃肠失于通降、湿浊瘀毒互结两个方面。中医认为，六腑"以通为用"，"以降为顺"，大肠为传导之官，更应保持通降，使糟粕顺利排泄。大肠癌患者正是因长期过食油腻，缺乏粗纤维，使糟粗滞留于肠道，久而久之，阻碍气机、水湿、血液的运行，再兼癌毒，则成湿浊瘀毒互结之势而成为癌。肠腑不得通降故有大便性状之改变；热毒迫血，或气虚失摄则有血便或黑便；肿块阻滞气血，不通则痛，故有腹痛；癌毒消耗精血，所以有消瘦乏力、面色萎黄等气血津液不足之表现。

[治则与路线目标]

针对以上病机，常老认为，大肠癌的治则应以和胃整肠、利湿行瘀、解毒抗癌为主。具体治疗上因疾病情况各有侧重：根治性手术后患者，治疗目标在于调整胃肠功能，增强正气，预防复发，治疗当以和胃整肠为主，辅以祛邪；带瘤生存患者，治疗目标在于抑制肿瘤生长，改善临床症状，治疗应在和胃整肠的基础上，积极祛邪治疗，正气明显亏虚时可适当扶正以耐攻伐；晚期并发症丛生患者，治疗目标在于减轻痛苦，延长生命，治疗上强调急则治标，缓则治本，病情急迫如发生昏迷、便血、剧痛、大量胸腹水时，先予对症治疗，相对缓解期仍以和胃整肠、扶正祛邪法治疗。

[常氏基本方]

焦冬术，川朴花，苏梗，八月札，白头翁，红藤，赤白芍，莪术，原三七，生薏苡仁，猪茯苓，蛇舌草，白毛藤，半枝莲，藤梨根，炒鸡金，炙甘草。

[临床权变及运用加减]

癌毒盛者加三叶青、猫人参、蛇六谷、蜈蚣等。伴腹水者加车前子、泽泻、白茅根等，量多者结合西医治疗。便血者去莪术、红藤，加茜草根、仙鹤草、白及片等，量大者结合西医止血治疗。肝转移者加柴胡、荷包草、垂盆草等。肺转移者加炙麻黄、射干、杏仁、川象贝等。脑转移者加天麻、菊花、钩藤、川芎等。骨转移者加骨碎补、补骨脂、炒玄胡等。腹胀者加广木香、枳壳、大腹皮、台乌药等。胃痛者加玳玳花、海螵蛸、蒲公英等。便溏者加地锦草、葛根。明显正虚者气虚加生晒参、绞股蓝等，阴虚加鲜石斛、北沙参等。

[验案实例]

例1. 凌某，女，78岁，绍兴城郊农民，2011年9月11日就诊。结肠癌未手术，并有肝转移，呈恶液质趋势。患者自觉消瘦乏力，腹满纳减，大便偏溏，舌黯红，苔薄腻，脉沉细弦。处方：莪白术各30g，川朴花30g，八月札30g，海螵蛸30g，山慈菇15g，虎杖根30g，猫人参90g，蛇舌草60g，半枝莲60g，生米仁60g，穿山甲9g，川楝子15g，荷包草30g，炒玄胡30g，炒鸡金20g，生甘草18g，生晒参9g。服后纳食增加，便渐成形，精神状态改善，后坚持中药治疗，至今一年余带瘤生存，生活自理。

例2. 莫某，男，58岁，上虞市梁湖镇农民，2010年8月26日就诊。结肠癌、胰腺癌手术后，自觉口苦纳钝，脘腹胀满，大便里急后重感，寐尚安，小便清，舌黯红，苔厚腻，脉濡滑。处方：苏藿梗各15g，广木香10g，大腹皮15g，生米仁60g，莪白术各15g，蛇舌草60g，藤梨根60g，虎杖根30g，赤白芍各30g，半枝莲60g，白头翁30g，地锦草30g，川象贝各10g，生甘草18g，炒鸡金30g，焦三仙各15g。上药服后，患者诸症霍然。三个月后常规复查，未见肿瘤进展。后以上方随症加减，进中药二年余至今带瘤生存。

例3. 宋某，男，45岁，绍兴市区工人，2011年8月12日初诊。直肠癌术后转移，曾化疗6次，因不能耐受而转常老处诊治。刻诊：患者自觉口干欲饮，纳少腹胀，便干寐劣，舌质干红，脉沉细尺弱。处方：川朴花30g，八月札30g，藤梨根90g，蛇舌草60g，三叶青30g，川楝子15g，炒玄胡30g，鲜铁皮石斛10g，生晒参9g，天花粉30g，合欢皮30g，夜交藤30g，柏子仁30g，炒鸡金24g，焦三仙各15g，炙甘草15g。患者服后口干减轻，大便通畅，腹胀消失，夜寐亦有改善，后坚持上方加减治疗半年，生活已能自理。复查指标均正常。

[按语]

常老基础方中焦冬术、川朴花、苏梗、八月札、炒鸡金健脾和胃；白头翁、红藤、赤白芍清热活血以整肠；莪术、原三七活血散结；生薏苡仁、猪茯苓、蛇舌草、白毛藤、藤梨根、半枝莲清热解毒抗癌；炙甘草调和诸药。

例1该患者已属晚期，失去手术机会，但从中医辨证来看，正气尚强，仍有望带瘤生存，但需和胃整肠与强力抗癌并举。故予白术、川朴花、八月札、海螵蛸、炒鸡金和胃整肠，配合山慈菇、虎杖根、猫人参、蛇舌草、半枝莲、生米仁、莪术、穿山甲重剂抗癌，以川楝子、荷包草、炒玄胡疏肝活血、利湿护肝，稍佐生晒参、生甘草，辅助正气，以耐强力抗邪。服后病情得以改善，已生存一年余且生活完全自理。

例2患者肿瘤属重症晚期，好在已经手术，但致癌内环境犹在，故治疗需和胃整肠与抗癌并重，方中以白术、苏藿梗、大腹皮、炒鸡金、焦三仙、白头翁、地锦草和胃整肠；莪术、蛇舌草、藤梨根、虎杖根、半枝莲、川贝、象贝清热解毒、祛痰散结以抗癌；另遵刘河间"调气则后重自除，行血则便脓自愈"之旨以广木香调气，以赤白芍行血，治疗里急后重之症。

例3患者直肠癌手术及化疗后，证见阴虚火旺之象。故用鲜铁皮石斛、生晒参、天花粉滋阴清热，用八月札、川楝子、川朴花、炒玄胡理气和胃以消胀，因已手术故仅用藤梨根、蛇舌草、三叶青解毒抗癌，合欢皮、夜交藤、

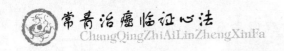

柏子仁助眠，同时柏子仁还有润肠通便作用，炒鸡金、焦三仙消食开胃。服后诸症显著好转，故守方调治而获带瘤生存，且能生活自理。

第四节　肝癌临证心法

原发性肝癌（primary liver cancer）是肝细胞或肝内胆管细胞发生的恶性肿瘤。目前认为其发病与感染肝炎病毒、饮食习惯、生活环境和黄曲霉毒素B$_1$摄入有关。中医归属于"肝积"、"癥瘕"、"积聚"、"鼓胀"、"痞气"、"黄疸"等范畴。

一、西医诊断要点

1. 症状体征
肝癌早期可无症状，中晚期出现肝区疼痛，纳呆，恶心，腹泻，消瘦，乏力和低热，同时伴有进行性肝肿大，肝脏质硬有结节，黄疸，腹水，脾肿大，下肢浮肿等。

2. 影像学检查
主要有超声、CT 和 MRI 检查，肝癌患者可见结节。

3. 肿瘤标志物检查
常用的胃癌肿瘤标志物有甲胎蛋白（AFP）、岩藻糖苷酶（AFU）等。

4. 细胞病理学检查
主要通过腹水脱落细胞、肝穿刺、转移灶穿刺或手术获得组织活检获得明确诊断。

二、中医诊治要点

发热，消瘦乏力，恶心纳差，腹胀便溏，或抑郁善太息或暴躁易发怒，右上腹部不适，黄疸，舌黯红，常见瘀斑，舌下静脉曲张，苔黄腻或无苔，脉细弦。

[病机特点]
常老认为，原发性肝癌的病机主要为肝失疏泄、瘀毒炽盛、阴血亏虚三

个方面。肝脏最主要的功能在疏泄，最大的致病之机便在疏泄失常，无论疏泄不足导致气郁，郁而化火，还是疏泄太过，导致肝阳上亢，肝火上炎，都会耗伤肝之阴血。又因肝为藏血之脏，气机的紊乱，必然引起血运的异常，形成瘀血。同时肝火的煎灼，也会加重血瘀形成。如此渐成气滞血瘀之势，外加致癌之热毒，日久天长，渐积渐重，形成癌肿。肝气郁滞故抑郁善太息，郁而化火则暴躁易发怒，疏泄不及则胆汁不能正常排泄而为黄疸，气滞于肝则右上腹部不适，肝旺克脾则恶心纳差、腹胀便溏，血瘀则有疼痛、舌下静脉曲张，发热或为湿热熏蒸或为阴虚生热，阴血不足则消瘦乏力。

[治则与路线目标]

针对以上病机，常老认为，原发性肝癌的治则应以疏肝健脾、解毒散瘀、扶正抗癌为主。具体治疗上因疾病情况各有侧重：根治性手术后患者，治疗目标在于调整阴阳，提高免疫力，预防复发，治疗当以疏肝健脾为主，辅以祛邪及补益；带瘤生存患者，治疗目标在于抑制肿瘤生长，改善临床症状，治疗应在贯穿疏肝健脾的基础上，扶正祛邪并施，阴血亏虚不甚时侧重祛邪，阴血亏虚明显时侧重滋阴养血；晚期并发症丛生患者，治疗目标在于减轻痛苦，延长生命，治疗上强调急则治标，缓则治本，病情急迫如出现大量腹水、大出血、剧痛时，先予对症治疗，相对缓解期仍可疏肝健脾，扶正祛邪并施。

[常氏基本方]

柴胡，八月札，焦冬术，鲜石斛，茵陈，荷包草，垂盆草，莪术，原三七，丹参，生薏苡仁，猪茯苓，蛇舌草，猫人参，半枝莲，虎杖根，川朴花，炒鸡金，炙甘草。

[临床权变及运用加减]

正虚明显者减少清热解毒药，血虚明显则加当归、白芍、枸杞等；阴虚明显则加生地、麦冬、玉竹等。癌毒盛而正气尚强者加三叶青、半边莲、龙葵等。伴腹水者加车前子、泽泻、白茅根等，量多者结合西医治疗。呕恶者加苏梗、姜半夏、姜竹茹、旋覆花等。胃痛者加玳玳花、海螵蛸、瓦楞子、炒玄胡等。腹胀者加川楝子、枳壳、大腹皮、台乌药等。呕血者去莪术、丹参，加茜草根、仙鹤草、白及片、血余炭等，量大者结合西医止血治疗。便溏者加地锦草、白头翁。大便闭结者予调胃承气汤通便。

[验案实例]

例1. 王某，男，62岁，诸暨枫桥镇农民，2009年9月12日来诊。患者在上海某三甲医院住院诊断为肝癌晚期，因已非手术适宜，求治于常老。刻诊：患者面色苍黄，乏力纳差，口干口苦，小便量少，大便溏薄，形体消瘦而肚腹胀大，肝脏肋下三指，压痛（+），舌黯红，苔黄腻而干，舌下静脉曲张，脉滑数。B超示肝内肿块8cm×11cm，中等量腹水。处方：焦冬术60g，生晒参60g，西枫斗30g，垂盆草30g，荷包草30g，大腹皮30g，平地木30g，车前子30g，蛇舌草60g，猫人参90g，三叶青30g，红豆杉6g，半边莲、半枝莲各30g，原三七30g，白头翁30g，炒鸡金18g，生甘草15g。患者服上方15剂后，日趋好转，尤其是纳食转旺，体力增强，体重增加，面色转润，原方再服1月，大便爽畅而腹水消失，已能生活自理，复查各项肿瘤指标均在正常范围，至今已获带瘤生存三年多的良好效果。

例2. 杜某，男，61岁，病退职工，2010年7月18日就诊。肝癌插管治疗后10余年，长期处在肝硬化、门脉高压、脾肿大状态。近日饮食不节，造成门静脉破裂出血，便下色黑，呕吐咖啡色样物，伴血块。经查肝酶升高，白蛋白偏低，B超提示有中等量腹水。自觉极度乏力，明显消瘦，面色萎黄，脘痞纳差，肝区胀满不适，腹膨大，便溏而色黑，双下肢呈凹陷性水肿，舌黯红，质干而少苔，舌下静脉曲张，脉沉细弦带数而尺弱。处方：原三七30g，白及片30g，茜草根30g，仙鹤草30g，鲜铁皮石斛10g，炒白术30g，生甘草15g，生晒参9g，蛇舌草60g，猫人参90g，龙葵30g，半边莲、半枝莲各30g，苏梗15g，八月札30g，大腹皮30g，车前子（包）30g，金钱草30g，垂盆草30g，炒鸡金24g，白茅根30g，海螵蛸30g，败酱草30g。两剂后血止，守方服至1周，已无黑便，大便OB阴性，进食半流质，精神好转，及去白及片、茜草根，加川朴花30g，猪茯苓各30g，再服1周，病情大有好转，后以此方随症加减调理善后，至今继续中医治疗，带瘤生存。

例3. 陈某，男，70岁，绍兴灵芝镇农民，2011年7月18日就诊。患者经上海某三甲医院住院检查，确诊为肝癌，但已无手术指征，劝其回绍兴保守治疗。刻诊：患者肝区胀闷隐痛，纳食不馨，常默默垂头不语，腹膨隆，全身轻度黄染。舌下静脉曲张，舌黯红苔薄腻，脉弦。处方：柴胡10g，八月札30g，茵陈30g，荷包草30g，蛇舌草60g，猫人参90g，半枝莲60g，莪白术各30g，龙葵30g，虎杖根30g，原三七30g，炒玄胡30g，鲜铁皮石斛10g，垂盆草30g，炒鸡金15g，生甘草18g。服药半月后，诸症有所好转，乃予原方去鲜铁皮石斛，加川朴花30g，生晒参9g，绞股蓝30g，天麦冬各30g。嘱其长服。现患者"带瘤生存"，目前病情稳定。

[按语]

常老基础方中柴胡、八月札、川朴花疏肝和胃；焦冬术、鲜石斛健脾益阴；茵陈、荷包草、垂盆草保肝利胆、祛湿退黄；莪术、原三七、丹参活血散结；生薏苡仁、猪茯苓、蛇舌草、猫人参、半枝莲、虎杖根清热解毒抗癌；焦冬术、生薏苡仁、茯苓兼能健脾祛湿益气；炒鸡金配焦冬术、茯苓健消结合，调和脾胃；炙甘草调和诸药。

例1　常老认为患者病属晚期，正气将竭，邪焰炽盛，只能以其"难病取中"之理论，先从保养胃气入手，投标本兼治之法，在扶正的基础上积极祛邪。故予重剂焦冬术、生晒参、西枫斗补益脾气胃阴，保养中焦生机，配以垂盆草、荷包草、大腹皮、平地木、车前子退黄保肝利水，在此基础上再以白花蛇舌草、猫人参、三叶青、红豆杉、半边莲、原三七抗击癌毒，抑制肿瘤发展蔓延。白头翁清湿热而止泻，炒鸡金开胃消食，改善饮食情况，生甘草调和诸药。服后病情好转，转而以基础方调治，实现"带瘤生存"。

例2　患者肝癌，虽经治而长期稳定，但长期的门脉高压导致胃底食管静脉曲张，脾肿大，凝血功能受损。此次因饮食不慎出现胃底食管静脉破裂出血，未引起大出血休克，已是万幸。常老认为，该患者止血虽为当前之首务，而从中医角度分析该患者因长期胃底食管静脉曲张，饮食不慎引起出血，为瘀血出血和气虚出血之混合情况，同时癌为热毒之性，此次虽非血热妄行，但在已出血的情况下，热毒的煽动可能会加剧出血，所以止血同时治癌亦不容忽视，必须标本同治。同时需守"止血不留瘀"之古训。中以原三七、白及片、茜草根、仙鹤草止血活血，鲜铁皮石斛、炒白术、生甘草、生晒参益气养阴扶正，蛇舌草、猫人参、龙葵、半边莲、半枝莲抗癌祛湿并行。配以苏梗、八月札、大腹皮、海螵蛸、炒鸡金理气和胃，车前子、金钱草、垂盆草、白茅根保肝利水退黄，可谓思虑全面而重点突出，故服上方后患者血即止而身渐强，病情得到控制。

例3　患者肝癌发现已是晚期，伴腹部转移，癌性腹水，已无手术希望。观其病机在于肝郁脾虚，水湿不归正化，停留腹中，瘀毒阻于肝脏，耗伤精血，故予疏肝健脾、清利湿热、化瘀抗癌治疗。方中柴胡、八月札、白术、鲜铁皮石斛、炒鸡金疏肝健脾和胃，茵陈、荷包草、垂盆草护肝利湿退黄，蛇舌草、猫人参、半枝莲、莪术、龙葵、虎杖根、原三七、炒玄胡活血清热、解毒散结以抗癌，生甘草调和诸药。服药后气机得舒，邪退正复，中焦纳运改善，故增以补益之药，提升免疫功能，抑制肿瘤蔓延，改善全身情况，以实现长期带瘤生存。

第五节　乳腺癌临证心法

乳腺癌（breast cancer）是发生在乳腺上皮组织的恶性肿瘤。目前认为其发病与家族遗传、月经初潮早、高龄初产、未经产、闭经晚、电离辐射、乳腺囊性增生、避孕药使用和营养状态等有关。中医归属于"乳岩"等范畴。

一、西医诊断要点

1. 症状体征

乳腺癌早期为无痛性肿块，以外上象限居多，质较硬，边界不清，表面不光滑，移动性差，继而可出现酒窝征，皮肤橘皮样改变，皮肤卫星结节，皮肤溃烂，炎症样改变，乳头回缩，溢液和湿疹样变，局部淋巴结肿大并浸润胸肌乃至胸壁，晚期可转移至肺、肝、脑、骨、胸膜和肾上腺等。

2. 影像学检查

主要有超声、钼靶和 MRI 检查，可观察乳腺癌肿块形状、边缘特征、密度、大小、钙化点、导管改变及淋巴结情况。

3. 肿瘤标志物检查

乳腺癌缺乏特异性肿瘤标志物，常用的相关肿瘤标志物有癌胚抗原（CEA）、CA15 – 3、CA242 等。

4. 细胞病理学检查

主要通过乳腺结节穿刺、转移灶穿刺或手术获得组织活检获得明确诊断。

二、中医诊治要点

乳房有肿块，甚者红肿、溃烂，情绪抑郁，善太息，或暴躁易发怒，月经不调或经前乳房胀痛，舌淡红，苔少或薄腻，脉细弦。

[病机特点]

常老认为，乳腺与经络相连，与肝胃关系密切。对于乳腺癌而言，与肝之疏泄功能异常息息相关，其病机主要为肝失疏泄、浊瘀内阻。肝脏最主要的功能在疏泄，最大的致病之机便在疏泄失常，肝之疏泄不及，就会导致乳腺气血运行不畅，乳汁不归正化，使气、血、痰、乳郁于乳腺而成病理产物，郁久酿生癌毒，形成肿瘤。癌毒炽盛则有红肿、溃烂之变。肝气郁滞故情绪抑郁善太息，物极必反，郁之太过必引起肝气上逆，而出现暴躁易发怒。肝气的疏泄又会影响月经的正常来潮，肝气不舒，故月经不调或经前乳房胀痛。

[治则与路线目标]

针对以上病机，常老认为，乳腺癌的治则主要为疏肝健脾、行瘀散结、解毒抗癌三个方面。具体治疗上因疾病情况各有侧重：根治性手术后患者，治疗目标在于平调阴阳，提高免疫力，预防复发，治疗当以疏肝健脾为主，辅以行瘀散结抗癌；带瘤生存患者，治疗目标在于抑制肿瘤生长，改善临床症状，治疗应疏肝健脾与行瘀散结抗癌并行，标本兼顾；晚期并发症丛生患者，治疗目标在于减轻痛苦，延长生命，治疗上强调急则治标，缓则治本，病情急迫如出现大量胸腹水、剧痛时，先予对症治疗，相对缓解期仍可疏肝健脾、行瘀散结抗癌并施。

[常氏基本方]

柴胡，八月札，焦冬术，川象贝，莪术，原三七，生薏苡仁，猪茯苓，蛇舌草，猫爪草，山慈菇，白英，川朴花，炒鸡金，炙甘草。

[临床权变及运用加减]

气虚明显者加生晒参、绞股蓝、黄芪等。血虚明显者加当归、白芍、熟地等。阴虚明显者加生地、麦冬、鲜石斛等。癌毒盛而正气尚强者加三叶青、藤梨根、半枝莲等。伴胸、腹水者加白芥子、车前子、泽泻、白茅根等，量多者结合西医治疗。呕恶者加苏梗、姜半夏、姜竹茹、旋覆花等。胃痛者加玳玳花、海螵蛸、瓦楞子、炒玄胡等。出现黄疸者加金钱草、垂盆草、茵陈、荷包草等。疼痛明显者加炒玄胡、蜈蚣、全蝎、鸡矢藤等，重者结合西医三阶梯止痛治疗。便溏者加地锦草、白头翁。大便闭结者予调胃承气汤通便。

[验案实例]

例1. 奕某，女，43岁，绍兴孙端农民，2010年8月26日来诊。乳腺癌术后一年余，未经化疗，要求中药调治。刻诊：自觉神倦乏力，腰酸，便溏，舌淡、苔薄，脉沉细滑。处方：柴胡10g，八月札30g，生米仁60g，猫爪草30g，藤梨根90g，原三七10g，紫丹参30g，川牛膝、怀牛膝各30g，金狗脊30g，川朴花30g，炒川断30g，炒杜仲30g，生甘草15g。服上方半月后，诸症明显好转，再予加减调理1个月，乏力、腰酸、便溏诸恙皆瘥，后以基本方随症加减维持治疗，至今病情稳定，生活自理。

例2. 冯某，女，51岁，个体经营户，2009年6月3日就诊。乳腺癌术后，化疗多次，经中药辨证治疗，已稳定近4年，但因近日忙于家事，过度劳累，更兼湿热外感，导致热郁湿滞，喉痹，干咳，目红，便溏而黏，舌黯红，苔薄黄腻，脉滑数。处方：炙麻黄10g，泡射干10g，金荞麦60g，安南子4g，土牛膝30g，板蓝根30g，川贝10g，苏梗15g，藤梨根60g，虎杖根30g，三叶青30g，白毛藤60g，忍冬藤30g，绵茵陈30g，鲜铁皮10g，生晒参9g，生甘草15g。并嘱注意休息，勿过劳累，饮食清淡。服上药后外感速瘥，正气渐复，病入坦途。乃予原法调治巩固善后，至今正常上班。

例3. 李某，女，48岁，绍兴市区家庭主妇，2011年9月11日就诊。乳腺癌术后化疗，并有淋巴结转移。刻诊：自觉头重纳呆，脘腹痞满，舌黯红，苔白腻，脉濡滑。处方：苏藿梗各15g，生白术30g，八月札30g，川朴花30g，玳玳花30g，海螵蛸30g，瓦楞子30g，炒鸡金15g，生甘草15g，蛇舌草60g，半枝莲60g，藤梨根60g，白毛藤60g，蜈蚣4条，明天麻9g，生晒参9g。并嘱患者饮食清淡，另以米仁煮粥代早餐。经调治月余而诸恙悉平，其后再予随症加减，善后巩固一年余，复查一切正常。

[按语]

常老基本方中柴胡、八月札、焦冬术、川朴花疏肝健脾；莪术、原三七、川象贝活血散结；生薏苡仁、猪茯苓、蛇舌草、猫爪草、山慈菇、白英清热解毒抗癌；焦冬术、生薏苡仁、茯苓兼能健脾祛湿益气；炒鸡金配焦冬术、茯苓健消结合，调和脾胃；炙甘草调和诸药。

例1常老认为乳房与肝经、胃经关系密切，乳腺癌术后的治疗当从肝、脾入手。但患者又有腰酸不适，脉沉，故综合辨证为脾肾两虚，所以在疏肝健脾的基础上辅以益肾壮腰。方中柴胡、八月札、川朴花、生米仁疏肝健脾，金狗脊、炒川断、炒杜仲、牛膝补肾壮腰。同时肿瘤患者又不同于一般疾病，即使已经手术切除病灶，但形成肿瘤的内环境仍在，故趁此正气旺盛之时，仍需积极抗癌，预防复发，方中藤梨根、原三七、丹参、贝母、米仁清热解毒、利湿祛瘀以抗癌，生甘草调和诸药。药证相符，服后取效。

例2患者正气本虚，自当静养，但其生性好强，疾病好转便急于操持家业，致使过劳耗伤正气，给外邪有可乘之机，出现外感合并痼疾之病情。一般情况，此种病情当先治新感，后调痼疾，但常老认为，肿瘤不同于一般痼疾，新感很可能给肿瘤伏邪打开复出之门，导致不可预料之后果，故必须标本兼治，方为万全。所以在处方中治外感之药与抗癌扶正之药并行而标本同顾。故患者经服方治疗半月，病症即显著好转。

例3患者刻诊证属肿瘤之体兼有湿阻中焦证。湿阻中焦而表现为纳呆脘痞、苔腻脉滑，湿浊上蒙清窍故头重。故治当健脾除湿，药用炒白术、川朴花、玳玳花、苏藿梗、米仁；兼以疏肝，药用苏梗、八月札；因有头重，故加用天麻；同时予蛇舌草、半枝莲、藤梨根、白毛藤、蜈蚣抗癌为本，生白术、生晒参共补气阴又互制不足。湿邪本性缠绵难除，又逢正虚肿瘤之人，故调治甚难，常老宗"绍派伤寒"之意，善长化湿运中，经治月余而安。

第六节　宫颈癌临证心法

宫颈癌（cervical cancer）是来自宫颈上皮的恶性肿瘤，为发病率最高的女性恶性肿瘤。目前认为其发病与初次性交过早、性伴侣和孕产次数过多、宫颈糜烂及阴道病毒（主要为人乳头状病毒）感染等有关。中医归属于"崩漏"、"五色带下"、"癥瘕"等范畴。

一、西医诊断要点

1. 症状体征

阴道出血，黄白带下或带血丝，尿频，尿痛，脓血尿，便秘，便血，下腹部、腰骶部或坐骨神经痛，晚期出现腹股沟淋巴结肿大和会阴部肿块。

2. 影像学检查

静脉肾盂造影、CT 和 MRI，可了解宫颈及转移情况。

3. 内窥镜检查

阴道镜、膀胱镜、直肠或结肠镜等可直接观察宫颈癌形态。

4. 实验室检查

宫颈癌的肿瘤标志物主要有血清总唾液酸（TSA）、乳酸脱氢酶（LDH）、鳞状细胞癌抗原（SCC）、癌胚抗原（CEA）、肿瘤相关的胰蛋白酶抑制剂（TATI）等；HPV – DNA 检查。

5. 细胞病理学检查

宫颈刮片、宫颈活检和宫颈管刮取术及术中组织活检可明确诊断。

二、中医诊治要点

经期延长，经量增多或绝经后不规则阴道出血，带下白色或血性，稀薄如水样或如米泔状，有腥臭排液，甚则大量米汤样或脓性恶臭白带，舌暗红或有裂纹，苔腻，脉弦滑或弦细滑带数。

[病机特点]

常老认为，宫颈癌的病机主要为肝郁血瘀、浊热毒结、正气虚亏三个方面。宫颈癌患者多素体肝郁不舒，气滞血瘀，浊热毒邪蕴结下焦，久之遂生癌变。下焦热毒浊瘀互结，故有阴道出血，黄白带下或带血丝，伴有恶臭，尿频，尿痛，脓血尿，便秘，便血，舌苔黄腻，脉弦滑等；瘀结于下，阻滞经络，不通则痛，故有下腹部、腰骶部或坐骨神经痛；正气亏虚故面色黯淡，消瘦乏力口渴，舌淡少苔或舌红干有裂纹，脉弱或细数。

[治则与路线目标]

针对以上病机，常老认为，宫颈癌的治则应以疏肝行瘀、清热化浊、解毒散结、扶正抗癌为主。具体治疗上因疾病情况各有侧重：根治性手术后患者，治疗目标在于扶助正气，提高免疫力，预防复发，治疗当以扶正为主，辅以祛邪；带瘤生存患者，治疗目标在于抑制肿瘤生长，改善临床症状，治疗应标本兼治，扶正祛邪并施以治本，正气强时侧重祛邪，正气弱时侧重扶正，对症治疗以治标；晚期并发症丛生患者，治疗目标在于减轻痛苦，延长生命，治疗上强调急则治标，缓则治本，病情急迫时，如发生大出血、剧痛、尿闭之时，应先予对症治疗，待进入相对缓解期仍可扶正祛邪并施。

[常氏基本方]

柴胡，八月札，焦冬术，猪苓，茯苓，莪术，原三七，赤芍，白花蛇舌草，山慈菇，藤梨根，半枝莲，仙鹤草，小蓟炭，生晒参，石斛，焦三仙，炒鸡金，生甘草。

[临床权变及运用加减]

肝之阴血虚亏者，可酌加白芍、生地、玄参、天花粉等滋养阴血之品；肝气郁结较甚者，可酌投佛手、川楝子、香附疏肝解郁；湿浊较重者，可酌加生米仁、土茯苓、车前子渗利湿浊；瘀血凝滞为甚者，可酌投虎杖、茜草根等加强活血散瘀；阴道出血多者，可酌加陈棕炭、侧柏炭、白及片、花蕊石等，量大者结合西医止血治疗；癌毒盛而正气尚强者，可酌投半边莲、蛇六谷、干蟾皮、红豆杉、三叶青、墓头回等强力抗癌药物；癌痛明显者，可酌加全蝎、蜈蚣等通络散结止痛之品；正虚明显者，可酌加黄芪、绞股蓝、北沙参、麦冬、天冬等益气养阴；伴有胃病者，可酌投苏梗、川朴花、玳玳花、海螵蛸、瓦楞子等。

[验案实例]

例1. 沈某，女，45岁，服装店店主，2011年12月5日初诊。患者于半年前行宫颈癌术后放疗、化疗各1次，现潮热阵发，白细胞偏低，大便干结，口干多饮，寐劣多梦，舌红干有裂纹，苔黄腻，脉沉细带弦。处方：地骨皮30g，青蒿20g，黄芩30g，知母15g，银柴胡10g，炙鳖甲24g（先煎），石斛12g，生米仁60g，蛇舌草60g，半枝莲60g，柏子仁30g，郁李仁15g，淮小麦30g，炒鸡金15g，生甘草15g。服药1周后，潮热、口干减，大便较畅，夜寐转安。续服上方加减调理，随访1年余，上述诸症均瘥，多次复查肿瘤指标及血常规均在正常范围内，已恢复正常工作年余。

例2. 陈某，女，28岁，城区职工，2008年8月初诊。患者宫颈癌术后，因呈严重恶液质状态，且不耐化疗，慕名求诊于常老。初诊时患者极度消瘦，奄奄一息，面色黧黄，水米难进，腹胀便溏，月经停潮，舌淡黯，苔厚腻，脉沉滑而数。处方：苏梗15g，藿香15g，白术60g，薏苡仁60g，茯苓30g，焦三仙各15g，八月札18g，白芍30g，三七30g，藤梨根60g，半枝莲30g，白花蛇舌草60g，生甘草15g。服药1周后，纳食转佳，二便渐调，继续调理数月，精神状态明显好转，能自行前来复诊。随后患者坚持服用中药，继续调理3年，现体重已增加15kg，且有正常月经来潮，期间多次复查肿瘤指标均在正常范围，至今自觉已无其他任何不适，并已重返工作岗位达1年余，符合临床治愈。

[按语]

常老基本方中以柴胡、八月札疏解郁结之肝气，焦冬术、茯苓、猪苓健脾和胃、渗利湿浊，赤芍、原三七、莪术活血化瘀、消癥散积，山慈菇、半枝莲、白花蛇舌草、白毛藤、藤梨根清热解毒、化痰散结、抗癌消肿，仙鹤草、小蓟炭补虚凉血止血，生晒参、石斛补益气阴，焦三仙、炒鸡金消食化积，甘草调和诸药、补益正气。全方扶正祛邪、燮理阴阳、消瘤解毒而标本同治。

例1患者叠经手术、化疗、放疗后，呈现阴虚火旺之势，常老治以青蒿鳖甲汤加减，全方标本同治，扶正抗癌，兼顾胃气，方中以地骨皮、青蒿、黄芩、知母、银柴胡、炙鳖甲、石斛清热养阴，加生米仁、蛇舌草、半枝莲运脾化浊、利湿解毒，并以柏子仁、郁李仁、淮小麦通便安神，炒鸡金消食和胃，生甘草调和诸药。

例2患者属正虚邪盛而病机错杂，常老认为先宜"难病取中"，以固护后天为核心，兼以疏肝养血、化浊散瘀、扶正抗癌。方中苏梗、藿香、茯苓运中化浊，重用白术、薏苡仁健脾开胃、保护胃气，焦三仙消食化积，八月札疏肝抗癌，白芍养肝柔肝，三七活血散瘀，藤梨根、半枝莲、蛇舌草清热解毒抗癌，生甘草调和诸药、补益正气。服药1周后，纳食转佳，二便渐调，乃胃气来复，病有挽救之机，故仍守原法，遵循"存人为先，缓消瘤肿"之旨，并巧施常老擅长"绍派伤寒"化湿运中的方药。在扶正振中的同时巧兼祛邪，随证加减消瘤散结抗癌之品，通过坚持中药调理而得以临床治愈。

第七节　鼻咽癌临证心法

鼻咽癌（nasopharyngeal carcinoma）是由被覆鼻咽腔表面的上皮或鼻咽隐窝上皮发生的上皮性恶性肿瘤。目前认为其发病与遗传、EB病毒感染、环境等因素有关。中医归属于"鼻渊"、"控脑砂"、"耳鸣证"、"上石疽"、"失荣"等范畴。

一、西医诊断要点

1. 症状体征
鼻出血，鼻塞流涕，耳聋耳鸣，头晕头痛，可兼见颈部淋巴结肿大、口眼歪斜、口干、发热等，晚期可出现颅神经损害、淋巴结转移及骨、肺、肝等转移的相应症状。

2. 影像学检查
主要有CT、MRI及PET-CT，可发现肿瘤并明确肿瘤向鼻咽腔内和腔外生长的范围，观察与邻近组织的解剖关系及转移情况。

3. 鼻咽镜及鼻咽纤维镜检查
可直接观察鼻咽各壁的结构，明确肿瘤形态及浸润范围。

4. 实验室检查
鼻咽癌无特异性肿瘤标志物，目前EB病毒壳抗原抗体IgA（VCA-IgA）、EB病毒早期抗原抗体IgA（EB-IgA）、EB病毒DNA酶中和率（ED-

Ab）等可作为诊断的辅助指标。

5. 病理学检查

主要通过转移淋巴结活检、肿瘤组织活检获得明确诊断。

二、中医诊治要点

鼻衄，鼻塞流脓血涕，耳聋耳鸣，眩晕头痛，瘰疬累累，发热口渴，面色潮红，舌红或黯红，少苔，脉细数，重按乏力或尺脉无力。

[病机特点]

常老认为，鼻咽部属于肺、胃二脏所辖，结合鼻咽癌主要表现，其病机主要为气阴亏虚、热毒炽盛。鼻咽癌患者肺胃亏虚，卫外不固，火热外邪内侵，积于鼻咽部，煎血成瘀，炼液为痰，痰瘀热毒互结而形成肿瘤。同时鼻咽癌现代医学治疗除手术外即是放疗，常致气阴更亏，火毒愈盛。肺胃气阴亏虚，阴虚火旺，故发热口渴，面色潮红；金水同源，肺母病及子，肺损及肾，肾阴不足故耳聋耳鸣；精髓不足，脑髓失养，故有眩晕；火热上炎致头痛、舌红；热毒迫血妄行故有鼻衄；痰瘀热互结故鼻塞流脓血涕；阴虚火旺故少苔，脉细数而乏力。

[治则与路线目标]

针对以上病机，常老认为，鼻咽癌的治则应以养阴益气、解毒抗癌为主。具体治疗上因疾病情况各有侧重：根治性手术后患者，治疗目标在于平调阴阳，改善人体免疫力，预防复发，治疗当以养阴益气为主，辅以解毒抗癌；带瘤生存患者，治疗目标在于抑制肿瘤生长，改善临床症状，治疗应标本兼治，养阴益气与解毒抗癌并施，视正气强弱，有所侧重；以上两类患者，如接受放疗则尤须强调养阴清热；晚期并发症丛生患者，治疗目标在于减轻痛苦，延长生命，治疗上强调急则治标，缓则治本，病情急迫如出现剧痛、大出血时，先予对症治疗，相对缓解期仍可扶正祛邪并施。

[常氏基本方]

地骨皮，鲜石斛，生地黄，玄参，麦冬，生晒参，天花粉，葛根，赤白芍，生薏苡仁，蛇舌草，白英，藤梨根，三叶青，生甘草。

[临床权变及运用加减]

鼻衄者去赤白芍，加原三七、茜草根、仙鹤草、陈棕炭、侧柏炭等，量大者结合西医止血治疗。鼻塞者加辛夷，见脓涕者加苍耳子、白芷、鹅不食草等。耳聋耳鸣者加灵磁石、熟地、山萸肉、蝉衣等。眩晕者加熟地、川芎、天麻、钩藤等。疼痛者加炒玄胡、蜈蚣、全蝎、鸡矢藤等。正虚明显者减少清热解毒药，气虚明显则加黄芪、绞股蓝等；阴虚重则加北沙参、山海螺、天冬、知母等。癌毒盛而正气尚强者加半枝莲、半边莲、猫人参、粉重楼等。大便闭结者配合调胃承气汤通便。

[验案实例]

例1. 李某，女，38岁，绍兴市区职工，2011年5月20日就诊。患者确诊鼻咽癌半年，术后不能耐受现代医学放射治疗，遂放弃西医治疗，转请常老中药治疗。刻诊：时时潮热，口干咽燥，口腔溃疡，夜寐不佳，大便偏干，小便黄，面色潮红，形体消瘦，舌黯红微裂，脉细弦。处方：生地黄30g，鲜铁皮石斛10g，地骨皮30g，生晒参9g，藤梨根60g，白毛藤30g，半枝莲60g，蛇舌草60g，生米仁60g，粉葛根30g，生甘草15g，淡竹叶15g。上方服用一周即觉口渴咽燥、口腔溃疡好转，乃加减续服月余，诸恙悉除。为巩固疗效，预防肿瘤复发，仍维持治疗，至今健在，并能参加轻便工作。

例2. 沈某，男，45岁，绍兴东浦镇人，2012年2月11日就诊。鼻咽癌，虽经手术及放疗，仍出现淋巴结转移。刻诊：患者鼻塞，伴黄脓涕，口干咽燥而痛，颈部瘰疬两颗，边界不清，质硬无痛，推之不动，大便偏干，小便黄，舌红而干，脉细数。处方：鲜铁皮石斛10g，天门冬30g，天花粉30g，粉葛根30g，蛇舌草60g，白英60g，猫人参90g，三叶青30g，粉重楼30g，川蜈蚣4条，川象贝各10g，蒲公英30g，莪术30g，川芎15g，赤芍药30g，炒玄胡30g，蝉衣15g，金荞麦30g，苍耳子10g，辛夷15g，炒鸡金15g，生甘草15g。上方加减服用半月，鼻觉通畅，黄脓涕减少，咽干痛缓解，大便较前顺畅，继服月余诸恙好转，肿大淋巴结消退。现仍随症加减坚持治疗，病情稳定，生活自理。

[按语]

常老基本方中地骨皮、鲜石斛、生地黄、玄参、麦冬、天花粉、葛根、生晒参养阴益气兼清虚热；赤白芍凉血散瘀；蛇舌草、白英、藤梨根、三叶青清热解毒抗癌；生薏苡仁健脾利湿，兼有抗癌作用；生甘草调和诸药。

例1患者鼻咽癌，再经放疗，因放射线属火热之性，故阴虚火旺之证明显，以致患者自觉难以坚持完成放疗周期，求诊于常老。常老认为患者一切症状皆因阴虚火旺兼夹癌毒而起，治宜滋阴清热解毒，故以大剂生地黄、鲜铁皮石斛、地骨皮滋阴清热，因鼻咽位在上焦，配用葛根，滋阴之外更有提升津液至病所之效；重用藤梨根、白毛藤、半枝莲、蛇舌草清热解毒抗癌；

生米仁清热利湿和胃，兼以抗癌；"壮火食气"，火旺至此，气不可能不虚，故以仲景白虎加人参之法，补益气阴；淡竹叶清热宁心安神；生甘草调和诸药。处方思虑周全，切中病机，故疗效显著。

例2 患者经西医正规医学治疗，仍未能抑制肿瘤细胞扩散，可见癌毒之盛。因患者正气尚强，故以重剂抗癌药物抑制肿瘤发展。同时养阴清热亦不可偏废，以取标本兼治之功。佐以活血之品助消瘤并止痛，蝉衣、金荞麦清热润咽，苍耳子、辛夷通鼻窍。最后以炒鸡金助中焦运化，生甘草调和诸药。使患者垂危之证渐入坦途。

第八节　食道癌临证心法

食道癌（esophageal cancer）是发生于下咽部到食管胃结合部之间，起源于食管黏膜上皮细胞的恶性肿瘤。目前对其病因尚不清楚，一般认为与地域因素、饮食习惯及遗传易感性等有关。中医归属于"噎膈"、"反胃"、"积聚"等范畴。

一、西医诊断要点

1. 症状体征
初起表现为胸骨后不适，疼痛或烧灼感，进食时有滞留感或轻度梗阻，咽部干燥或紧缩感。晚期表现为持续性、进行性吞咽困难，食入即吐，常吐出黏液或白色泡沫黏痰，重者可有胸骨后或背部肩胛区持续性钝痛，呕血或黑便，进行性体重减轻。可有左锁骨上淋巴结肿大及肿瘤转移的其他表现，如黄疸，骨痛，声嘶等，并发相邻脏器穿孔可发生食管支气管瘘、纵隔脓肿、肺炎、肺脓肿及主动脉破裂大出血。

2. 影像学检查
食管钡餐检查及 CT 检查，可发现肿块及转移灶。

3. 肿瘤标志物检查
常用的食道癌肿瘤标志物有癌胚抗原（CEA）、CA199、CA125、CA724、CA242、FSA 等，但特异性和敏感性均不高，需联合检测。

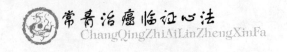

4. 食管镜及超声内镜

可观察到食管黏膜表面及癌变部位的情况，超声内镜更能客观判断食管癌浸润深度，探查癌周是否有肿大淋巴结。

5. 病理学检查

主要通过食管脱落细胞学检查，内镜或手术获得组织活检可获得明确诊断。

二、中医诊治要点

进食不畅，吞咽困难，甚者食后即吐，胸骨后或背部肩胛区疼痛，消瘦乏力，咽喉干痛，脘痞纳呆，便秘，或见黑便，面色萎黄，舌淡红或黯红或红，苔腻或剥或无苔，脉细滑。

[病机特点]

常老认为，食道在中医概念中属于"胃家"，故食道之病责之于阳明胃，食道癌的病机主要在于胃失和降、癌毒阻滞两个方面。中医提倡六腑"以通为用"，"以降为顺"，食道作为中医"胃家"，即消化道的一部分，应保持通降，使饮食顺利入于胃中。食道癌患者因长期过食辛辣煎炸，或饮食不节，饥饱失度，导致脾胃气阴亏虚，功能受损，痰、食留于食道，影响气、血、水湿、食物的运行，形成气血痰食互结之势，再兼癌毒，而成癌肿。胃失和降故呕吐；肿块梗阻而进食困难；气血痰食互结，不通则痛；胃虚气滞，故脘痞纳呆；食道癌常做放疗，或由癌毒煎烁，引起胃阴亏虚，因而出现咽干、便秘；脾胃亏虚，饮食难下，更兼癌毒消耗阴血，所以有消瘦乏力、面色萎黄等气血津液不足之表现。

[治则与路线目标]

针对以上病机，常老认为食道癌的治则应以和胃降逆、疏肝利湿、化瘀消瘤为主。具体治疗上因疾病情况各有侧重：根治性手术后患者，治疗目标在于恢复脾胃功能，增强正气，预防复发，治疗当以和胃降逆为主，辅以培补气阴；带瘤生存患者，治疗目标在于抑制肿瘤生长，改善临床症状，治疗应在和胃降逆的基础上，积极抗癌消瘤治疗，正气明显亏虚可适当扶正以耐攻伐；晚期并发症丛生患者，治疗目标在于减轻痛苦，延长生命，治疗上强调急则治标，缓则治本，病情急迫如发生梗阻、便血、剧痛时，先予对症治疗，相对缓解期仍可和胃降逆、扶正祛邪治疗。

[常氏基本方]

旋覆花，代赭石，焦冬术，川朴花，苏梗，八月札，藿香，莪术，原三七，生薏苡仁，猪茯苓，蛇舌草，藤梨根，三叶青，鲜石斛，炒鸡金，炙甘草。

[临床权变及运用加减]

癌毒盛者加虎杖、守宫、蜈蚣等。梗阻明显者加姜半夏、姜竹茹、刀豆子等，完全梗阻者结合西医治疗。便血者去莪术加茜草根、仙鹤草、白及片等，量大者结合西医止血治疗。肝转移者加柴胡、荷包草、垂盆草、平地木等。骨转移者加骨碎补、补骨脂、炒玄胡等。腹胀者加广木香、枳壳、大腹皮、台乌药等。胃痛者加玳玳花、海螵蛸、蒲公英等。便秘者加生地、制大黄等。气虚加生晒参、绞股蓝等，阴虚加玉竹、麦冬、天花粉等。

[验案实例]

例1. 孙某，女，78岁，绍兴城郊农民，2010年2月11日就诊。食道癌未手术，约10个月前因消化道出血在某三甲医院就诊，确诊为食道癌。患者放弃手术，血止后以中成药抗肿瘤注射剂及胶囊治疗，之后又曾出血2次，病情渐重，遂转常老处中药汤剂调治。刻诊：患者消瘦乏力，面色㿠白，进食阻滞感，时有呕吐，时有黑便，舌淡红，苔薄白，脉沉细涩。处方：焦冬术30g，川朴花30g，八月札30g，海螵蛸30g，旋覆花（包）15g，代赭石（杵）30g，姜半夏9g，刀豆子15g，原三七30g，茜草根30g，仙鹤草30g，生米仁60g，蛇舌草60g，地榆炭10g，鲜石斛10g，生晒参9g，炒鸡金20g，生甘草18g，焦三仙各15g。服药1周，自觉病情得以改善，继以前方出入调治3个月，除仍有贫血外，已如常人。

例2. 季某，男，64岁，上虞市汤浦人，2012年11月8日就诊。食道癌晚期，肝转移，因进食不适，偶有吞咽疼痛，曾在上虞当地医院就诊近一年，未有明显好转，后在杭州某三甲医院胃镜确诊为食管癌，并经CT检查发现肝内结节，考虑转移，故已无手术指征，转以内科保守治疗，遂求诊于常老。刻诊：自觉吞咽不适，进食时有胸骨后钝痛感，脘痞纳呆，便秘，面色萎黄，形体消瘦，舌黯红，苔薄黄而干，脉细滑带数。处方：焦冬术30g，苏藿梗各15g，旋覆花（包）15g，代赭石（杵）15g，川朴花30g，生米仁60g，莪白术各30g，蛇舌草60g，藤梨根60g，虎杖根30g，茵陈30g，平地木30g，八月札30g，原三七30g，鲜石斛10g，生甘草18g，炒鸡金30g，焦三仙各15g。上药服后，患者进食稍觉顺畅，便调。复诊加用刀豆子，再进14剂，诸恙悉平。后以此方随症加减治疗，目前病情仍稳定，食道及肝脏肿块未见明显

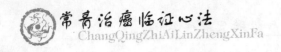

增大。

[按语]

常老基础方中焦冬术、川朴花、苏梗、藿香、八月札、炒鸡金健脾和胃；旋覆花、代赭石降逆止呕；莪术、原三七活血散结；生薏苡仁、猪茯苓、蛇舌草、藤梨根、三叶青清热解毒抗癌，鲜石斛益气养阴，炙甘草调和诸药。

例1患者坚持不手术，并经历多次出血，正气亏虚，气血不足，又兼有出血倾向，同时癌毒盘踞，阻于食道，故重点在于恢复脾胃运化功能，化生气血，恢复抗邪之能力，同时对症之止呕与治本之抗癌同下，改善症状，抑制肿瘤发展。处方予白术、川朴花、八月札、海螵蛸、炒鸡金、焦三仙健脾和胃，恢复中焦运化功能，化生气血，配合旋覆花、代赭石、姜半夏、刀豆子降逆止呕，生米仁、蛇舌草、川贝、象贝解毒消肿散结，标本同治，再以原三七、茜草根、仙鹤草止血活血，稍佐生晒参、鲜石斛、炙甘草，辅助正气。可谓面面俱到，丝丝入扣。

例2患者食道癌伴转移，已属晚期，但整体情况尚可，故治疗需和胃降逆与抗癌并重，方中以白术、苏藿梗、旋覆花、代赭石、川朴花、八月札、炒鸡金、焦三仙和胃降逆；莪术、蛇舌草、藤梨根、虎杖根、生米仁、原三七清热解毒、祛痰散结以抗癌，八月札、茵陈、平地木清利湿热、疏肝护肝，鲜石斛、生甘草补益气阴。患者服药后病情得以控制，饮食情况明显改善，而致病入坦途。

第九节　恶性淋巴瘤临证心法

恶性淋巴瘤（malignant lymphoma）原发于淋巴结和结外淋巴组织的恶性肿瘤，临床分为霍奇金淋巴瘤（HL）和非霍奇金淋巴瘤（NHL）。目前认为其发生与感染、理化因素、免疫抑制等有关。中医归属于"石疽"、"痰核或恶核"、"瘰疬"等范畴。

一、西医诊断要点

1. 症状体征

恶性淋巴瘤多以淋巴结肿大为首发症状，多发于颈部、锁骨上，也可发于腋下、腹股沟、纵隔、腹膜后、肠系膜等部位，肿大的淋巴结多为无痛性、表面光滑，中等硬度，质地坚韧，均匀丰满，逐渐增大并融合，晚期可破溃。肿大的淋巴结因部位不同可出现不同部位的症状，在扁桃体、鼻咽部可出现吞咽困难，鼻塞，鼻衄及颌下淋巴结肿大；在胃肠道可出现腹部包块，呕血，黑便，贫血，腹痛，腹泻等；在肝脾可出现肝脾肿大，黄疸，腹水等；在呼吸道可出现咳嗽，咯血，胸闷，胸水等；在神经系统可见头痛，截瘫，癫痫样发作；在皮肤可见肿块，结节，皮疹瘙痒等；深部淋巴结肿大可引起局部浸润和压迫症状。全身表现可有发热，消瘦，盗汗，食欲减退、乏力等。

2. 化验检查

外周血象：HL 多见轻中度贫血，白细胞正常或轻度升高；NHL 白细胞计数正常，淋巴细胞相对或绝对增多。疾病进展，可见淋巴细胞减少。骨髓象：大多为非特异性，对诊断意义不大。但如发现 R-S 细胞，对诊断有帮助。90%的患者有染色体异常，血沉加快，血清乳酸脱氢酶活性增加。

3. 影像学检查

通过 B 超、X 线、CT、MRI、胃肠造影及 PET 等可了解浅表淋巴结、纵隔与肺门淋巴结、腹腔与盆腔淋巴结肿大情况及肝脾结节等。

4. 病理学检查

需在多种正常细胞背景上见到 R-S 细胞或其变异型，但要除外传染性单核细胞增多症、EB 病毒感染、淋巴结反应性增生性疾病及服用苯妥英钠等，也可进行免疫病理学检查。

二、中医诊治要点

颈腋及腹股沟等处作核累累，皮下硬结，脘腹结瘤，胸闷不舒，两胁作胀，舌质淡红苔白，或舌有瘀点，脉沉弦或弦滑；或发热不解，时有盗汗，肿物不断增大，皮肤瘙痒，硬结或红斑，口干舌燥，烦躁不安，大便干或燥结，舌暗红干有裂纹，苔腻燥，脉细弦带数。

［病机特点］

常老认为，恶性淋巴瘤的病机主要为浊瘀互结、癌毒凝聚。肿大淋巴结所在部位特性表现为相应病机：如鼻咽部多气阴亏虚，胃肠道多胃失和降或热结肠腑，肝脾则为湿热困阻，在肺则阴虚饮伏等等。因湿浊、瘀血、癌毒互结故成肿块累累，热毒盛或阴虚火旺故有发热，阴虚故盗汗、口干舌燥、便干等，肝气不舒故胸闷不舒、两胁作胀、脉弦。

[治则与路线目标]

针对以上病机，常老认为恶性淋巴瘤的治则应以化浊行瘀、解毒抗癌为基础，配以各部位相应对证治疗。具体治疗上因疾病情况各有侧重：化疗放疗后肿大淋巴结消失患者，治疗目标在于扶助正气，提高免疫力，预防复发，治疗当以扶正为主，辅以祛邪；带瘤生存患者，治疗目标在于抑制肿瘤生长，改善临床症状，治疗应标本兼治，扶正祛邪并施以治本，正气强时侧重祛邪，正气弱时侧重扶正，对症治疗以祛标；晚期并发症丛生患者，治疗目标在于减轻痛苦，延长生命，治疗上强调急则治标，缓则治本，病情急迫，如出血、大量胸腹水等先予对症治疗，相对缓解期仍可扶正祛邪并施。

[常氏基本方]

生米仁，茯苓，猪苓，原三七，赤芍，莪术，白花蛇舌草，三叶青，藤梨根，半边莲，半枝莲，石斛，地骨皮，焦三仙，炒鸡金，炙甘草。

[临床权变及运用加减]

肝郁者，酌投香附、佛手、川楝子等疏肝解郁。湿浊较重者，酌加茵陈、苍术、炒白术等化浊利湿。腹水者加泽泻、车前子、黄芪、防己等。瘀血为甚者，酌投丹参、炒白芍等加强活血散瘀作用。癌毒较盛者，酌加半边莲、白英、蛇六谷、干蟾皮、红豆杉等强力抗癌药物。癌痛明显者，酌投蜈蚣、全蝎、守宫、鸡矢藤等通络散结止痛之品。阴虚更甚者，酌加北沙参、麦冬、天冬、熟地等滋补阴液之品。伴有胃病者，酌投川朴花、玳玳花、海螵蛸等。

[验案实例]

徐某，女，53岁，绍兴漓渚镇农民，2011年8月12日初诊。患者恶性淋巴瘤化疗后，自感乏力，纳呆寐劣，皮肤瘙痒，面色萎黄，舌淡黯苔薄黄腻，脉濡细。处方：生米仁60g，绵茵陈60g，猪茯苓各30g，蛇舌草60g，半边莲60g，藤梨根90g，干蟾皮10g，原三七30g，白鲜皮30g，地肤子15g，僵蚕15g，蝉衣15g，夜交藤30g，合欢皮30g，川朴花30g，炙甘草18g。服药7剂后，脉舌好转，精神转佳，瘙痒感减轻，乃予原旨续进，随症加减治疗3个月，自觉如常人，复查指标均常。现仍在继续巩固治疗。

[按语]

常老基本方中以薏苡仁、茯苓、猪苓渗湿化浊，原三七、赤芍、莪术活血化瘀、消癥散积，白花蛇舌草、三叶青、藤梨根、半边莲、半枝莲清热解毒、抗癌消肿，石斛、地骨皮养阴清热，焦三仙、炒鸡金消食化积，甘草调和诸药、补益正气。全方标本同治，扶正祛邪，燮理阴阳，消瘤解毒。

患者恶性淋巴瘤经化疗后，癌毒较盛，浊瘀内蕴，呈邪盛为主，正虚不显之势，先以化浊行瘀，解毒抗癌，佐以扶正，和胃运脾之法治之。方中以生米仁、绵茵陈、猪苓、茯苓，运脾化浊利湿；蛇舌草、半边莲、藤梨根、干蟾皮，清热利湿、解毒抗癌；原三七活血化瘀；白鲜皮、地肤子、僵蚕、蝉衣，祛风利湿、化痰散结；夜交藤、合欢皮，养血解郁安神；川朴花和胃；炙甘草补益中气、调和诸药。全方祛邪为主，佐以扶正，方证契合，服药7剂而诸症转安。

第十节 胆囊癌临证心法

胆囊癌（carcinoma of gallbladder）指原发于胆囊的恶性肿瘤。目前认为其发病与胆囊长期慢性炎症、胆囊息肉、性激素、辐射及遗传因素有关。中医归属于"胆积"、"胆胀"、"胁痛"、"黄疸"等范畴。

一、西医诊断要点

1. 症状体征
发热，右上腹不适，甚者疼痛，可向右肩部放射，消化不良，嗳气，食欲减退，右上腹肿块，晚期出现黄疸、皮肤瘙痒及消瘦。

2. 影像学检查
B超、超声内镜、CT、MRI、PET – CT及经皮肝穿胆道造影（PTC）、逆行胰胆管造影（ERCP）、磁共振胰胆管造影（MRCP）、经皮肝胆囊内镜检查（PTCCS）等，可明确病变大小，浸润深度，转移情况及胆道梗阻情况。

3. 肿瘤标志物检查
常用的胆囊癌肿瘤标志物有癌胚抗原（CEA）、CA125、CA199、CA724、CA153等。

4. 细胞病理学检查
主要通过内镜或手术获得组织活检以明确诊断。

二、中医诊治要点

发热，恶心纳差，嗳气，右上腹部不适，甚者疼痛，消瘦乏力，黄疸，

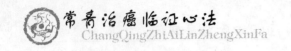

右上腹肿块，舌黯红，苔黄，脉弦数。

[病机特点]

常老认为，胆囊癌的病机主要为肝气郁滞，胆失疏泄，从而酿生癌毒。肝脏的疏泄功能对胆汁的正常排泄具有重要作用，当肝气郁滞时，就会影响胆汁的疏泄，胆汁该泄不泄，淤积于胆囊内，阻滞气血，酿生癌毒，从而形成肿瘤。肝气郁滞故右上腹不适，嗳气；木旺克土，从而出现消化系统病症；胆汁疏泄不利，出现黄疸；郁而化热，故有发热；气血瘀滞兼夹癌毒，不通则痛，出现疼痛；舌红、苔黄、脉数为热毒炽盛之象；脉弦为肝气郁滞的表现。

[治则与路线目标]

针对以上病机，常老认为，胆囊癌的治则应以疏肝利胆、解毒抗癌为主。具体治疗上因疾病情况各有侧重：根治性手术后患者，治疗目标在于调整阴阳，改善免疫功能，预防复发，治疗当以疏肝利胆为主，辅以扶正抗癌；带瘤生存患者，治疗目标在于抑制肿瘤生长，改善临床症状，治疗应在贯穿疏肝利胆的基础上，着重清其癌毒；晚期并发症丛生患者，治疗目标在于减轻痛苦，延长生命，治疗上强调急则治标，缓则治本，病情急迫如发生重症感染、大出血、剧痛时，先予对症治疗，相对缓解期仍可疏肝利胆、扶正祛邪并施。

[常氏基本方]

柴胡，八月札，茵陈，荷包草，垂盆草，金钱草，莪术，原三七，生薏苡仁，猪茯苓，蛇舌草，猫爪草，半枝莲，虎杖根，藤梨根，炒鸡金，生甘草。

[临床权变及运用加减]

癌毒盛者加三叶青、半边莲、守宫等。发热者加石膏、黄连、龙胆草等清热。伴腹水者加车前子、泽泻、白茅根等，量多者结合西医治疗。恶心纳差者加苏梗、姜半夏、姜竹茹、焦冬术、焦三仙等。腹胀者加川楝子、枳壳、大腹皮、台乌药等。便血者去莪术加茜草根、仙鹤草、白及片、血余炭等，量大者结合西医止血治疗。皮肤瘙痒者加白鲜皮、麻黄、赤小豆等。便溏者加地锦草、白头翁。大便闭结者予调胃承气汤通便。

[验案实例]

张某，男，59岁，绍兴漓渚镇农民，2010年5月10日初诊。患者胆囊癌术后两年复发，肝脏转移，腹胀尿黄，便秘乏力，双足浮肿，纳谷不香，由家属抬至。诊得六脉沉细弦尺弱而带结，舌质肿黯苔腻厚而润，证属肝胆郁结，湿热夹瘀，邪实而正气已衰，急予疏肝利胆、健运中洲、消瘤导滞之法。药用：柴胡10g，八月札30g，茜草30g，龙葵30g，莪白术30g，猫人参90g，金钱草30g，虎杖30g，生大黄24g，鸡内金15g，蛇六谷12g，半枝莲60g，生甘草15g。叠进上药二周，患者家属喜告大便畅通，纳谷转香，要求续方。乃用前方加减，再进二月，自觉症状消失。B超复查示除肝脏仍有结节外，余皆正常。嘱继续中药治疗加心理饮食养生，至今二年余均能生活自理。

[按语]

常老基础方中柴胡、八月札疏肝和胃；茵陈、荷包草、垂盆草、金钱草清热利胆；莪术、原三七活血抗癌；蛇舌草、猫爪草、半枝莲、虎杖根、藤梨根解毒抗癌；生薏苡仁、猪茯苓清热利湿抗癌；生薏苡仁、茯苓配炒鸡金健消结合，调和脾胃；生甘草调和诸药。

第十一节　肾癌临证心法

肾癌（kidney cancer）是发生于肾脏的恶性肿瘤。目前其发病原因尚不明确，可能与吸烟、肥胖（尤其是女性）、职业因素和遗传有关。中医归属于"血尿"、"腰痛"、"积证"等范畴。

一、西医诊断要点

1. 症状体征

血尿、肿块和腰痛为肾癌的三联征。血尿包括肉眼和镜下血尿，间隙性、无痛性肉眼血尿为肾癌的特征；腰痛以腰部隐痛、持续性钝痛为主；10%患者在腰部或上腹部可触及肿块。肾癌还可见肾外表现，主要为发热（多为低热）、贫血、可逆性肝功能失常、肾性高血压、红细胞增多症、皮质醇增多症、高钙血症等。肾癌无症状者占40%，三联征同时出现者约15%，有约1/3患者以肾外表现为首发症状。肾癌晚期还常出现精索静脉曲张，下肢水肿，肺、软组织、骨、肝、肾上腺、脑及对侧肾转移等。

2. 影像学检查

主要为B超与CT（有禁忌证时改MRI），可发现占位、局部蔓延和淋巴

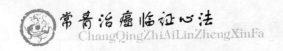

转移情况。胸片可发现肺转移情况，骨扫描可发现骨转移情况。

3. 实验室检查

常用的有尿常规及肾功能等，可见血尿、蛋白尿及肾功能改变。

4. 病理学检查

主要通过脱落细胞检查或穿刺及手术获得组织活检以明确诊断。

二、中医诊治要点

消瘦乏力，发热，腰酸痛，血尿，腰部或上腹部包块，舌淡红或黯红，苔白腻或黄腻或无苔，脉沉细。

[病机特点]

常老认为，肾癌的病机主要为肾气不足、湿浊瘀毒互结两个方面。中医认为，肾为先天之本，藏一身之精，大病、过劳及全身任何一处的亏损都会消耗肾中精气，若不能及时得到补充就会造成肾的精气不足。同时肾有主水之功能，肾中精气亏虚，必然影响肾主水的功能，水液潴留化生湿浊进而影响局部气血之运行，形成湿浊瘀滞，久之化生癌毒，而成肿块。肾气亏虚，封藏失固，再兼癌毒扰动，故有血尿；腰为肾之府，湿浊瘀毒积聚于肾脏，气血不通故腰酸痛；热毒熏蒸于外，精气亏损于内故有发热；正气虚损故消瘦乏力。

[治则与路线目标]

针对以上病机常老认为，肾癌的治则应以补脾益肾、利湿行瘀、解毒抗癌为主。具体治疗上因疾病情况各有侧重：根治性手术后患者，治疗目标在于恢复肾脏功能，增强正气，预防复发，治疗当以补益肾气为主，辅以祛邪；带瘤生存患者，治疗目标在于抑制肿瘤生长，改善临床症状，治疗应在健脾益肾的基础上，积极祛邪治疗，正气明显亏虚可适当扶正以耐攻伐；晚期并发症丛生患者，治疗目标在于减轻痛苦，延长生命，治疗上强调急则治标，缓则治本，病情急迫如肝转移出现大量腹水、剧痛时，先予对症治疗，相对缓解期仍可健脾益肾、扶正祛邪治疗。

[常氏基本方]

焦冬术，生晒参，石斛，炒杜仲，炒川断，猪茯苓，生薏苡仁，莪术，原三七，蛇舌草，白毛藤，半枝莲，虎杖，炒鸡金，炙甘草。

[临床权变及运用加减]

癌毒盛者加三叶青、藤梨根、半边莲、蜈蚣等。浮肿者加车前子、泽泻、白茅根等，重者结合西医利尿或补充蛋白治疗；尿血者去莪术加茜草根、仙鹤草、大小蓟炭等，量大者结合西医止血治疗；腰酸痛者加桑寄生、金狗脊、熟地黄、鸟不宿、炒玄胡等；肝转移者加柴胡、荷包草、垂盆草等；肺转移者加炙麻黄、射干、杏仁、川象贝等；脑转移者加天麻、菊花、钩藤、川芎等；骨转移者加骨碎补、补骨脂等。

[验案实例]

徐某，男，56岁，绍兴城区企业职工，2004年12月11日初诊。肾癌局部转移在杭州某三甲医院手术并正规化疗，但日益形成恶液质趋势，家属陪其至绍兴中医院治疗。当时患者自觉乏力，神弱纳减，大便偏溏，小便频数，骨瘦如柴，化验CEA300多单位，尿见红细胞，腰部酸胀，舌质黯红，苔薄白，脉沉细弱。处方：炒白术60g，绞股蓝30g，生晒参9g，鲜铁皮石斛10g，虎杖根30g，蛇舌草60g，半边莲、半枝莲各30g，生米仁60g，白毛藤30g，大小蓟炭各30g，原三七30g，仙鹤草30g，炒川断30g，炒杜仲30g，地锦草30g，焦三仙各15g，炒鸡金15g，生甘草18g。2周后，喜告服药后纳食增加，精神转好，形体渐丰，大便成形，一月后多次小便化验未见红细胞，遂去大小蓟炭、仙鹤草、地锦草，加猪茯苓各30g，金狗脊30g，续服2月后诸症皆除，乃再以此方加减维持治疗3年余，改间歇性服药，坚持定期复查，未见复发、转移。至今正常生活，并能上班坚持轻便工作。

[按语]

常老基础方中焦冬术、生晒参、石斛、炒鸡金、炙甘草健脾益胃，增强中焦生化之功，以后天补先天；炒杜仲、炒川断补肾壮腰；莪术、原三七活血散结；生薏苡仁、猪茯苓、蛇舌草、白毛藤、虎杖、半枝莲利湿化浊、解毒抗癌；炙甘草调和诸药。

验案中患者癌肿已局部转移，病属晚期，虽经手术及化疗，但仍有较大转移、复发危险，且手术、化疗等治疗，严重耗伤正气，损伤脾胃，故需扶正抗癌并重。此时扶正重在恢复脾胃运化之功，故予炒白术、怀山药、生晒参、鲜铁皮石斛健脾益胃，顺脏腑之性，润燥并施；并配合焦三仙、炒鸡金的消导之功，使脾胃健，纳运复，气血生，方显生机；以虎杖根、白毛藤、蛇舌草、半边莲、半枝莲、生米仁、原三七重剂抗癌，抑制肿瘤转移、复发之变；辅以大小蓟炭、原三七、仙鹤草止血，炒川断、炒杜仲补肾壮腰，地锦草止泄，对症治疗。服后诸症渐次改善，生活质量明显提高，至今已生存八年余且生活完全自理。

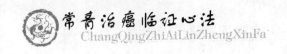

第十二节　骨癌临证心法

骨癌是发生于骨细胞、骨骼的造血成分、软骨以及纤维性或滑膜成分的肿瘤。目前认为其发病与骨骼过度生长、慢性炎症刺激、遗传因素、特殊病毒的感染、骨内血液回流不顺畅及放射线照射等因素有关。中医归属于"骨痹"、"积证"等范畴。

一、西医诊断要点

1. 症状体征

骨痛，多表现为持续性钝痛，或触碰时疼痛，夜间加剧，晚期疼痛转剧；癌症所在骨表面可触及硬质肿块，或有压痛。易发骨折（病理性或不明原因多处骨折），肢体远端麻木及发热，消瘦，易疲劳等。晚期可发生肺、肝转移，出现相应症状。

2. 影像学检查

骨 X 片、CT、MRI 及骨扫描，可发现肿块及骨结构变化情况。

3. 实验室检查

缺乏明显特异性指标。

4. 病理学检查

①针刺取样活检，成功率在 80% ~ 90%；②患部切开取样活检；③切除或刮除组织病理检查可获得明确诊断。

二、中医诊治要点

消瘦乏力，发热，骨骼疼痛，肢体远端麻木，局部可触及肿块，便干，尿黄，舌红或黯红，苔黄腻或无苔，脉沉细或滑数。

[病机特点]

常老认为，骨癌的病机主要为骨髓空虚、瘀毒内聚两个方面。中医认为，骨为髓之府，骨髓充盈，则骨骼得养，骨的功能活动正常。各种原因引起精髓耗损，骨髓失充，便会引起癌毒之邪乘虚内舍于骨，阻滞气血运行，渐渐形成肿块。癌毒煎熬，精髓干枯，骨骼失于濡养故而骨痛，且夜间加剧；并且因骨骼失于濡养，脆性加重，而易于骨折；热毒熏蒸于外，精髓亏损于内故有发热；正气虚损故消瘦乏力。

[治则与路线目标]

针对以上病机，常老认为，骨癌的治则应以益肾填髓、祛瘀解毒为主。具体治疗上因疾病情况各有侧重：根治性手术后患者，治疗目标在于促进正气恢复，预防复发，治疗当以益肾填精为主，辅以祛邪；带瘤生存患者，治疗目标在于抑制肿瘤生长，改善临床症状，治疗应在益肾填精的基础上，积极祛邪治疗，正气明显亏虚时可适当扶正以耐攻伐；晚期并发症丛生患者，治疗目标在于减轻痛苦，延长生命，治疗上强调急则治标，缓则治本，病情急迫如出现肝转移大量腹水、骨骼剧痛时，先予对症治疗，相对缓解期仍可益肾填精、扶正祛邪治疗。

[常氏基本方]

生地黄，熟地黄，玄参，骨碎补，补骨脂，焦冬术，莪术，原三七，蛇舌草，白毛藤，三叶青，虎杖，蜈蚣，全蝎，炙鳖甲，炒鸡金，生甘草。

[临床权变及运用加减]

癌毒盛者加藤梨根、半枝莲、半边莲、炮山甲等。骨痛明显者加炒玄胡、川芎、鸡矢藤等；肢体麻木加地龙、路路通、桑枝、姜黄等；肝转移者加柴胡、矮地茶、五味子、香茶菜、荷包草、垂盆草等；肺转移者加炙麻黄、射干、杏仁、川象贝等。

[验案实例]

陶某，男，41岁，绍兴陶堰镇油漆工人，1998年8月16日初诊。因左腿痿癖，常易跌扑，在沪上某三甲医院住院治疗，确诊为骨癌，并已有远处转移，经化疗仍未控制病情，遂放弃治疗，在家卧床半年。后得悉常老擅治恶性肿瘤，遂力邀出诊。刻诊：患者精神萎靡，骨瘦如柴，屋内恶臭，粒米不进，便少而溏，尿黄，舌红少苔而干，脉细弱带数，已是奄奄一息。常老认为，此时当以挽救胃气为先，或可力挽狂澜，恢复生机。处方：焦冬术30g，生晒参30g，鲜石斛15g，天花粉15g，川朴花30g，八月札30g，陈皮15g，蛇舌草60g，生米仁60g，猪苓30g，焦三仙各15g，炒鸡金15g，生甘草18g。先予3剂，服后纳食见增，精神略好，患者家属大喜。二诊效不更方，继予原方7剂，服后每餐能进食米粥半碗，精神明显好转，面部复现血色，大便复常。再以此方加减调理二月余，已能每餐进食软饭一碗，据家属反映已与病前正常时相仿。遂去天花粉，减生晒参至9g，减鲜石斛至10g，加生熟地各 15g，玄参 12g，骨碎补 30g，补骨脂 30g，莪术 30g，原三七 30g，三叶青 30g，虎杖 30g，乌骨藤 30g，以益肾填髓、祛瘀解毒。如此治疗 5 年余，病情一直稳定，定期复查，未见复发、转移。后改间歇性服药，并以中成药巩固，至今已 14 年余，生活一如常人，并能参加轻便工作。

[按语]

常老基础方中生地黄、熟地黄、玄参、骨碎补、补骨脂益肾填精、补髓壮骨；莪术、原三七活血散结；蛇舌草、白毛藤、三叶青、虎杖、乌骨藤清热解毒、祛瘀抗癌；蜈蚣、全蝎、炙鳖甲除以毒攻毒之外，还能深入骨髓，搜络剔邪以祛毒止痛；焦冬术、炒鸡金、生甘草健脾助运，克制补精药物滋腻之弊；生甘草还有调和诸药之功。

验案中患者病已垂危，攻之则正气愈削，即至危殆；补之则滋腻难消，必阻于中焦。当此之时只能以常老提倡的"难病取中"之法，首以养胃健脾、补气益阴并进，使胃气复，纳食馨，方有转机。故初诊予焦冬术、生晒参、鲜石斛、天花粉、川朴花、八月札、陈皮、炒鸡金、焦三仙健脾益胃，气阴双补，终于扭转了胃气将绝之势。此后效不更方，徐徐调理，待胃气得复，再以基本方加减调治，故获临床治愈。

第七章

癌症常见症状的治疗

常老认为，对于癌症常见症状的治疗，关系到癌症患者的生存质量和重危的救治，也是能否逆转转移获得带瘤生存的关键之一，因此，不仅需要专业的肿瘤防治经验，而且必须具备扎实的中医内科功底和丰富的中西医结合诊疗经验，方能力挽狂澜。

第一节 疼 痛

中晚期癌症患者常常有疼痛症状。这种疼痛的特点是持续时间长，并且进行性加剧，即随着疾病的发展，疼痛越来越强烈。有的患者到最后，异常痛苦，极度严重者甚至想到自杀。

癌症疼痛主要是由于癌组织向周围浸润性生长以后侵犯了神经组织，以及癌组织扩散转移到神经干、神经根、神经末梢部位或侵犯了神经末梢非常丰富的骨膜等组织引起的。另外，癌肿使肠道、胃等空腔器官梗阻，造成张力增高，或者癌组织感染、溃疡、坏死，肿瘤压迫牵拉肌肉、肌腱等组织，也都会引起疼痛。

70%～80%的恶性肿瘤患者到了晚期，疼痛成了他们的主要症状。持续剧烈的疼痛，使患者睡眠不安，食欲减退，情绪极度低下，以致极度疲乏，全身衰竭，加重了肿瘤病情的不断恶化，形成恶性循环。不但给患者带来严重的痛苦，同时对亲属、朋友乃至社会都是很大负担。所以世界卫生组织把对晚期癌症患者的止痛治疗列入了肿瘤综合治疗规划的四项重点之一，临床肿瘤医生也越来越重视对肿瘤疼痛的治疗。

一、对症治疗

主要有使用镇痛和辅助使用抗焦虑、抗忧郁等药物改善肿瘤其他症状，加强镇痛作用。镇痛剂可以分为非鸦片类药物、弱鸦片类药物和强鸦片类药物三类。使用时首先用非鸦片类药物，无效时，再加用弱鸦片类药物。如果仍然不能有效止痛，可以使用强鸦片类药物。

二、中医中药治疗

1. 中医辨证施治

中医认为，疼痛是因为脏腑经络阻滞不通所致，有"通则不痛，不通则痛"的说法。气滞血瘀、毒邪蕴积、痰湿凝滞等都可以造成"不通"，所以治疗也就有疏肝理气、活血化瘀、解毒散结、化湿祛痰等方法。

气滞型：方用柴胡疏肝散、金铃子散等，药物有香附、柴胡、乌药、青皮、木香、枳实、延胡、川楝子等。

血瘀型：方用桃红四物汤、失笑散、少腹逐瘀汤，药物有三七、乳香、没药、莪术、川芎、赤芍、桃仁、红花、地鳖虫等。

毒邪蕴结型：方用膈下逐瘀汤、仙方活命饮、蟾蛛丸等，药物有蟾蜍、蒲公英、白毛藤、肿节风、芙蓉叶、土茯苓、白花蛇舌草等。

痰湿凝滞型：方用二陈汤、温胆汤等，药物有山慈菇、昆布、海藻、牡蛎、天南星、陈皮、姜半夏、夏枯草等。

中药当中还有一些止痛效果较好的药，如乌头、延胡、徐长卿、白芍、罂粟壳、麝香等，可以在辨证施治的基础上选用和加用。有的已经制成了注射液等制剂，如徐长卿针、乌头注射液、癌息痛（由延胡、麝香等中药制成）。

2. 中医外治法

用中药在癌痛局部外敷的办法治疗癌性疼痛，有时效果优于中药内服法。

现在介绍几种制作比较简便的外敷药方。

蟾酥膏：是上海中医药大学附属龙华医院用蟾蜍、生川乌、两面针、公丁香、肉桂、细辛、七叶一枝花、红花等18种中药制成的橡皮膏。外贴在疼痛部位，24小时换药1次，7天为1个疗程，治疗肺癌、肝癌、胃癌、胰癌、大肠癌、食管癌、乳腺癌等引起的疼痛。

冰片酒精溶液：冰片15～20g，研细，放入75%酒精或白酒200ml中，溶解后用棉花棒蘸药涂痛处，用于肝癌引起的疼痛。

冰藤散：冰片、藤黄各3g，麝香0.3g，生南星20g，一起研成细末，用酒、醋各一半，将上面的药末调成糊状，涂在疼痛的部位，适用于晚期肾癌引起的疼痛。

蟾蒜方：将活的蟾蜍（癞蛤蟆）3只剥取皮，把大蒜头1枚捣烂成泥状，涂在蟾蜍皮上，敷在痛处，适用于肝癌等疼痛。

骨肉瘤疼痛方：蜈蚣10g，全蝎10g，斑蝥1g，白果皮1g，生石膏15g，一起研成细末，撒在麝香虎骨膏上，循经选穴位，外敷7天。

硼脑膏：金银花9g，鱼脑石6g，黄柏6g，硼砂6g，冰片6g，一起研成细粉，用麻黄、凡士林调成软膏，用棉球蘸药膏塞鼻孔内。或者将药粉吸入鼻孔内，1日3次，适用于鼻咽癌引起的头痛。

3. 针灸止痛

用针刺穴位或者艾灸、温针穴位和穴位注射药物等方法，来调理气血，缓解疼痛，也是中医学较为有效的传统止痛方法之一，可以运用于肿瘤疼痛。现介绍几种已报道较为有效的方法。

用20%的胎盘注射液8ml，取双侧足三里及大椎穴，作穴位注射，每穴2ml；再针刺百会、内关、风门、肺俞、定喘、丰隆、阳陵泉、阴陵泉等穴。治疗肝癌、肺癌、食管癌、乳腺癌、肠癌、膀胱癌等引起的疼痛。

用0.1～0.3ml杜冷丁（含药1～5mg），取皮内注射针头，从神门穴向前下方斜刺皮下约2～3cm，注射后慢慢抽出针头，避免药液从针口处流出。治疗晚期癌肿引起的疼痛。

用七号注射针头刺入足三里穴，待出现酸胀感后，回抽无血，快速注入维生素K注射液1ml。双侧注射，每日1次，3天为1疗程。治疗肝癌、胃癌、胆囊癌、胰腺癌、结肠癌等恶性肿瘤腹部疼痛。

三、其他止痛疗法

1. 神经阻滞、神经外科治疗

这些方法常常要到病程最后阶段，各种止痛方法效果都不好时才考虑使用。神经阻滞治疗包括用局部麻醉药或神经松解剂注入神经内、神经周围、神经根等部位，使肿瘤疼痛得到缓解。比如将局麻药注射到神经根、硬膜下腔；将乙醇、酚等神经松解剂注射到蛛网膜下腔等等。外科手术方法是指切断有关神经末梢支、神经根、神经束来治疗癌痛的方法。这些方法都可以在较长时间内有效地控制晚期肿瘤引起的剧痛。但是，因为人体的神经分成感觉神经和运动神经，感觉神经支配疼痛等各种感觉，运动神经支配人体骨骼、肌肉、各脏器各器官的运动。所以治疗前一定要搞清楚肿瘤疼痛所传导的感觉神经通路的部位和路径，即疼痛部位是由哪一条感觉神经支配的，这条神经的神经节、神经根在什么部位，走向位置是怎么样的。这样才能准确地确定药物注射的部位、手术切断的部位。如果治疗时特别是外科手术治疗时损伤了运动传导路径，可能会出现肌肉萎缩，运动障碍，被阻滞神经所支配的脏器功能障碍等等。

2. 心理学方法

疼痛可以因为忧虑、抑郁等精神因素而加重，疼痛又会加重情绪的恶化，两者常常成为恶性循环。应用心理安慰的办法，可以缓解疼痛。比如用暗示的方法，使患者增加战胜疾病的自信心，讲一些幽默小故事，听轻松的音乐等转移患者的注意力等等。现介绍几种特殊的心理学止痛办法。

冥思镇痛：患者坐在一把舒适的椅子上，闭上双眼，先想自己愿意想的任何事情，30秒后自言自语地重复任何毫无意义的几个词。如果发现自己走了神，也不必慌，重新入静后，继续重复前面几个词，每次做20分钟，做完后，继续合眼静坐，想自己愿意想的事，时间不少于2分钟。此疗法应在进食2小时后进行。

音乐镇痛：用于疼痛比较轻的患者。选一些患者喜欢的快速、高调的音乐或戏曲唱腔，让患者边欣赏边随着节奏，用拍手、拍腿或点头的方式打拍，闭上眼睛。疼痛加剧时，音量可以加大。

呼吸镇痛：患者用眼睛注视房内的某一物体，深而慢地吸气，再慢慢地呼出。边呼吸边数1、2、3……并闭上眼睛，想象既新鲜又清香的空气缓慢进入肺部的情况，或想象眼前是一片平静的海滨。

松弛镇痛：松弛、舒张骨骼肌，也能缓解疼痛。比较简便的方法是，患者平卧，屈髋屈膝，放松腹肌、背肌和腿肌，闭上眼睛，缓慢地进行腹式呼吸。也可以结合冥思疗法，效果会更好。

刺激镇痛：用按举、冷敷、涂薄荷脑等刺激与疼痛区相应的健侧皮肤，也有缓解疼痛的作用。

湿敷镇痛：用冰袋、冷湿毛巾或约40℃左右的温热毛巾做冷、热敷，敷于疼痛部位，可以减缓痛觉向大脑皮层传导的速度，减少运动中枢向疼痛区域肌肉发放冲动，达到止痛目的。

第二节　发　热

发热是癌症中晚期阶段常见的症状。癌症引起发热有多种原因。比如癌组织生长过速，血液供应不足，引起坏死、液化和溃烂，这些坏死的癌组织被人体吸收，会引起发热；在癌组织刺激下，机体发生白细胞向肿瘤组织浸润等免疫反应，白细胞释放出的致热原也引起发热；癌灶及周围组织合并细菌感染，或者癌组织阻塞空腔器官，使之引流不畅而继发局部或全身性感染引起感染性发热；使用某些抗癌药物，有发热的副反应；以及肿瘤患者长期营养不良、过度消耗，致使体温调节中枢失去平衡等等，都会引起发热。

常出现发热症状的肿瘤有呼吸系统的中心型肺癌，消化系统的肝癌、直肠癌，泌尿系统的肾癌、膀胱癌，造血系统的恶性淋巴瘤、多发性骨髓瘤、急性白血病等等。

感染性发热常常热度较高，突然发热，引流通畅了，感染控制了发热可以减退。组织吸收、药物引起和中枢调节失衡引起的发热一般热度较低，常持续不退。如果大面积组织坏死，这时可以持续高热，常常是癌症晚期的表现。

癌症发热增加了患者的体力消耗，使患者的一般情况更差。发热时，一些抗肿瘤药物不能运用，影响治疗。所以及时、有效地使用各种治疗方法，使体温下降，有很重要的意义。治疗发热，要了解引起发热的原因，如果因为继发感染，应该先抗感，控制感染体温就会下降。因体温调节中枢失去平衡或其他原因不明的发热，除对症治疗外，中医药常常可有较好的疗效。

一、抗感染

恶性肿瘤的继发感染，要根据抗菌谱和药物敏感试验选用抗菌药物。选用时还应注意患者的肝肾功能情况，肝、肾功能不全的，不能用损伤肝、肾功能的药。使用剂量要足，不滥用维持量。开始时尽量不用广谱抗生素。总之，避免产生耐药性，及时、有效地控制感染。

二、中医中药治疗

1. 中医辨证施治

恶性肿瘤发热可分为火毒内蕴、瘀血阻滞、湿毒凝聚、阴虚火旺、气虚发热以及热入营血和热陷心包发热等型。

火毒内蕴型：高热，达39℃～40℃，面赤口渴，大便秘结或泻下腥臭脓血，小便短赤，舌红苔黄而干，脉数。用黄连解毒汤、清瘟败毒饮等加减，药物有黄连、黄芩、黄柏、山栀、知母、半枝莲、蒲公英、山豆根、紫花地丁、白花蛇舌草、七叶一枝花、冬凌草、山慈菇、石上柏等。

瘀血阻滞型：发热时高时低，下午和夜间增高，疼痛有定处，面色晦暗，舌质青紫有瘀斑。用血腑逐瘀汤加减，药物有桃仁、赤芍、生地、白毛藤、延胡索、莪术、三七、枳壳、丹皮、水牛角等。

湿毒凝聚型：发热高低不定，午后尤甚，胸脘痞闷，四肢困重，食少泛恶，舌苔白腻或黄腻，脉濡数。方用三仁汤、甘露消毒丹，药物有藿香、佩兰、薏苡仁、黄芩、黄柏、蔻仁、山栀、茵陈、木通、龙胆草。

阴虚火旺型：低热，下午和夜间体温上升，自觉烘热，两颧潮红，盗汗，手足心热，口渴目干，舌红苔少，脉细数。用青蒿鳖甲汤、秦艽鳖甲散加减，药物有知母、黄柏、青蒿、秦艽、地骨皮、鳖甲、龟甲、丹皮等等。

气虚型：低热，缠绵难愈，身热每因劳累、烦躁而加重，体倦，面色㿠白无华，可以有大便溏薄，舌质淡胖，脉细数，用四君子汤、补中益气汤等加减，药物有党参、白术、茯苓、黄芩、白芍、陈皮、黄精等等。

热入营血型：高热不退，皮肤发出红色斑疹，可以有鼻出血，齿龈出血，舌质红绛，苔黄脉数。用清营汤加减，药物有生地、赤芍、丹皮、紫草、犀角（常以水牛角代）、茜草、银花、玄参等。

热陷心包型：高热不退，神志昏沉，狂躁不安，舌质深红，脉数。用安宫牛黄丸，每次 1 丸，每日 2~3 次吞服，紫雪丹 0.3~0.5g，每日 2~3 次，或至宝丹每次 1 丸，每日 2~3 次吞服，也可吞服羚羊角粉。

2. 针灸退热

针刺：取大椎、合谷、曲池穴，双侧，中强度刺激。

放血疗法：用三棱针刺大椎、十宣、尺泽、委中等穴，刺至出血。

第三节　咳嗽和呼吸困难

咳嗽和呼吸困难是呼吸系统肿瘤的常见症状，此外，在其他种类肿瘤并发肺部感染、胸膜腔积液、心包腔积液、重度腹水及食管癌并发支气管瘘等情况下都可以发生。咳嗽可以发生在肿瘤的早中晚各个阶段，而出现呼吸困难时，患者的病情大多已经非常危重了。

肿瘤出现咳嗽和呼吸困难的原因很多。如喉癌、支气管癌、支气管肺癌等呼吸系统恶性肿瘤并发感染，或者其他系统恶性肿瘤并发感染时，咳嗽加剧，或者还会出现呼吸困难症状；呼吸系统肿瘤并发肺不张、反应性支气管痉挛等肺部病变时，出现呼吸困难；胸膜间肿瘤、胸膜转移癌等累及胸膜腔的肿瘤产生的胸膜腔积液、纵隔恶性肿瘤等产生的心包腔积液，都可使肺部受压、刺激，气管移位等，也可有咳嗽和呼吸困难；腹部恶性肿瘤后期，出现大量癌性腹水，使横膈抬高，压迫刺激了肺部，出现呼吸困难；另外，放疗、化疗以后，引起的肺部副反应，如放射性肺炎、化学性肺炎、肺纤维化等，可有咳嗽和呼吸困难的症状。

中医认为，恶性肿瘤引起咳嗽、呼吸困难的病因病机主要是：

邪热壅肺，肺热伤阴，肺气失宣。肺部恶性肿瘤组织坏死，毒素郁积于肺部，或者并发肺部感染，都出现一系列邪热和热毒壅肺、邪热亢盛、热盛阴伤的表现，使肺气失于宣发，就会出现咳嗽痰脓、喘促气急的症状。

肺脾两虚，痰浊郁肺，肺气闭阻。肿瘤病程较长，肺部病变不易好转，常常累及脾，导致肺脾两虚。脾虚痰浊内生，又会上犯肺部，使痰浊郁于肺中，肺气被闭阻，出现咳嗽痰多，喘息不能平卧，呼吸困难的症状。

脾肾阳虚，肾不纳气。这常常是恶性肿瘤患者晚期的病机变化。痰饮是阴邪，最易损伤人体的阳气，病久又往往由肺脾两脏累及肾脏，所以此时患者已经脾肾阳虚。肾有摄纳元气的功能，肾虚不能纳气，就会加重咳嗽、呼

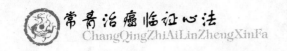

吸困难症状，表现为咳嗽、痰涎清稀量多、动辄气急，甚至气不得续。

一、病因治疗

对影响呼吸功能和引起咳嗽症状的原发肿瘤病灶进行手术切除、放射线照射等治疗，比如肺癌、纵隔肿瘤的手术切除，对肺鳞癌、纵隔淋巴肉瘤进行放疗等。

控制呼吸系统恶性肿瘤的并发感染和其他系统恶性肿瘤患者并发的肺部感染。采用广谱抗生素，或用做细菌培养和药物敏感试验的方法选择有效药物。

二、急性呼吸困难的处理

给予氧气吸入，并让患者安静休息，避免因精神紧张而加重支气管痉挛，加重呼吸困难。

保持呼吸道通畅。支气管有黏稠分泌物时，可以用蒸汽雾化吸入，稀释痰液，使之便于咳出。无力自行咳出时，用吸痰器帮助吸出。肿瘤阻塞气道严重的，必要时气管切开。

舒张支气管平滑肌。支气管痉挛严重时患者有哮鸣音，呼吸困难严重，此时可给予解痉药物。主要有：氨茶碱：片剂 0.1 ~ 0.2g，1 日 3 次；针剂 0.25 ~ 0.5g 加入 25% ~ 50% 葡萄糖溶液 40ml 中静脉注射。舒喘灵：2 ~ 4mg，1 日 3 次；气雾剂 0.2%，喷雾吸入。

呼吸衰竭者给予呼吸兴奋剂。主要有：尼可刹米注射剂：肌注或静注每次 0.25 ~ 0.75g，每 1 ~ 2 小时重复 1 次，可连续用 4 ~ 5 次，或与其他药交替使用。回苏灵注射剂：肌注每次 8mg；静注每次 8 ~ 16mg，用 25% ~ 50% 葡萄糖 40ml 稀释后缓慢推注。洛贝林注射剂：3 ~ 10mg，皮下或肌内注射，2 ~ 3 小时重复 1 次，1 日 3 ~ 4 次。

三、镇咳祛痰

痰黏难咳出，可用必嗽平片剂 8 ~ 16mg，1 日 3 次；氯化铵 0.3 ~ 0.6g，1 日 3 次；或 10% 氯化铵溶液 10ml，1 日 3 次。

干咳少痰，可用咳必清、咳米芬。

刺激性咳嗽，可用磷酸可待因0.03g，1日2～3次；或者使用镇静剂。

四、中医中药治疗

热毒壅肺、肺热阴伤型：咳嗽痰黏色黄，痰中可带血，或咳喘气急，发热汗出，口干舌燥，大便干结，舌质红苔黄，脉滑数。治拟清热解毒，养阴扶正，方用泻白散合沙参麦冬汤加减，药物有桑白皮、地骨皮、黄芩、银花、鱼腥草、瓜蒌、枇杷叶、沙参、麦冬、桔梗、川贝、天花粉、前胡等。

痰浊犯肺型：呼吸困难，或伴呛咳、胸闷气短、面目浮肿、痰多色白黏腻，可以伴胸腔积液、舌苔白腻、脉滑。治拟祛痰利湿，宣肺平喘，方用葶苈大枣泻肺汤合二陈汤加减，药物有葶苈子、茯苓、半夏、陈皮、猪苓、紫菀、款冬、麻黄等。

脾肾两虚型：咳嗽痰多，色白而黏，动辄气急，食欲不振，畏寒肢冷，腰酸膝软，头晕目眩，小便清长，大便稀软，舌淡，脉沉细。治拟健脾益肾，方用四君子汤合肾气丸加减，药物有党参、白术、生黄芪、茯苓、甘草、山萸肉、肉桂、泽泻、麻黄、紫菀等。

五、其他治疗

胸腔积液、心包积液和重度腹水等压迫肺脏引起的呼吸困难，应该小心谨慎地抽取胸水、腹水和心包积液，改善肺部受压情况。

利尿药的应用。肺部感染、胸腔积液等肺部病变迁延不愈，都会引起肺动脉高压，右心负担加重，引起肺郁血，加重咳嗽和呼吸困难。另外，各种原因造成上半身水肿等，也会加重呼吸困难症状，此时可以用利尿剂。胸腹水、心包积液等，也可以用利尿剂利尿。常用的有：双氢克尿噻片剂：25mg，1日3次，口服。安体舒通片剂：20～40mg，1日3次，口服。速尿针剂：20mg，1日1～2次，肌内注射。

第四节 出 血

出血是恶性肿瘤的常见症状之一。排除其他原因之后的持续不断出血，往往是临床诊断恶性肿瘤的一个重要依据。某些恶性肿瘤在病程的一些阶段，还会出现大量的、不容易控制的出血。

恶性肿瘤出血的主要病因如下：肿瘤组织浸润生长，侵犯了肿瘤周围的毛细血管，致使血管破裂出血；肿瘤组织由于生长过度，血供不足，营养不良，发生自身坏死溃破而出血；放射治疗损伤了血管管壁，使血管壁纤维化，通透性增加，造成渗血和溢血；放疗、化疗以后，骨髓造血功能受到抑制，血小板生成减少，或者放、化疗损害了肝功能，在肝脏合成的凝血因子量减少，都会造成出血；恶性肿瘤患者的血液处于高凝状态，要消耗掉大量的血小板和凝血物质，血小板和凝血物质匮乏也会造成出血或加剧出血倾向。

中医把出血病症的病因病机归纳为气、火、瘀三类。气，指脾气虚弱，中医说"气能摄血"，就是说"气"能够控制血液在血脉里正常地运行，如果各种原因导致脾气亏虚，气就不能摄血，血跑到血脉外即出血了。又认为"火能迫血妄行"，不论是实火还是虚火，都会逼迫血液走出血脉外面而出血。如果瘀血阻滞在血脉之中，使正常的血流不能循行在血脉之中，溢出到脉外，也是造成出血的原因。恶性肿瘤的出血，也不外乎这三个病因病机。肿瘤是因为瘀血停滞，结成肿块而生成的，血液无法正常循行于血脉之中，所以这肿块容易出血；有的肿瘤又有火热毒壅的表现，火毒腐蚀血管，也可造成出血；恶性肿瘤中后期必定有气虚，气虚加重出血。

不同的恶性肿瘤根据其肿瘤生长的不同位置，表现出不同的出血症状。比如肺癌患者有咯血，鼻咽癌患者鼻涕中带血，胃癌患者有呕血和黑便，直肠癌患者则便血，血色鲜红，膀胱癌患者有血尿，子宫和子宫颈癌患者有阴道出血，或者白带中带血等。血管肿瘤患者常常有大量出血，或者出血不止。当胃肠道肿瘤侵犯到较大的血管，或者肝癌后期食管下端和胃底静脉曲张，血管破溃后可以造成大量出血，甚至引起失血性休克，危及患者的生命。

一、对症治疗

出血的对症治疗，就是有效及时地止血。可以用服药的方法，也可以用局部加压及冷冻、电烙等办法使破损的血管关闭，达到止血的目的。

1. 药物止血

根据止血的作用原理，一般分为三种类型，分别是作用于血管的止血药，像安络血、止血敏、脑垂体后叶素、路丁等；促进凝血的药物，如纤维蛋白原、凝血酶原复合物、凝血质、维生素 K 类等；抑制纤维蛋白溶解的，如 6

–氨基己酸、抗血纤溶芳酸、止血环酸等，临床上常将几种不同机制的止血药联合起来一起运用，效果更好一些。

主要有：①维生素 K 类：片剂 K_4，每次 $4 \sim 8mg$，1 日 3 次。针剂 K_8，每次 $4 \sim 8mg$，1 日 $2 \sim 3$ 次肌注。针剂 K_1，每次 $10 \sim 20mg$，1 日 $2 \sim 3$ 次肌注。②安络血片剂：每次 $2.5 \sim 10mg$，1 日 $2 \sim 3$ 次口服。或针剂 $10 \sim 20mg$，1 日 2 次肌注。$0.5 \sim 1.5g$，1 日 1 次，静滴。③脑垂体后叶素：针剂每次 5u，每隔 $3 \sim 4$ 小时 1 次，连注 $4 \sim 12$ 次；静滴 $5 \sim 10u$，稀释于 $5\% \sim 10\%$ 葡萄糖 $200 \sim 500ml$ 中，1 日 $1 \sim 2$ 次。④止血环酸：针剂，每次 $25 \sim 50mg$，1 日 $1 \sim 2$ 次肌注；针剂 $500mg$，稀释于 $5\% \sim 10\%$ 葡萄糖 $500ml$ 中，1 日 1 次静滴。

2. 压迫止血

比较大的血管破裂出血，药物治疗一般无效，要采用对出血部位压迫的止血方法。比如肝癌晚期引起的食管下端、胃底静脉曲张出血，常采用插入三腔管进行胃底、食管气囊填塞压迫止血。子宫颈出血，可以在局部用纱布、棉球填塞压迫止血等等。

3. 冷冻、电烙、放射、手术止血法

某些部位的毛细血管破裂造成出血不止时，可以用冷冻、电烙、放射线照射出血点的方法，将出血的小血管闭塞，止住出血，或者用外科手术结扎术止血。比如鼻咽癌出血不止，可用冷冻法；膀胱出血不止，可通过膀胱镜，行电烙术；子宫出血可用放射线照射止血；食管下端静脉出血用三腔管气囊压迫无效时，可行外科手术，结扎血管等。

二、中医中药治疗

根据中医病因病机和辨证施治的原则，将出血分成以下几型来治疗。

血热络伤型：血色鲜红或紫红，发热烦躁，咽干口渴，舌红苔黄脉数。用犀角地黄汤、黄连解毒汤等治疗。药物有水牛角、黄连、生地、丹皮、白茅根、大蓟、小蓟、地榆、藕节、侧柏叶。

脾不统血型：出血量较大，血色较淡，肢倦体乏，舌淡苔白，脉细。用补气健脾汤加减，药物有黄芪、白术、党参、茯苓、当归、山药、阿胶、血余炭、地榆、仙鹤草等。

瘀血阻络型：血色紫黑，胸腹刺痛，痛有定处，舌青紫有瘀斑，脉涩。用祛瘀止血汤治疗，药物有丹参、血见愁、生地、三七、花蕊石、侧柏叶、茜草等。

三、抗休克及护理

大量出血以后，患者的血容量降低，可以引起失血性休克。表现为血压下降，心跳加速，面色苍白，皮肤湿冷，或者有烦躁不安的表现。要立即让患者平卧，或者垫高双脚，取脚高头低位，改善脑部的血液供应。及时输液，或者输血。严重时可以使用升压药。让患者安静地休息，给予精神安慰，避免过度精神紧张。有烦躁不安症状者，可以用安定等镇静剂。

第五节　呕　　吐

呕吐是消化道肿瘤的常见症状。脑部肿瘤可以有剧烈的喷射状呕吐。恶性肿瘤化学治疗、放射线治疗后也可以有呕吐的副反应。

呕吐与恶性肿瘤有关的常见原因如下：由于消化系统恶性肿瘤使消化道阻塞或者受压，食物及胃内容物不能顺利地通行，停滞储留在消化道中，积聚过多后，逆流出口腔即呕吐。比如食道下段、胃贲门癌肿表现的食入即吐；胃癌伴幽门梗阻，食物积聚在胃中，餐后 4~6 小时呕吐；空肠上段受压或梗阻则呕吐物中带有胆汁；小肠下段梗阻呕吐物带有粪臭味等。脑部肿瘤使得颅内压力增高，延脑的呕吐中枢或者迷走神经受到压迫刺激引起呕吐，这种呕吐呈喷射状。恶性肿瘤患者接受放疗、化疗后，消化道黏膜的毛细血管扩张，充血水肿，受到损伤，也要引起呕吐。有的化疗药物会兴奋延脑呕吐中枢，引起剧烈的呕吐。

中医认为，呕吐的病因病机有外邪犯胃、胃郁食滞、胃热亢盛、肝气犯胃、痰涎壅胃、胃阴耗伤和脾胃虚寒等等。恶性肿瘤所致的呕吐与胃郁食滞、痰涎壅胃、胃阴耗伤、脾胃虚寒等有关。肿瘤生长在胃肠道内，阻碍了气机的正常运行和食物的正常传送，造成胃郁食滞。食滞过多过久，可上出食道而作吐。恶性肿瘤影响脾胃功能，使脾胃不能运化饮食物，而内生痰饮，痰涎停宿在胃中，亦常上泛作吐。痰饮和食滞郁久，或者化热化火耗损胃阴，致胃失濡养，气失和降，或者损伤脾胃的阳气，致脾胃虚寒，不能腐熟水谷，都可以导致呕吐。

一、对症治疗

灭吐灵（胃复安）：止吐作用较强，有放松胃幽门，加快胃内容物排空的作用。一般肌内注射后 15 分钟就可发挥作用，对化疗、放疗后的呕吐副反应效果较好。口服片剂每次 10～20mg，每日 3 次，饭前半小时服用。针剂 20～40mg 肌内注射。

茶苯海明（晕海宁）：对手术后引起的呕吐、放化疗后呕吐副反应有效，片剂每次 50mg，1 日 3 次，口服。

止呕灵：有较强止吐作用，可用于各种呕吐，胶丸 50mg/粒，每次 4 粒，1 日 3 次，口服。

维生素 B_6：对化疗、放疗等引起的呕吐有效，口服每次 10～20mg，1 日 3 次，肌内注射每次 25～50mg，每日 1～2 次。

二、中医中药治疗

胃郁食滞型：胸腹胀满则吐，呕吐酸腐宿食。嗳气吞酸，朝食暮吐，暮食朝吐。舌苔黄，脉弦滑。治拟消积导滞，方用生姜橘皮汤，药物有生姜、橘皮、神曲、麦芽、鸡内金、川朴、大黄、莪术。

痰涎壅胃型：呕吐痰涎样黏液，胸闷，头晕目眩，心慌，身重倦怠，时时泛泛作恶，苔白腻，脉滑。治拟化痰降逆止呕，方用半夏泻心汤加减，药物有半夏、黄芩、黄连、干姜、代赭石、旋覆花、人参、竹茹、陈皮。

阴虚胃热型：呕吐酸苦，口渴咽干，口有臭味，心烦不安，舌苔黄，舌质红，脉细数。治拟养阴清胃止吐，方用竹茹养胃汤加减，药物有竹茹、制半夏、橘皮、黄芩、玉竹、麦冬、枇杷叶、柿蒂。

脾胃虚寒型：呕吐清水痰涎，胃脘不舒，得温可减，得寒则甚，四肢不温，舌苔白腻，脉迟缓。治拟健脾温中，散寒止呕，方用丁香吴萸汤加减，药物有人参、吴萸、丁香、柿蒂、陈皮、白术、半夏、干姜、大枣。

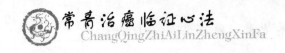
第六节　便　　秘

便秘是指粪便在肠道内停留时间过长，水分被肠腔吸收，使便质变得干燥、坚硬，不容易排出的症状。一般认为，进食后食物残渣在 48 小时以上未能排出，就是便秘。

便秘是消化系统疾病的常见症状。恶性肿瘤患者也常常出现便秘，常见原因如下：结肠癌、直肠癌等肠道肿瘤生长得较大，或者腹腔内其他部位肿瘤在肠外压迫，使肠道变得狭窄，阻碍了粪便的正常通过，使之停留时间延长，严重时甚至发生肠梗阻。恶性肿瘤中晚期患者，进食减少，或只进食流质等残渣少的食物，肠道缺少纤维素的刺激，肠蠕动减少而产生便秘。胆囊、胰头等消化系统肿瘤并发感染，炎症分泌物刺激肠管，也可使肠蠕动减少而产生便秘。另外，恶性肿瘤晚期患者，体力消耗过度，长期卧床，排便无力，也可产生便秘。

中医认为，便秘的病因病机多与燥热结于肠道，肠燥阴液不足及情志失畅，气机郁滞；体质亏虚，气血不足等有关。肠道内恶性肿瘤由热毒、瘀血等形成，壅积日久，常会化燥化热，燥热耗损肠液，使得肠燥、津枯，粪便就不能正常传导，形成便秘；肿瘤患者常常情志失畅，精神忧郁，使气机运行受阻而产生便秘；肿瘤停滞也要阻碍气机的正常运行，使肠胃通降功能失常，糟粕内停，不得下行而大便秘结；肿瘤是慢性消耗性疾病，病久势必导致患者体质亏虚，气血不足，气虚则肠道传送乏力，血虚则津枯不能滋润大肠，都使便结肠内而成便秘。

一、病因治疗

1. 手术治疗肠道阻塞

如果是由于肿瘤阻塞肠腔，或者肠外肿瘤压迫肠腔而造成的便秘，甚至肠梗阻的，应及早采用外科手术方法，或切除肿瘤，或行肠道改道术、造瘘术，采用人工肛门等，及时纠正、改善消化道阻塞情况。

2. 纠正肿瘤继发感染

因肿瘤继发感染而引起的便秘，应该先用抗菌药物抗感染，炎症消退之后，便秘症状也就随之减轻。

二、中医中药治疗

根据中医病因病机理论及辨证施治原则，将恶性肿瘤引起的便秘分成燥热内结型、气机郁滞型和气血亏虚型。

燥热内结型：大便干结，小便短赤灼热，面红身热，口干口苦，舌红苔黄燥，脉数。治拟清热润肠法，用麻子仁丸（中药店有成药出售），药物有大黄、麻仁、杏仁、芍药、枳实、厚朴，加白蜜制成丸药。

气机郁滞型：大便秘结，有便意却排不出，嗳气，腹中作胀作痛，胃口差，舌苔薄，脉弦。治拟顺气行滞法，用六磨汤，药物有木香、乌药、大黄、槟榔、枳实。

气血亏虚型：有便意，临厕却无力努挣，挣时汗出气短，大便并不干硬，面色少华，心慌头晕。治拟养血益气润肠通便，方用济川煎、黄芪汤等加减。药物有肉苁蓉、牛膝、当归、黄芪、麻仁、郁李仁、黑芝麻、生地、蜂蜜。

中药中一些润肠、通便的药，可以在用中药治疗恶性肿瘤有便秘兼症时随证选择加用，如大黄、朴硝、火麻仁、郁李仁、蓖麻油、瓜蒌仁、黑芝麻、肉苁蓉、胡桃肉、蜂蜜等。

三、其他治疗

灌肠通便及食指挖出粪便：如果粪便积在直肠、乙状结肠等低位肠段，服泻剂一般无效果，要采用灌肠的方法，使坚硬的粪块溶化而排出。可用温肥皂水约200ml 或50%硫酸镁30ml、甘油60ml、水90ml 配成灌肠液灌肠。堆积在直肠内的坚硬粪块，有时灌肠液无法灌入，可戴上手套，以食指沾润滑油将其扣出。

注意食物调配：病情允许情况下，多食水果、蔬菜及其他多渣食物，多食油脂较丰富的食物，如黑芝麻、胡桃肉等。

气功、按摩及适当锻炼，改善腹肌衰弱情况：病情许可，多下床活动，做简单的腹部肌肉运动。或者练气功。此外，可以自己用右手从右下腹部开始—右上腹部—上腹正中—左上腹部—左下腹部顺序向前推进，按压，每天3~4次，每次反复进行4~5次，增加横膈、腹肌、肠平滑肌、提肛肌等排便动力肌的功能。

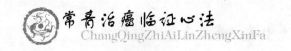

培养定时大便习惯：每天定时上厕。即使无便，也蹲上半小时，锻炼意志指挥肠管的蠕动。

第七节 腹 泻

腹泻是原发性和转移性肠道恶性肿瘤、消化系统的恶性肿瘤，以及其他肿瘤影响肠胃功能后的常见症状。

恶性肿瘤引起腹泻的常见原因如下：直肠癌、结肠癌、乙状结肠癌、肛管癌等肠道肿瘤的癌肿组织，压迫、刺激肠腔，引起肠道激惹症状，同时这些部位的癌肿组织并发感染，坏死溃烂，使炎性黏液性、血性分泌物增多，也会造成腹泻。胃癌、肝癌及胰腺、胆囊等消化系统肿瘤，常因消化功能障碍而造成腹泻。或者这些肿瘤分泌的毒素，刺激肠道引起腹泻。某些肿瘤手术以后，改变了消化道的结构和功能，如胃癌手术后吻合口过宽，肠道造瘘术后食物进入肠道过快，胃、胆囊、胰腺等手术后消化酶等减少而引起食物消化吸收不良等，都可引起腹泻。另外，恶性肿瘤放射治疗、化学治疗以后，引起胃肠黏膜损伤、炎症和水肿，出现腹泻的副反应。

中医认为，一般腹泻的病因病机主要有：外受四时不正之气，热毒和湿毒侵犯肠道，内蕴积聚，影响肠道的传化；或者饮食不节，情志失畅等原因，使脾胃运化功能失调，消化不良；或者久病以后，脾气亏虚，肠胃的消化机能受到伤害，不能正常地腐熟水谷等等。恶性肿瘤引起的腹泻也不外乎这些病因病机：肠道肿瘤主要是由湿毒和热毒的壅积。消化系统肿瘤的生成还常常可因饮食不节、情志失畅等原因造成。而中晚期恶性肿瘤患者多有脾气亏虚的表现。脾失健运，气机不畅，食物不能化作精微物质被人体吸收，而反变成为湿浊，下注大肠，造成腹泻。

重度的、次数多而急骤的腹泻常常会造成患者水、电解质平衡失调和脱水。慢性的、历时较长的腹泻引起食物营养的吸收不良，加重肿瘤病情，使患者的一般情况恶化。所以都要积极进行治疗。

一、对症治疗

排除细菌感染等原因的功能性腹泻常常可用止泻药对症治疗。常用的止泻药物有：

止泻剂：用于重度的功能性腹泻，如肠活动亢进、放射性结肠炎、肝癌非感染性腹泻等。常用药物：阿片酊，0.3~1.0ml 1次口服，每日1~3次。复方樟脑酊，每次2~4ml。

收敛药：通过减少和吸收肠道分泌液体起止泻作用。常用药物：鞣酸蛋白，片剂，每片0.25g，成人每次4~8片，1日3次。次碳酸铋，片剂，每片0.3g，每次1~3片，1日3次。复方苯乙哌啶片，成人每次1~2片，1日3次。

吸附止泻剂：通过吸附肠道内的气体和毒物，起止泻和阻止毒物被吸收的作用。常用药物：药用炭片，每次1.5~4g，1日2~3次；矽炭银片，每次1~3片，1日3~4次空腹服。

二、中医中药治疗

根据中医的辨证施治原则，临床可将肿瘤引起的腹泻分热毒瘀肠、湿毒凝滞、肝气肠毒互结、脾虚湿聚、脾肾两虚等五型。

热毒瘀肠型：大便溏薄或带有脓血，秽臭难闻，腹部疼痛，或肛门灼热，发热口渴，舌质红，苔黄或黄腻，脉弦数。治以破积化瘀，解毒散结。用大承气汤、大黄牡丹皮汤加减。药物有三棱、莪术、青皮、桔梗、益智仁、香附、大黄、丹皮、桃仁、红花、藤梨根。

湿毒凝滞型：泻下稀薄，或夹有脓血，腹部有肿块，腹痛肠鸣，舌苔厚白腻，舌质红紫暗，脉迟紧。用解毒化湿法治疗，平胃散、白头翁汤加减。药物有苍术、厚朴、陈皮、秦皮、白头翁、马齿苋、黄柏、当归、吴萸。

肝气肠毒互结型：腹痛腹泻，泻后痛不减，腹满作胀，胸胁胀闷，可有吞酸嗳气诸症，舌苔薄白，舌质红或紫暗，脉弦或弦紧。治以抑肝扶脾，用痛泻要方、木香顺气丸、当归丸等加减。药物有白术、白芍、陈皮、防风、当归、川芎、莪术、延胡索、青皮、木香、川楝子、小茴香、藤梨根。

脾虚湿聚型：大便时溏，便中夹未消化食物，胃纳不佳，腹胀作痛，按之减轻，苔腻或白腻，脉濡。治以健脾化湿，用胃苓汤、藿朴夏苓汤、参苓白术散等治疗。药物有白术、党参、苍术、米仁、茯苓、猪苓、陈皮、藿香、半夏、白头翁、马齿苋。

脾肾两虚型：见于恶性肿瘤后期。大便清稀，或带有脓血，腹胀肢肿，腰膝酸软，全身乏力，形体羸瘦，舌质暗，舌苔白腻，脉细。治以健脾补肾，

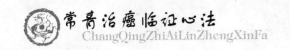

解毒化湿，用苡仁附子败酱散、四神丸加减。药物有生米仁、制附子、败酱草、秦皮、紫河车、桑寄生、白术、淫羊藿、黄芪、补骨脂、吴茱萸、五味子。

第八节 水 肿

水肿有全身性和局部性的不同，恶性肿瘤引起的水肿也包括这两种。

恶性肿瘤引起全身性水肿的主要原因如下：恶性肿瘤后期，患者常有恶液质表现，严重营养不良，贫血、低蛋白血症、维生素 B_1 缺乏等，使血浆胶体渗透压降低，液体渗出血管进入组织间隙。同时，恶性肿瘤造成心、肝、肾等脏器的功能或器质性改变，如心功能减退，静脉淤血，血液滞留，血浆渗出组织间隙，可造成水肿；肾功能减退，水液代谢障碍，水钠潴留，也造成水肿；肝硬化腹水，发展合并水肿。局部水肿表现在身体某个部位的皮下组织、血管外组织间隙等，大都是因为这些部位的血管、淋巴管受到肿瘤压迫，使血液和淋巴液回流障碍，在局部潴留，时间长了渗入皮下组织形成水肿。

中医认为，水液代谢与肺气的通调、脾气的运化、肾气的开阖功能有关。如肺、脾、肾三脏功能失调，则水液代谢发生障碍，溢于皮下成为水肿。与恶性肿瘤水肿有关的，主要是脾肾两脏的阳气不足，不能蒸化水液，水湿浸渍于全身；或者肿瘤导致湿毒和湿热壅盛，造成局部或全身水肿。从这些病因病机出发，一般可以将恶性肿瘤性水肿以水湿浸渍型、脾阳不足型、肾阳虚衰型和湿热壅盛型来分型治疗。

一、病因治疗

水肿病因治疗就是寻找水肿形成的原因，针对原发疾病和病理改变进行治疗，原发病因消除了，水肿也可以得到缓解。

由于长期消耗，营养不良造成的血浆蛋白低下性水肿，可以给患者静脉输入人体白蛋白、复方氨基酸、血浆、水解蛋白，或者输血，摄入高蛋白饮食等，使血浆白蛋白提高，血液的胶体渗透压提高，水肿可以得到缓解。

心功能衰竭引起的水肿，要在医生指导下使用洋地黄类强心药物，纠正心力衰竭。肝肾功能障碍者给予保护肝肾功能的药物，纠正肝肾功能。

癌性胸腹水，抽去胸腹水后再在胸腹腔内注入抗癌药，杀灭肿瘤细胞，使腹腔内毛细血管渗透性降低，胸腹水减退，水肿也可以得到缓解。

二、对症治疗

主要是指用利尿药。利尿药可分强、中、弱三种。强效、中效利尿药，如速尿、利尿酸等，大都有增加机体内钾、钠、氯离子排出的作用。弱利尿药则钾离子排出很少，钠、氯、碳酸氢根离子排出增加。对于恶性肿瘤患者来说，大多数体质已经比较虚弱，往往又摄入食物不足，所以使用时要先选用中效和弱效利尿药，用药期间要密切观察血电解质变化情况，避免造成水、电解质的平衡失调。在出现心衰、肺水肿、肾衰少尿等病情危重时要及时采用强利尿药，迅速控制病情后再停用。另外，利尿药容易产生耐药性，最后选择不同类型的药物轮流使用。

三、中医中药治疗

水湿浸渍型：肢体浮肿，身重困倦，胸闷泛恶，小便短少，舌苔白腻，脉沉缓，治以温化水湿，通阳利水，方用胃苓汤、五皮饮加减。药物有苍术、白术、厚朴、茯苓、猪苓、泽泻、陈皮、大腹皮、桑白皮、生姜皮、肉桂。

脾阳不足型：腰以下和下肢水肿为主，神倦纳呆，腹胀便溏，小便短少，脉沉缓或沉迟，舌苔白滑。治以温阳健脾，利水消肿，方用实脾饮加减。药物有党参、白术、厚朴、干姜、附子、木瓜、茯苓、木香、甘草、大枣、山药、扁豆。

肾阳虚衰型：全身浮肿，腰以下为重，神色疲倦，四肢不温，胃纳不馨，大便溏薄，腰膝酸软，面色㿠白，舌淡胖，苔白或白滑，脉沉细，治以温肾助阳、行气化水，方用真武汤加减。药物有附子、茯苓、白术、白芍、生姜、肉桂、巴戟天、胡芦巴，以及中成药金匮肾气丸。

湿热壅盛型：局部或全身水肿，皮肤光亮，口渴烦躁，小便短赤，或者大便秘结，胸闷脘痞，舌苔黄腻，脉沉数。治以清热利湿消肿，方用疏凿饮子加减。药物有槟榔、川椒目、茯苓、大腹皮、泽泻、木通、猪苓、竹叶、黑白丑、秦艽、葶苈子、甘草。

中药中有许多利尿药，可以在恶性肿瘤辨证施治处方时选择加用，不仅

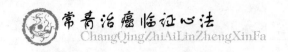

有利尿效果，而且无副作用，如泽泻、猪苓、茯苓、白术、木通、车前子、车前草等。

第九节 脱 水

在正常情况下，人体组织中的水分约占体重的 60%。不论什么原因，引起水分的过量丧失，在临床上称为脱水。脱水还常常伴有钾、钠、氯等电解质的丢失和紊乱，伴有酸中毒。脱水、电解质紊乱、酸中毒程度严重时，可以影响心、肾、脑等重要器官的功能，出现血压下降、休克，甚至昏迷等严重情况，所以，临床医生都非常重视。

恶性肿瘤造成脱水的常见原因有：首先是腹泻和呕吐使水分大量丢失。消化道肿瘤患者，尤其合并消化道感染的时候，常出现严重的腹泻和呕吐；脑部肿瘤患者由于颅内压增高，也会出现顽固性的剧烈呕吐。二者都会使水分和电解质从消化道大量丢失，出现脱水和电解质紊乱。其次是摄入水分不足。食管、口腔、幽门、贲门、肠管等处的肿瘤，由于阻塞了通道，使食物、水分的咽下和通过发生障碍，另外在恶性肿瘤晚期，患者厌食和不能进食等，都可以使水分和电解质等的摄入严重不足。另外，肿瘤合并急性感染，或者肿瘤组织坏死，大量毒素被机体吸收，可以导致患者高热不退，出汗过多，体液和电解质大量丢失。

根据脱水程度不同，可以将脱水分为轻度、中度和重度。轻度脱水的体液丢失量约占体重的 2% 左右，患者感到口渴，皮肤弹性略差，眼窝稍有下陷，但是尿量还正常。中度脱水的体液丢失量约为体重的 4%～8%，患者感到明显的口渴，皮肤弹性差，眼窝明显下陷，尿量减少。重度脱水的体液丢失量占体重 8% 以上，上述各种症状更加明显，尿量极少或无尿，患者出现神志不清、嗜睡、昏迷、休克等情况。

中医把脱水称为"伤津"，严重的称作"脱液"。与恶性肿瘤有关的"伤津"、"脱液"的病因病机主要有：一是胃气失和。肿瘤梗死，痰浊内生，瘀血内阻等均可使胃失通降，气机不和，胃腑不能正常发挥受纳饮食物的功能，使水分的摄入明显减少。二是脾运不健。恶性肿瘤系慢性消耗性疾病，病程一长，总要出现脾气虚弱，运化失权的情况，不能将饮食物化为津液，而出现腹泻、呕吐等症状，日久伤津耗液。三是热盛伤阴。恶性肿瘤感受热邪、热毒，均可致热毒亢盛，壅积体内。热为阳邪，必伤其阴，耗损阴津阴液。四是正气衰败。肿瘤后期，久病邪胜正衰，阴阳气血均已失调，阴液的生成亦已衰竭，再加上种种耗损不复，出现脱液的症状。

一、对症治疗

从静脉补充水分和电解质，常用的有 5% ~ 10% 葡萄糖溶液、生理盐水、平衡液、低分子右旋糖酐、水解蛋白、复方氨基酸等。补液时应注意心功能情况，如果患者出现心悸、气急等情况，应减慢输液速度，减少输液量。

纠正代谢性酸中毒：代谢性酸中毒多见于肠道造瘘、严重的腹泻等，使体内的碱性物质大量丢失，或者并发急性感染、休克、肾功能衰竭、糖尿病等，使体内的酸贮积过多。能够口服的患者，可以口服碳酸氢钠片，每次1 ~ 2g，每日 3 ~ 4 次。不能口服的，静脉滴注 5% 碳酸氢钠，每公斤体重给予2 ~ 4ml；或 11.2% 乳酸钠，每公斤体重 1 ~ 1.5ml。不能用钠盐的，选用 7.28% 的三甲基氨基甲烷（TRAM），每公斤体重 2 ~ 3ml。以后再根据临床表现和测得的二氧化碳结合力计算用量。

纠正代谢性碱中毒：代谢性碱中毒常见于急性幽门梗阻，剧烈呕吐，致使酸性物质大量丢失。一般补充生理盐水，口服氯化铵每次 1 ~ 2g，每日 3 次，即可获得纠正。也可以根据二氧化碳结合力测定，计算用量。

补充电解质和营养：恶性肿瘤后期，不能进食，营养不良的患者，除了补充液体以外，还要补充蛋白质等营养物质。蛋白质的补充量一般是成人每日每公斤体重给予 0.6g，同时给予维生素 B、维生素 C、氯化钾等，必要时还可给予脂肪乳化剂。不能进食患者一天营养物质的常用量包括：维生素 C 2g，维生素 B_6 100mg，10% 葡萄糖 500ml，10% 氯化钾 10 ~ 20 ml，低分子右旋糖酐 500ml，水解蛋白 500ml，复方氯化钠 500ml，ATP 20mg 加普通胰岛素 8u，或再加 5% 葡萄糖生理盐水 500ml。

蛋白质还可以选用 50% 血清白蛋白 20 ~ 50ml，人血干冻血浆 1 瓶，复方氨基酸 250ml。出现恶液质，从静脉输注脂肪乳剂，每日每公斤体重给 10% 脂肪乳剂 20ml 或 20% 脂肪乳剂 10ml。

二、中医中药治疗

在上述各种方法补充水分、电解质、营养物质的基础上，按照中医辨证

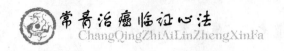

施治方法给予中药，口服或者通过鼻饲管、瘘管注入，可以改善患者的一般情况，巩固疗效。

常用的基本方剂是增液汤加味，药物有玄参、生地、麦冬、天冬、沙参、白茅根、石斛、知母、天花粉、太子参。胃气失和型症见呕吐较剧，腹部作胀，嗳气频频，可在上方基础上加旋覆花、代赭石、制半夏、陈皮、竹茹等；脾失健运型常见气阴两虚证候，如不思饮食，腹泻不止，四肢倦怠，面色不华等，可以加党参、黄芪、白术、茯苓、甘草等；热盛伤阴型常常发热不退，大便干结，小便短赤，可加银花、连翘、生石膏、芦根等。

第十节 休 克

休克的主要临床表现是血压下降，心率加快，四肢和皮肤湿冷，全身无力，静脉萎缩，尿量减少，神志模糊，甚至昏迷。休克是因为严重疾病、外伤等各种原因引起的急性循环功能不全，使心脏、肾脏、大脑等生命重要器官得不到足够的血液灌注，全身细胞缺氧，代谢紊乱而产生的。

恶性肿瘤患者出现休克的常见原因如下：一是出血。胃肠道等部位的恶性肿瘤浸润生长，造成周围毛细血管破溃，肝癌造成肝脏破裂，肝癌引起食管下端或胃底静脉曲张破裂等都会出现大量的出血，患者的血容量急骤降低，导致出血性休克。二是中毒性休克。肿瘤并发呼吸道、胆道等严重的感染，机体受到细菌毒素的侵袭，可导致中毒性休克。三是过敏性休克。过敏体质的肿瘤患者，使用血清、白蛋白、水解蛋白等生物制品，感染时使用青霉素以及使用其他一些药物时，发生的变态反应，一些患者可能会产生过敏性休克。四是神经性或创伤性休克。恶性肿瘤组织浸润压迫神经，骨肿瘤造成病理性骨折等，都可以导致剧烈的疼痛。剧烈疼痛抑制了血管舒缩中枢，使周围血管扩张，有效血循环量突然减少，发生休克。

中医把休克归入"厥脱"范畴。恶性肿瘤引起的休克可以分成血厥、气厥、热厥、寒厥几种类型。人体内阴阳平衡，气血调和，才能发挥正常的生理功能。血有滋养全身各组织器官的作用，气推动人体的各种生理活动，像血液的运行、呼吸、消化功能的正常发挥、骨骼肌肉的运动、皮肤汗孔的开合等等。厥脱产生的病因病机主要是，在恶性肿瘤的病程中，如果出现了一些危重的变化，或者紧急的应激情况，使人体的气血逆乱，阴阳失调，甚至阴阳相离，就会出现四肢厥冷，血压下降，心率加快，神识昏糊甚至昏迷。比如恶性肿瘤并发大出血，使体内血液骤然减少，脉络空虚，气随血的失去而虚脱，就会出现上述一系列休克的症状；恶性肿瘤组织坏死或并发细菌感染以后，热毒郁积在机体之内，损伤气阴，继则阴阳两伤，最后也可以发展成厥脱；患者情志急骤波动或者有剧烈的疼痛，使机体内的气机不能顺接，会气陷气脱成为厥脱。

一、休克的紧急处理

1. 患者平卧，不用枕头，或者抬高下肢，注意保暖，保持环境安静。严密观察血压、脉搏、呼吸变化。

2. 保持呼吸道通畅，及时给予氧气吸入。

3. 输液，输血，纠正酸中毒等支持疗法。

二、病因治疗

出血性休克：采用止血药等方法及时止住出血，补充血容量，输血或输入代血浆、右旋糖酐等。止血药可选用：止血环酸 250～500mg 或止血敏 0.5～1.5g 肌内注射或静脉滴注。维生素 K_1 10～20mg 口服，维生素 K_3 4～12mg 每日 2～3 次肌内注射。

中毒性休克：控制感染，选用广谱抗生素或根据药敏试验选择敏感抗生素，同时补液，用右旋糖酐、代血浆等。

过敏性休克：抗过敏，立即肌内注射 1:1000 肾上腺素 0.5～1ml。氢化可的松 100mg 加入 25% 葡萄糖液 40ml 中静注，或地塞米松 5mg 静注。肌内注射抗组织胺类药物，如异丙嗪 25～50mg。

剧痛引起的休克：选用止痛药，杜冷丁 50～100mg 口服，或吗啡 10mg 肌注。

三、抗休克治疗

扩血管药物：无血容量减少的患者可以选用扩血管药物，改善周围血管的供血和重要脏器的血供情况。常用药物：阿托品，每公斤体重每次 0.03～0.05mg，每 30～60 分钟肌注或静注一次。654-2，每次 10～20mg，每 10～20

分钟静注一次。多巴胺，20～60mg 加入 250ml 葡萄糖液中静滴。

缩血管药物：扩血管药物疗效不佳或者血容量不足，又无法快速补充的患者可以选用缩血管药物。常用药物：重酒石酸间羟胺（阿拉明），15～100mg 加入 5% 葡萄糖液 500ml 中静滴。苯肾上腺素（新福林）5～10mg，30～60 分钟肌注一次，或者 20～40mg 加于 5% 葡萄糖 250～500ml 中静滴。血管紧张素 II（升压素），1～2.5mg 加入葡萄糖液 500ml 中静滴。

四、中医中药治疗

血厥：大量出血以后，症见面色苍白，头晕，呼吸短促，口唇指甲淡白，四肢湿冷，舌质淡，脉细软无力。治以养血益气，回阳救逆，方用参附汤、人参养营汤加减。药物有人参、附子、肉桂、黄芪、熟地、当归、白芍、白术、茯苓、五味子、麦冬。

气厥：症见四肢厥冷，呼吸气粗，牙关紧闭，头晕或晕厥，口唇青紫，舌质红，苔白脉弦。治以疏肝降逆，理气开郁，方用逍遥散合五磨饮子加减。药物有枳实、木香、沉香、当归、白芍、柴胡、薄荷、川芎、云苓、甘草。

寒厥：症见四肢厥冷，皮肤湿冷，面色苍白，体温下降，情志淡漠，舌质淡带紫暗，脉细无力。治以温脾补肾，回阳固脱，方用桂附人参汤。药物有肉桂、附子、人参、黄芪、干姜、麦冬、五味子、茯苓、白术、甘草。

热厥：症见高热，烦躁，口干，出汗，或有便秘，继而四肢厥冷，舌质红而干，脉虚数而大。治以清热解毒，救逆回阳，方用白虎汤、凉膈散加减。药物有生石膏、知母、大黄、银花、连翘、黄芩、山栀、麦冬、甘草。

第八章

癌症的综合预防

　　中医治未病学术观点乃中医的理论精华之一，其防患于未然的预防思想，对于肿瘤的预防尤有特殊意义。结合现代研究实践，预防肿瘤应从以下几方面加以实施。

第一节　实行防癌普查

一、开展防癌宣传教育

　　开展社会防癌宣传教育是控制肿瘤发生发展的重要环节，其对象不仅为普通社会成员、家庭成员，就是一般医务工作者亦应提高对肿瘤的认识，加强肿瘤的防治观念。这样，有利于提高早期肿瘤的发现率，从而获得较为理想的治疗效果。宣传内容包括：肿瘤的本质、发生发展的基本知识；早期诊断、早期治疗的意义；常见肿瘤的早期症状；肿瘤自我检查法；常用的诊断治疗方法；以及中医防癌于未然的"治未病"特色等。宣传教育的方法，可通过防癌通俗读物，如宣传手册、防癌科教电影、幻灯、电视或广播节目等实现。目的在于普及肿瘤知识，提高对常见肿瘤早期症状和可疑征象的警惕

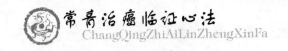

性；早期发现肿瘤，采取正确措施，树立战胜肿瘤的信念。

二、开展防癌普查

为了力争"三早"（早期发现、早期诊断、早期治疗），有必要定期开展防癌普查，在一定人群范围内，有针对性地对一种或一种以上的恶性肿瘤进行防癌普查，其包括对无任何自觉症状人的常规健康检查和对有可疑症状者的诊断性检查。

自我检查，加强防癌意识，也是家庭预防肿瘤的好方法，特别对一些在浅表部位或检查方便的肿瘤来说，自我检查是第一道防线。

在家庭中，可以两人相互对查，通常以 25 岁或 30 岁以上为主要对象，但也可根据某些肿瘤的发病年龄而有所变动，检查要求从头到足，从前到后，从左到右，从浅到深，顺序进行，不能遗漏。有些层次较深的检查在家庭进行有困难，可到医院进行，发现问题或有疑惑，可向医生询问。

（一）常规检查顺序

1. 头顶及枕部

常见有表皮样囊肿，以及乳头瘤、皮肤瘤、纤维癌、纤维肉瘤及恶黑瘤等。查时不遗漏头发盖着的肿物或溃疡。

2. 耳朵及耳后

常见有皮脂腺囊肿、黑痣及眼镜架压伤等。

3. 面部

农民或老年人常见皮肤角化痣，应注意有无癌变、胡须部黑痣，应注意有无外伤、感染等。

4. 口腔

先看上唇，再用压舌或筷子看内部（颊黏膜及口底部）有无白斑、溃疡、裂隙及牙尖刺伤等。

5. 颈部

颌下、颏下有无肿大淋巴结或唾液腺肿大；如果胸锁乳头肌上 1/3 区有肿大淋巴结，伴头痛、耳鸣，又有同侧鼻孔阻塞，要考虑鼻咽癌转移；左锁骨上淋巴结肿大，伴上腹不适或肿块，要考虑胃癌转移；右锁骨上淋巴结肿大，吞咽困难或嘶哑，要考虑食管癌或左肺癌淋巴结转移。盆腔肿瘤也可转移到左颈部。

注意勿将颈部白皮病误诊为白斑病，勿将扭伤引起的脂肪组织增生误诊为脂肪瘤或甲状腺肿瘤。

正常喉头软骨可活动，伴有正常响声。患喉癌时活动受限，正常响声消失，伴疼痛。

6. 四肢

观察有无皮肤角化、肿块、活跃痣。用手交叉检查两侧腋窝，扪到腋窝顶端，然后沿胸壁向上移动，注意有无淋巴结肿大及其他肿块情况。

7. 乳房及胸部

手指并拢手触乳房，发现肿块时，轻轻加压，注意有无乳头排液。乳管内乳头瘤常生在乳晕下之周围，若乳房不对称，或乳房向上收缩，应仔细记录。不能将"瞎乳头"（生理性乳头内陷）误诊为癌性乳头凹陷，同时观察有无副乳及黑痣等。

8. 腹部

检查肝、脾、胃肠及肾等内脏，同时也要检查前后腹壁有无肿块。

9. 生殖系

男性检查是否包皮过长、包茎，阴茎、龟头处有无黑痣、溃疡，睾丸是否未降（异位、隐睾），睾丸肿大的坚度、透明度、压痛等。

女性检查会阴、大小阴唇有无肿块、黑痣、白斑、肉痣等，用阴道扩器观察宫颈有无炎症、糜烂；有可疑肿瘤应涂片检查或活组织检查。检查阴道、宫颈、穹窿是否光滑、柔软。子宫体检时应作肛肠指诊以检查其位置、大小及附件有无肿瘤。

10. 直肠

戴指套或手套，醮润滑剂先压迫肛门使括约肌放松，要求操作轻柔，缓慢插入与转动。先检查肛管直肠后壁、侧壁有无肿块、溃疡，后检查前壁，注意前列腺有无增大或结节。检查完后，缓缓拔出指头，注意指套上有无脓血或其他分泌物等。

（二）可疑为癌症的危险症状

常见肿瘤的早期症状，在防癌宣传教育上多称为"危险症状"，指可疑为恶性肿瘤的症状，须予警惕。根据我国常见恶性肿瘤，一般应注意下列十二条主要危险症状：

1. 身体表浅部位经久不消，逐渐增大的肿块。
2. 表体黑痣、疣，有色泽加深、增大、脱毛、溃破等现象者。

3. 单侧耳鸣，听力减退，鼻塞，鼻衄，抽吸咳出鼻咽分泌物带血丝，或有偏头痛、颈部肿块者。

4. 吞咽食物有梗噎感，或食管内异物感，或胸骨后闷胀不适，或上腹疼痛者。

5. 持续性消化不良，食后上腹部饱胀感，或较长时间体重减轻，嗳气带蛋臭气者。

6. 咳嗽，痰中带血，或持续性嘶哑和干咳者。

7. 久治不愈的口腔等部溃疡。

8. 月经期外或绝经期后的不规则阴道出血，特别是接触性出血。

9. 便血、腹痛或腹泻、利秘交替者。

10. 无痛性血尿，老年性排尿困难，尿频，夜尿，尿流变细者。

11. 顽固性头痛，咳嗽、排便、喷嚏时头痛加剧，或偏盲，失眠，嗅觉、味觉改变，走路不稳者。

12. 原有肝炎史或嗜酒史，近来发现肝区不舒适，HBsAg 阳性或有肿块者。

上述症状，如有发现，须进一步检查，与其他疾病鉴别。

（三）中医四诊初筛法

根据第三章有关中医四诊的特色进行，以见微知著，为进一步有目标地进行理化检查确诊提供初筛依据。

第二节　消除致癌因素

针对某些已知或可疑的致癌因素，采取有效的预防措施，也是肿瘤预防的重要内容之一。

一、职业性癌症的预防

所谓职业性癌症是指由于职业原因经常接触特殊的化学、物理或生物致癌物所引起的癌症，这种癌症与职业性致癌物有非常密切的关系。如果清除或避免了这些致癌物的作用与参与，这些癌症就不会发生或发展。职业性癌症病因较明确，预防较容易，所以这方面的研究进展较快，收效也较明显。职业性癌症预防大致分以下几方面：

1. 对于某些产生致癌物质的的生产过程，应考虑停止生产，采用无致癌性或危害性较低的代用品，或改革工艺流程，避开致癌物质的影响。对于有些暂时还不能取消的生产，应采取措施，尽可能搞好机械化、自动化，管道密闭运输等，改造设备，改革工具，加强排气通风，采用湿式作业，减少风尘和烟雾等。

2. 加强一般防护措施。生产和加工以及接触致癌物的工人，应有良好的个人防护劳保用品，并要很好地维护及按需要更换，污染的工作服应送往采取了防护措施的洗衣间集中处理。此外，应有足够的沐浴和休息间等其他卫生间，并应先洗手再饮用水和食物。禁止裸露肢体进行工作。厂房应通风良好，并有足够的水源，保证厂房有良好的卫生条件。

3. 定期体检。应根据有关工作的性质和情况，定期进行体检（包括专科检查），及时发现癌前病变或其他早期肿瘤表现。由于诊断技术的不断提高，一些肿瘤可在早期甚至原位癌阶段获得诊断，以便提高治愈率。

4. 禁止怀孕期妇女从事有致癌危险的工作。动物实验证明，给予妊娠动物致癌物质，可引起子代动物肿瘤。流行病学调查资料也表明，致癌物能通过胎盘引起先天性畸形和后代儿童期肿瘤，致癌物还可分泌到乳汁中去。放射线照射对怀孕妇女，可引起胚胎染色体突变，造成小儿先天性畸形。

二、改善环境

环境条件对肿瘤的发生有很大关系，因此，搞好环境卫生，对预防肿瘤有着积极的意义。

1. 搞好环境卫生

几年来，在我国许多重点肿瘤的预防工作实践中，把预防工作和搞好环境卫生结合起来，充分依靠和发挥群众的智慧和力量，对于预防癌症的发病收到了较好的效果。如我国肝癌高发区和食管癌高发区，通过调查，发现这些肿瘤的发病与居民饮水的被污染有关。通过打井、改良水源或推广自来水及使用漂白粉等消毒措施，不但有利于预防肿瘤，而且直接促进了消化道传染病的预防工作。在农村中开展肿瘤预防，一定要注意同"两管"（管水、管粪）、"五改"（改造水井、厕所、蓄圈、炉灶、环境）紧密结合。实践证明，由于卫生条件的改善，不仅大大减少了常见传染病和寄生虫病的发生，

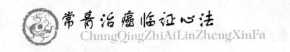

而且对预防癌症也起了很大作用。

2. 搞好工业"三废"的综合利用和处理

环境污染可造成居民癌症发病率的升高，因此要注意工业"三废"的综合利用和适当处理，把消除工业"三废"污染，保护和改善环境工作作为癌症预防的重要任务，切实做好。

3. 改良土壤和改变耕作方法

据调查，某地食管癌高发，可能与土壤中缺乏某些微量元素（包括钼）有关。经推广、应用钼酸铵肥料，不仅促使粮食增产，而且又能降低粮食作物的硝酸盐含量，提高农作物抗霉菌感染的能力，从而对预防食管癌起到了积极作用。

4. 改善居住条件

要逐步改善居住条件，搞好室内通风，减少烟尘和有害气体，实行人畜分居，增设一定卫生设备，疏通上、下水道，注意生活垃圾的处理，杜绝蚊蝇孳生，搞好个人卫生。这不仅是防治呼吸道传染病、肠道传染病、寄生虫病的需要，也是预防癌症的需要。

三、加强饮食预防

癌症的发生与发展大多与饮食习惯有关。饮食中的营养成分失衡，食物里缺少蛋白质、维生素、无机盐等均可引起癌症的发生，因此，饮食是人体营养的来源，饮食的调摄是健康长寿的重要环节，合理饮食，能促进健康，提高机体抵抗力和免疫力，有利于癌症的预防和治疗。癌症的饮食预防，首先要对某些与致癌有关的饮食因素采取相应的预防措施。

1. 不吃霉烂变质食物

防止食品发酵霉变，包括粮食、油料作物、肉类、蔬菜及其他食品受霉菌污染。因霉变食物不但破坏了营养价值，最主要是发霉后产生了毒素——黄曲霉素，特别是玉米、花生和棉籽中，黄曲霉素含量很高。这是一种强致癌物，可诱发肝癌、胃癌等。因此必须重视和大力宣传，防治粗粮和食品的霉变，减少和避免毒素污染，不吃霉烂变质的食物。

2. 改进食物的加工

不断改进食物加工及烹调技术，改变酸菜的做法，对食品添加剂的使用采取应有的卫生管理措施，不吃过分的煎、炸、熏、烤食物。因为食品在加工、烹调过程中所产生的化学致癌物，如烟熏制品中存在的苯并芘，是一种强致癌物。盐腌制品中有亚硝酸盐，也是一种很强的致癌物。烧焦的鱼、肉类，会形成一种强烈的致癌物质 F － 氨甲基衍生物。故长期食用烟熏的、盐腌的、油炸的食品，烧焦的鱼肉类及某些食物添加剂（着色剂、防腐剂、稳定剂）都可能引起常见的肺癌、食管癌、胃癌、大肠癌等。因此，在食物加工处理中，应避免烟熏、盐腌、过度的油炸及烧糊烤焦等方法，同时煎用过的食油，也含有致癌物，故不能重复使用。

3. 注意膳食平衡

应有适量的蛋白质、碳水化合物，多种足够的维生素、纤维素、矿物质等，多吃新鲜蔬菜。因为食物中缺乏某些保护因子，如维生素 A、B、C、E及一些微量元素如碘、钼、镁、氟等，可能与某些恶性肿瘤发病率较高有关，因此，在饮水或食盐中可添加某些物质，推广微量元素肥料，增加含有丰富维生素的副食品的摄入量。

4. 改变不良饮食习惯

饮食不宜过量，控制体重在正常限度之内。食谱不宜太窄，不要长期食用一种食物，应经常调换口味，不偏食。忌口不宜太严，不吃生鱼生肉，不吃过硬、过烫、过辛辣、过咸的食物，不饮酒，尤其是不过量饮酒，不吸烟。因为偏食或过量高蛋白、高脂肪饮食与肠癌、乳腺癌、前列腺癌的发生有明显的关系，可能与体内激素失衡有关，如体内血液中的催乳素相应提高，可促进乳腺癌的发生。同时也能刺激胆汁的分泌，使肠道内胆液和厌氧菌增多，可以产生较多的致癌物质。由于偏食、食物中纤维组织少，大便在大肠中存留时间较长，发生大肠癌的机会也就较多。长期大量饮酒，酒中的主要成分乙醇，大量地积聚于体内，部分转变成甲醛和乙醛，促使肿瘤的发生。过食辛辣等刺激或过分热烫的饮食，或进食太快、太硬，对消化道黏膜起物理或化学性刺激作用，能引起食管炎症和黏膜上皮增生，促使癌变。因此，在日常生活中要改变不良的饮食习惯。

饮用水做到清洁无害。勤刷水缸、水桶、水瓶、茶杯，不喝生水，不喝千滚水。

5. 常食多食防癌食品

营养丰富的大白菜、大头菜、甘蓝（卷心菜）、菜花、萝卜等含有较多钼，可阻断亚硝酸盐的合成，防治细胞癌变，特别是白萝卜、胡萝卜含有木质素，可以把人体内吞噬细胞的功能提高 2 ~ 3 倍。

常吃蘑菇、香菇、草菇、木耳等菌类蔬菜，使体内产生干扰素，可抑制致病菌和病毒，并可抑制正常细胞的癌变和肿瘤细胞的转移。

常吃麦类、豆类、玉米、甘薯、粗米、芋头等粗粮作物，能促进肠道通畅，消除肠内的有害毒素，可防止肠癌。

适当多吃含硒丰富的大蒜、海味和谷物，可预防胃肠道肿瘤。多吃含有维生素 C、A、E 和维生素 B_{17} 等食物对抑制肿瘤的发生、发展具有积极作用。如含维生素 C 量高的橘子、鲜枣、鸭梨等水果；含维生素 A 量高的鱼肝油、甲鱼、乌龟、泥鳅，以及小米、玉米、胡萝卜、南瓜、杏子等；植物油、麦芽、猕猴桃、木耳等含有较多维生素 E；维生素 B_{17} 在杏肉中含量亦丰富。维生素用于防癌是近几年来国内外研究的新课题。

兹特将常老几十年来的经验"常氏保健防癌食疗经验"辑录如下：

德艺济世善为本，奉献经验惠世人；

上工治病重整体，辨证施治又药膳；

立体综治巧攻补，证型药食有验诀；

气血两亏舌脉虚，参枣杞胶加瘦肉；

如现低热气阴耗，木耳洋参石斛找；

若见肺肾阴已亏，太子地贝与虫草；

他如脾胃中虚寒，四君龙眼加姜枣；

再论肿瘤当预防，确诊多晚已非早；

攻补进退不唯病，微逆甚从当重命；

强调百病重胃气，扶中防败莫轻藐；

火毒气郁痰浊瘀，致癌致变是根苗；

助火发物霉变品，切忌入口当记牢；

清淡微维求营养，肾强脾悦免疫高；

生梨饭后化痰好，苹果消食营卫调；

木耳抗癌素中荦，黄瓜降脂有成效；

紫茄祛风通脉络，莲藕除烦解酒妙；

海带含碘消瘀结，香菇激酶肿瘤消；

胡椒驱寒又除湿，葱辣姜汤愈感冒；

芩连可抑肠中炎，米仁常吃癌患少；

鱼虾猪蹄补乳汁，猪牛羊肝明目好；

盐醋防毒能消炎，韭菜补肾暖膝腰；

花生调醇亦营卫，瓜豆消肿又利尿；

柑橘消食化痰液，抑癌蛇草猕猴桃；

香蕉含钾解胃火，禽蛋益智营养高；

萝卜化痰消胀气，芹菜能降血压高；
生津安生五味梅，乌发何首芝核桃；
番茄补血驻容颜，健胃补脾食红枣；
白菜利尿花排毒，蘑菇抑制癌细胞；
蜂蜜润燥又益寿，葡萄悦色令年少；
诸君若询颐寿诀，食疗验诀当记好。

第三节　及时治疗癌前期病变

所谓癌前病变，本身并不是癌，可是容易转化为癌，存在比较高的癌变风险。积极治疗癌前病变，即可以控制某些肿瘤的发病，降低发病率。今后除了应当继续就已经明确的各种癌前病变，积极进行治疗外，还应当进一步研究目前尚未最后定论的一些癌前病变，以及它们与肿瘤发生发展的关系，并采取适当措施予以有效处理。

一、黏膜白斑证治

黏膜白斑是人体黏膜组织发生过度角化、肥厚而形成的白斑，属癌前期病变。多发生于口腔或女性外阴黏膜，也可发生于男性阴茎龟头部。其初期可无自觉症状，亦可黏膜局部充血、感觉过敏或瘙痒，表面发干，弹性减低，形成微小的淡白色或细条状小白斑，然后白斑向外扩大，形成灰白色，表面粗糙或菲薄而脆，偶呈疣状及皲裂，如出现浸润、溃烂、出血则已恶变。

黏膜白斑好发于中、老年患者。据有关资料统计，外阴癌患者约70% ~ 80%曾有外阴白斑史，20% ~ 30%的口腔黏膜白斑有恶变可能，所以将黏膜白斑列为癌前病变期。

黏膜白斑的病理变化较为复杂，大体分为萎缩型、增生型、混合型。

（一）临床表现

1. 口腔黏膜白斑

多发于中年以上的男性，好发于唇部、两颊部内侧、舌背部及上腭黏膜，损害为黏膜上皮的白色增厚。开始表现为乳白色发亮的小点或条纹，随后渐

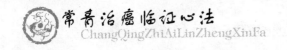

渐融合成片状，常呈网状结构。损害慢慢增厚变硬，并与其下黏膜组织紧密黏着，如用力剥去，会导致出血。早期病变一般无自觉症状，久之，渐对热及刺激性食物敏感，并有胀痛感。

2. 女阴黏膜白斑

多发于经绝期或经绝期后的妇女，损害可泛发于阴唇内侧、会阴、阴蒂和阴道黏膜，尤好发于靠近阴蒂部、会阴部和小阴唇内侧。女阴黏膜白斑一般病损不超过大阴唇外侧，不会伸展至肛门。损害为女阴黏膜或皮肤呈白色或灰白色增厚。可为线状、斑块状以至泛发。一般自觉剧痒，由于搔抓和摩擦，可致局部充血肿胀、裂缝、溃疡和继发感染。如出现裂缝和溃疡，常表示有恶变可能。

3. 阴茎龟头黏膜白斑

一般发生于患有包皮过长或包茎，而未实行包皮环切术的中老年男性。损害主要发生在龟头黏膜，亦可发生在包皮内侧面，损害易反复发生溃疡并渐成乳头状增厚。

（二）病因病机

目前医学界对黏膜白斑的病因尚不十分明确。一般认为口腔黏膜白斑的发病与过度吸烟、口腔卫生不良、牙齿不良镶补和牙齿尖锐边缘摩擦等长期刺激或损伤有关。外阴黏膜白斑可由局部不清洁、慢性炎症及阴道分泌物长期刺激引起；老年人的外阴萎缩容易激发阴唇的黏膜白斑。此外，维生素 B 族缺乏、贫血以及遗传也是引起黏膜白斑的因素。

中医认为，本病的发生与机体内外多种致病因素有关。如《素问·至真要大论》云："诸痛痒疮，皆属于心。"认为瘙痒疾病属于心经有热，心血亏虚，不能荣润皮肤，产生血燥而致瘙痒。口腔属脾胃，脾恶湿，胃恶燥，脾胃失和，水湿运化失常，久而郁结化火，虚火上炎，口干舌燥，口唇焦裂，形萎津枯，皮肤变薄，以致脱色而成白斑。阴痒属肝经风热或湿热下注；或风邪入侵腠理；或肾虚阴亏，精血耗伤，任脉不足，不能润养阴器，阴部枯萎，血枯血燥，引起阴部白斑瘙痒。

（三）治疗方法

1. 治疗原则

首先要去除各种刺激因素，如戒烟，矫治牙齿及假牙，不吃刺激性食物，注意口腔卫生及外阴卫生，给予维生素 A 和 B 族维生素等。对患者严密观察治疗并警惕恶变的可能，对可疑恶变的损害应及时进行活检。

2. 中医药治疗

中医药治疗黏膜白斑以辨证论治的汤剂为主，结合局部外用治疗，适当配合针灸治疗，或中西医综合治疗，本病是可以获得痊愈或缓解的。

（1）心脾虚火型

［症状］口腔黏膜白斑，伴有心情烦躁，夜寐不安，口干舌红，脉细数。

［治则］养阴清热，解毒安神。

［处方］知柏增液汤：生地、玄参、麦冬、知母、黄柏、丹参、柏子仁、酸枣仁、山豆根、天花粉、生石膏。

［用法用量］每日1剂，煎汤服。夜寐不安者加黄连、肉桂。

（2）阴虚血瘀型

［症状］阴部黏膜白斑，皮肤变厚，粗糙瘙痒，伴有头晕失眠，手足心热，腰痛，口干舌燥，少苔，脉弦数。

［治则］滋阴清热，活血化瘀。

［处方］滋阴活血汤：何首乌、玄参、麦冬、女贞子、旱莲草、丹皮、覆盆子、益母草。

［用法用量］每日1剂，水煎服。如阴虚肝旺者加柴胡、茵陈；大便燥结者加肉苁蓉、火麻仁、郁李仁。

（3）湿热下注型

［症状］阴部黏膜白斑，多伴有便溏、肢冷、苔薄、脉濡。

［治则］疏肝健脾，清热利湿。

［处方］健脾利湿汤：党参、苍白术、怀山药、肥知母、黄柏、龙胆草、紫草、白花蛇舌草、萆薢、生甘草。

［用法用量］每日1剂，水煎服。便溏、肢冷甚者，加淫羊藿、巴戟肉、补骨脂。

（4）肝郁气滞型

［症状］阴部黏膜白斑，伴有性情急躁，常喜叹息，胸胁窜痛，喉部阻塞感，食欲不振，口淡无味，经前乳胀，舌质淡红，苔薄黄或腻，脉弦。

［治则］疏肝理气，活血化瘀。

［处方］柴胡疏肝饮加减：柴胡、炒白芍、炒黄芩、焦山栀、茯苓、制香附、丹参、泽兰、白术、连翘、桃仁、五灵脂、赤小豆。

［用法用量］每日1剂，水煎服。

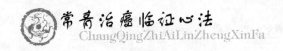
（5）血虚化燥型

［症状］外阴瘙痒、脱屑、干燥、增厚、硬变或萎缩，口干纳差，五心烦热。

［治则］养血润燥，祛风止痒。

［处方］四味黄精饮加味：黄精、黄芪、生地、女贞子、旱莲草、赤芍、白芍、首乌、补骨脂、秦艽、红花、地骨皮、白鲜皮。

［用法用量］每日1次，水煎服。

（6）心脾两虚型

［症状］外阴大小阴唇或阴蒂出现萎缩，表皮黏膜粗糙，常有心悸气短，肌瘦无力，舌质淡红，苔薄白，脉沉细。

［治则］补益心血，健脾益气。

［处方］归脾汤加减：当归、党参、白术、黄芪、茯苓、远志、炒枣仁、桂圆肉、鸡血藤、甘草、木香。

［用法用量］每日1剂，水煎服。

（7）肾阴不足型

［症状］外阴白斑，伴头晕耳鸣，腰膝酸软，周身乏力，健忘失眠，舌质红，苔少，脉细或沉细。

［治则］滋阴降火，扶正益肾。

［处方］知柏地黄汤加减：炒黄柏、干地黄、山茱萸、炒知母、鳖甲、丹参、茯苓、杞子、桑椹子、菟丝子、赤小豆、泽泻。

［用法用量］每日1剂，水煎服。

（8）脾肾阳虚型

［症状］外阴瘙痒，昼安夜重，热则痒减，常有四肢不温，腰背酸痛，小便频数，便溏，舌质紫，苔薄白，脉细沉或迟沉。

［治则］健脾助运，温肾助阳。

［处方］健脾温肾汤：淫羊藿、补骨脂、当归、赤芍、生地、首乌、川芎、益母草。

［用法用量］每日1剂，水煎服。

二、子宫颈糜烂证治

子宫颈糜烂是慢性子宫炎的一种表现，属癌前期病变。子宫颈糜烂的症状主要有白带增多，下腹或腰骶部经常疼痛，膀胱及肠道刺激征，月经不调，痛经，不孕等。

子宫颈糜烂是妇女的多发病，多发于生育期妇女，为后天炎症所引起；但约有 15% ~20% 年轻未婚妇女有先天性宫颈糜烂。本病的病理改变主要是子宫颈阴道部分的复层鳞状上皮，被来自子宫颈管内膜的单层柱状上皮所代替，使之呈粉红色或鲜红色，似黏膜缺损状。糜烂的局部后来可被再生的鳞状上皮所修复，如果此过程反复进行，再生的鳞状上皮可经过不典型增生而发展为子宫颈癌，所以将本病称为癌前病变。

在中医学古籍中，"带下病"的记载与本病的主要临床表现十分相似，如《妇科玉尺》云："带下病……胃中湿热及痰……下浊液；热入小肠……则为赤白兼下；血少复亡其阳，故自滑之物下流。"

子宫颈糜烂的病理分类，一般根据糜烂的深浅程度可分为以下三型。

单纯型：宫颈口鲜红，表面光滑。

乳突型：宫颈凹凸不平，表面呈乳头状。

颗粒型：宫颈凹凸不平，表面呈颗粒状，有时有小出血及接触性出血。

（一）临床表现

1. 白带增多

有时为子宫颈糜烂的唯一症状。通常为黏稠的黏液或脓性黏液。有时分泌物中可带有血丝或少量血液，也可有接触性出血，如性交后出血。由于白带的刺激可引起外阴瘙痒。

2. 疼痛

下腹或腰骶部经常出现疼痛，有时疼痛可出现在上腹部、大腿部及髋关节。常在月经期、排便或性生活时加重，甚至可引起恶心，影响性生活。

3. 膀胱及肠道刺激症状

慢性炎症可通过淋巴道播散或直接蔓延波及膀胱三角区或膀胱周围的结缔组织，因而可出现尿频或小便困难症状，但查尿常规正常。也可发生继发性尿路感染。肠道症状主要为大便时感到疼痛。

4. 其他症状

如月经不调、痛经、盆腔沉重感、不孕等。

（二）病因病机

目前医学界认为，子宫颈糜烂的病因主要为子宫颈的慢性炎症。

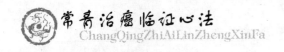
1. 机械性刺激或损伤

长期慢性刺激是宫颈炎症的主要诱因，如已婚妇女约半数以上患子宫颈炎，与性生活有一定关系。流产和分娩可引起宫颈裂伤和细菌的侵袭，引起子宫炎。手术如刮宫、人流等器械损伤宫颈，也可引起炎症。

2. 病原体

最常见的有葡萄球菌、链球菌。淋病双球菌可通过性交或间接接触感染。结核杆菌可引起结核性子宫颈炎。病毒、放线菌、原虫如滴虫、阿米巴都可引起子宫颈炎。

3. 化学物质

用高浓度的酸性或碱性溶液冲洗阴道，或用腐蚀性较强的药物制成的片剂、栓剂置入阴道，也可引起阴道炎和宫颈炎。此外产褥、经期等不注意卫生，还有内分泌紊乱引起阴道分泌物质和量的变化，极易为病原体所侵袭而引起子宫颈的慢性炎症，如果病程反复，迁延日久，子宫颈表面的鳞状上皮成片脱落，形成溃疡糜烂。

中医认为，本病的发生与机体内外多种致病因素有关。如《妇科玉尺》云："带下之因有四：一因气虚，脾精不能上升而下陷也；一因胃中湿热及痰，流注于带脉，溢于膀胱，故下浊液也；一因伤于五脏，故下五色之带也；一因风寒入于胞门，或中经脉，流传脏腑而下也。"其病理机制主要为脾肾功能失常，外邪入侵，影响任带二脉，以致带脉失约，任脉不固所致。或因饮食不节，思虑过度，损伤脾气，运化失常，而致聚湿为痰，流注下焦，伤及任带而为病。或因房劳过度，多孕多产，伤及肾气，封藏失职，阴液滑脱而下成病。亦有肾阴偏虚，相火旺盛，而致带下赤白。更有经行产后，胞脉空虚，加之摄生不洁，或久居阴湿之地，或因手术损伤，以至外邪乘虚而入。或蕴而化热，或寒瘀滞留，伤及任带二脉而为病。

（三）治疗方法

1. 治疗原则

子宫颈糜烂以局部治疗为主，治疗方法多，都是使宫颈表面的柱状上皮坏死、脱落，最后被新生的鳞状上皮覆盖。

2. 药物治疗

适用于糜烂面积较小和炎症浸润较浅的病例。常用药物为 10% ~ 20% 硝酸银及重铬酸钾溶液。硝酸银每周上药 1 次，2 ~ 4 次为 1 疗程。重铬酸钾于月经后涂药 1 次，必要时 1 ~ 2 个月后再涂 1 次。这两种药物的腐蚀作用极强，必须慎重使用。

3. 冷冻

常用液氮作冷冻剂，探头固定在 −196℃。冷冻治疗宫颈糜烂的一次治愈率较电熨法高。术中患者无痛苦，术后很少出血，糜烂愈合后很少发生宫颈狭窄。但术后有多量水样白带。此外，冷冻治疗时可引起一时性血压下降，植物神经系统紊乱，产生头昏、下腹胀痛等副作用。心血管疾病患者采用冷冻治疗应特别慎重。

4. 激光

多采用二氧化碳激光器，使糜烂组织炭化结痂，痂脱落后，创面为新生的鳞状上皮覆盖。

5. 中医治疗

子宫颈糜烂中医以辨证论治的口服汤剂，结合局部外用治疗，局部可以选用散、粉、栓、丸、油、膜、膏等外治法，适当配合针灸治疗，效果较好。同时在治疗过程中，力求消除病因，如注意产褥期、经期卫生，减少不必要的流产，调整月经周期及治疗内分泌失调等。

（1）脾虚湿滞型

［症状］带下色白或淡黄，质黏无臭，绵绵不断，面色㿠白或萎黄，精神疲倦，四肢不温，纳可便溏，舌质淡，苔白或腻，脉缓弱。

［治则］健脾益气，升阳除湿。

［处方］完带汤：白术、山药、人参、白芍、苍术、甘草、陈皮、黑芥穗、柴胡、车前子。

［用法用量］每日1剂，水煎服。若腰痛者加杜仲、菟丝子；寒凝腹痛者加香附、艾叶；带下滑脱不止者加金樱子、龙骨、芡实；若湿蕴化热，症见带下黏稠色黄，宜清热利湿止带，方用易黄汤：山药、芡实、黄柏、车前子、白果。

（2）肾阳虚衰型

［症状］白带清冷，质稀薄，终日淋漓不尽，腰酸如折，小腹冷感，小便频数清长，夜间尤甚，大便溏薄，舌质淡，苔薄白，脉沉迟。

［治则］温肾培元，固涩止带。

［处方］内补丸：鹿茸、菟丝子、潼蒺藜、黄芪、肉桂、桑螵蛸、肉苁蓉、制附子、白蒺藜、紫菀茸。

［用法用量］每日1次，水煎服。便溏者去肉苁蓉，加补骨脂、肉豆蔻。

（3）肾阴不足型

［症状］带下赤白，质稍黏无臭，阴部灼热，头昏目眩，或面部烘热，五心烦热，失眠多梦，便艰尿黄，舌红苔少，脉细略数。

［治则］益肾滋阴，清热止带。

［处方］知柏地黄汤加味：知母、黄柏、生地、山萸肉、怀山药、泽泻、丹皮、茯苓、芡实、金樱子。

［用法用量］每日1次，水煎服。

（4）湿热下注型

［治则］清热解毒，利湿止带。

［处方］五味消毒饮加味：金银花、野菊花、蒲公英、紫花地丁、紫背天葵、白花蛇舌草、白术、椿根白皮。

［用法用量］每日1剂，水煎服。若脾胃虚弱，正气不足着，加生黄芪以扶正托毒。

（5）寒瘀滞留型

［症状］带下稠块，色黄似血非血，淋漓不断，经期先后不定，色黑有块，小腹胀痛，不喜按压，精神抑郁，口干不喜饮，面色晦滞，经质青紫，苔白，脉紧弦。

［治则］温经活血，疏滞止痛。

［处方］少腹逐瘀汤：当归、蒲黄、五灵脂、赤芍、肉桂、川芎、没药、延胡索、干姜、小茴香。

［用法用量］每日1剂，水煎服。应用本方可辨证加减。

（6）单方验方

①清热祛湿汤：银花30g，连翘9g，薏苡仁30g，败酱草30 g，丹参15g，赤芍9g。

［功能主治］清热祛湿。主治子宫颈糜烂。

［用法用量］每日1剂，水煎服。若腰痛加川断12g，桑寄生12g，菟丝子30g；腹坠胀加川楝子12g，香附9g；白带腥臭加鱼腥草15g，刘寄奴15g。

②宫颈炎方：黄药子10g，半截叶10g，绛梨木20g，紫金牛10g，了哥王5g，牛膝10g，白花蛇舌草30g，当归10g，三叉苦15 g，紫茉莉根15g。

［功能主治］清热止带。主治子宫颈糜烂。

［用法用量］每日1剂，水煎服。

③鸡金白果汤：鸡冠花30g，金樱子15g，白果10枚。

［功能主治］清热止带。主治子宫颈糜烂。

［用法用量］每日 1 剂，水煎服。

④子宫丸：白矾 525g，乳香 10.5g，没药 9g，蛇床子 4.2g，钟乳石 13.2g，雄黄 13.2g，硼砂 1.2g，硇砂 10.5g，儿茶 10.8g，血竭 7.5g，樟丹 46.5g，冰片 1.05g，麝香 1.2g。

［功能主治］活血止痛，祛腐生肌。主治子宫颈糜烂。

［用法用量］先用水两碗煮白矾至沸呈略稠状，后入其他八味药，加水 3~5 匙，再煮 10 分钟，入樟丹、血竭再加水 2 匙煮沸成黏液状，再加麝香、冰片搅拌，加水 50g 微火煮至糊状。将药糊摊在石板上，制成每丸约 1g 左右，待药丸凝干铲下保存。每次 1 丸，放于子宫颈糜烂面上，以带线棉球紧贴固定。每周 1 次，4 周为 1 疗程。月经前后 3 天不放药，放药后禁止坐浴或性交，用药后可掉出白色膜样组织为正常现象。

三、纤维囊性乳腺病证治

纤维囊性乳腺病是一种乳腺小叶与腺管上皮的增生及囊性变。其主要症状为周期性乳房胀痛和乳房内肿块。目前国内外多数专家学者认为，本病患者的罹癌危险明显高于正常妇女。本病与乳腺癌的发生关系密切，其癌变率各家统计不一，有人认为 3%~10%，也有人报告 20%~50%。也有资料表明，其中约 5% 的患者 3 年内可能癌变，10% 的患者 10 年内可能癌变，15% 的患者 15~25 年内可能癌变，所以称本病为乳腺癌的前期病变。

纤维囊性乳腺病多发生在 30~40 岁之间，甚至 50~60 岁的妇女也可发病。一般在绝经期前最多，绝经期后明显减少。流行病学研究表明，社会经济地位高，第一次生育年龄大，绝经较迟的妇女为本病高发人群。城市妇女中每 20 人就有 1 人可能在绝经前发生本病。统计资料表明，本病的发病率占乳腺疾病的首位。

在中医学古籍中，"乳癖"、"妳乳"、"隐核"等病症的记载与本病的主要临床表现十分相似，如《外科正宗》云："乳癖乃乳中结核，如丸卵，或重坠作痛，或不痛，皮色不变，其核随喜怒消长。"又如《外科真论》云："乳癖……年少气盛，患一二载者……可消散，若老年气衰，患经数载者不治，宜节饮食，息恼怒，庶免乳癌之变。"

纤维囊性乳腺病的病理变化较复杂，就其临床特点及组织学改变大致可分为乳腺腺性增生型、乳腺纤维增生型、乳腺囊性增生型。

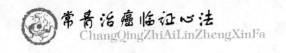

（一）临床表现

1. 乳房胀痛

多数患者都诉说有一定程度的乳房胀痛。轻者常不为患者所介意，重者可影响工作或生活，久站后尤为明显。胀痛的特点是具有周期性，常发生或加重于月经前期或月经期。周期性乳房胀痛是本病的特征性表现。

2. 乳房内肿块

可以在乳房内发生多个大小不等、软硬不一、片状或圆形，或串珠状包块。包块质地韧而不硬，与周围组织界限不清，与皮肤及深部组织无粘连，推之能活动。常在经前期增大，经后缩小。可发生在一侧乳房，或双侧同时发病。可局限于乳房的任何象限，也可分散于整个乳房。腋窝淋巴结不肿大。

此外有时由乳头溢出少量黄绿色或棕色或血性液体，一般为单侧，未经按压而自动排出。本病的病程较长，发展缓慢，常达数年之久，包块的生长和发展常为阵发性与缓解交替出现。如迅速增大，质地变硬，则应考虑恶变之可能。

（二）病因病机

目前医学界对纤维囊性乳腺病的病因尚不十分明确，但大多数学者认为与精神创伤及内分泌失调有关，尤其与雌激素与孕激素的比例平衡失调关系密切。孕激素水平偏低，雌激素分泌增多，使雌激素长期刺激乳腺组织，而无孕激素的节制和保护引起乳腺增生。

中医认为，本病的发生与情志内伤及肝、胃、冲任等功能失调有密切关系。如《外科正宗》云："乳癖……多由思虑伤脾，恼怒伤肝，郁结而成。"肝胃不和者，病前常有忧思郁怒，情怀不畅史，肝气不舒，气郁痰凝，久而积聚乳房胃络，故乳房肿块常随喜怒而消长。冲脉和任脉均为人体奇经八脉，冲为血海，任主胞胎，冲任不调，而产生月经不调，久而引起乳房胀痛。相反，经水一行，肝气得舒，乳房肿块及胀痛均可减轻。说明乳房胀痛与月经的通畅息息相关。

（三）治疗方法

1. 治疗原则

本病为癌前期病变，故应定期严密观察，尤其对更年期妇女更应提高警惕。若肿块有明显发展或似有癌变，以切除活检为宜。术后病理检查若发现不典型增生，宜行全乳房切除术。如发现浸润癌，则按肿瘤处理。

2. 中医药治疗

因本病除必要时作手术外，其他治疗如内分泌激素治疗等，疗效尚未确定，故国内多数学者主张采用中医药治疗。中医药治疗本病，以辨证施治的汤剂为主，结合局部外敷中药及针灸等治疗。

（1）肝郁气滞型

［症状］情绪郁闷，心烦善怒，乳房刺痛或胀痛，乳房肿块随情志波动而增大或缩小，乳房胀痛也随之加重或减轻，并常涉及胸胁部及肩背部。月经前期胀痛加重，行经及经后症状稍缓解。兼有胸闷嗳气、失眠、多梦。舌苔薄白，脉细涩。本型多见于青春期或病程较短患者。

［治则］疏肝理气，和胃化痰。

［处方］逍遥散合二陈汤加减：柴胡、当归、茯苓、香附、橘叶、甘草、全瓜蒌、白芍、青陈皮、制半夏。

［用法用量］每日1剂，水煎服。若大便溏薄者去全瓜蒌加白术，乳房胀痛较甚者加金铃子、延胡索。

（2）肝郁化火型

［症状］形体消瘦，午后潮热，精神不振，虚烦不寐，多梦或有头晕，易于激怒，口干，月经周期紊乱，乳房结块，有胀痛而感灼热，舌边尖红，苔少或薄黄，脉细弦带数。本型多见于更年期妇女，或素体阴虚火旺患者。

［治则］清肝解郁，化痰软坚。

［处方］丹栀逍遥散合清瘰丸化裁：丹皮、山栀、夏枯草、柴胡、当归、白芍、青皮、陈皮、全瓜蒌、牡蛎、玄参、川贝、海藻、昆布。

［用法用量］每日1剂，水煎服。

（3）冲任不调型

［症状］月经紊乱，量少色淡或已绝经闭经。或经事失调，经期延后者多，提前者少。均伴面色少华，心烦易怒，腰酸无力，精神呆倦，失眠多梦，乳房胀痛，经前期尤重。舌淡苔白，脉濡。本型多见于经绝期妇女。

［治则］调摄冲任，疏肝解郁。

［处方］二仙解郁方：仙茅、淫羊藿、延胡索、柴胡、赤芍、川楝子、青皮、橘叶、蒲公英、山慈菇、莪术。

［用法用量］每日1剂，水煎服。

（4）气血瘀阻型

［症状］乳房包块质地较硬，乳房胀痛拒按，以刺痛为主。常伴经事失

调，或有痛经闭经，或经色紫黯成块。伴有面色黧黑，胸闷胁痛，失眠多梦，口干不欲饮，舌质暗紫或有瘀点瘀斑，脉细涩或结代。

［治则］活血化瘀，理气解郁。

［处方］加减血府逐瘀汤：当归、桃仁、红花、枳壳、柴胡、甘草、川芎、三棱、莪术、丹参、赤芍。

［用法用量］每日1剂，水煎服。若胸闷胀痛者加川楝子、元胡，多疑善虑者加磁石、代赭石；失眠多梦者加夜交藤、合欢皮。

（5）单方验方

乳腺消瘤汤：蒲公英30~60g，蚤休、橘核、炙鳖甲各15g，青皮、橘叶、穿山甲、僵蚕、桃仁、赤芍各10g，夏枯草、牡蛎各15~30g。

［功能主治］软坚消瘤。主治乳腺增生病。

［用法用量］每日1剂，水煎服。若疼痛甚者加乳香、没药各12g；肿块坚硬长期不消偏血瘀甚者加三棱、莪术各6~10g，偏痰结者去桃仁加海藻、昆布各15g，黄药子10~15g；局部有灼热感者加银花30g、连翘15g，气虚者加黄芪30g。

四、萎缩性胃炎证治

萎缩性胃炎是以胃黏膜进行性萎缩为特征的慢性胃炎，属癌前期病变。本病缺乏特异性症状，一般以中上腹部饱闷或隐痛，食欲减退为主，常伴有乏力、贫血、消瘦、面色苍白等。病程缓慢，常反复发作。

萎缩性胃炎好发于40岁以上的男性，而且年龄越大发病率越高，在正常人群中，随着年龄的增长，检出率可高达20%~50%。

本病的发病机制尚未完全明了，病理变化较为复杂。1973年有人根据病变好发部位和血清中壁细胞抗体（PCA）存在与否将本病分为A、B两型。A型萎缩性胃炎常伴恶性贫血，主要病变部位在胃体，胃酸分泌缺乏，血中胃泌素升高，PCA阳性。这是一种自身免疫病，选择性破坏胃腺的壁细胞。这类患者不能产生内因子，所以不能吸收食物中的维生素B_{12}而形成恶性贫血。B型萎缩性胃炎常见年纪较老而非恶性贫血症患者，主要病变部位为胃窦部，胃酸分泌偏低，血中胃泌素正常或偏低而PCA阴性。可能由黏膜刺激及十二指肠液、胆汁反流引起，这类患者常有消化不良、腹痛等胃肠道症状。近年来又有根据胃黏膜对染色体的反应和肠上皮化生的有无，将萎缩性胃炎分为浅表萎缩性胃炎、萎缩性胃炎、肠上皮化生性胃炎。

国内外多数学者认为，本病是胃癌的前期病变，癌变率在2%～10%之间，尤其在本病与胃息肉（胃腺瘤）同时存在时，发展为胃癌的可能性较大；而B型萎缩性胃炎患者比A型患者更好发胃癌。国内多数文献认为，中度以上萎缩性胃炎同时伴有中、重度（或广泛）肠腺上皮化生，或中度以上的细胞非典型增生，或胃萎缩无胃酸者为胃癌高危患者，必须密切关注。

（一）临床表现

萎缩性胃炎临床上缺乏特异性症状，一般以中上腹部饱胀感或隐痛，食欲减退，消化不良，恶心，呕吐，嗳气为主症。常伴有头晕，耳鸣，眼花，畏寒，乏力倦怠，贫血消瘦，失眠，皮肤黏膜苍白，心悸，气急，舌炎，舌萎缩，腹泻等。严重者可出现浮肿。症状可间歇出现或长期存在。也可发生出血，但大量出血罕见。

（二）病因病机

目前医学界对萎缩性胃炎的病因尚不十分明确，但多数认为与下列因素有关。

1. 理化因素

不良饮食习惯，如进食过急，喜食过热，或长期饮用辛辣调味品、生冷粗硬食物、浓茶烈酒；过度吸烟，或长期服用水杨酸类等药物，反复刺激或损害胃黏膜所致。

2. 细菌或毒素

口腔、鼻腔和咽喉部慢性感染灶的细菌或其毒素，亦能引起胃黏膜的慢性炎症，而胃酸的缺乏又易致细菌在胃内的生存和繁殖。另外，急性感染性胃炎迁延不愈，亦能转为慢性胃炎。

3. 中枢神经功能失调

由于精神因素，造成神经系统功能紊乱，通过植物神经，可导致内脏血管平滑肌痉挛，胃肠道分泌和运动功能障碍及胃壁营养不良，引起慢性胃黏膜炎症。

4. 自体免疫反应

一部分慢性胃炎患者的血中存在抗胃壁细胞的自体抗体，所以这种胃炎的发生可能与自体免疫反应有关。

以上多种因素长期反复作用胃黏膜，引起胃黏膜发炎变性，最后导致胃黏膜萎缩。

中医认为，本病的发生与肝、胃、脾等脏腑功能失调有关。《素问·痹论篇》云："饮食自倍，肠胃乃伤。"嗜食辛辣，长期饮酒，过食生冷，或暴饮暴食，皆可损伤脾胃，脾气不升，胃气不降而致胃脘痛。又可因忧思恼怒，气郁伤肝，肝失疏泄，横逆犯胃，气机阻滞，胃失和降而致胃脘痛。本病初起在气，久痛入络，脉络受损，气血失和而致瘀血作痛；病久不愈，脾胃虚弱，中气不足，或脾胃素虚，又过食生冷，再伤中阳，脾运失司，胃失和降转为虚寒之证。脾胃为水谷之海，后天之本，气血生化之源，如病久迁延，脾胃极虚，气血失其生化之源，就会出现"血虚"、"萎黄"等虚劳之症。

（三）治疗方法

1. 治疗原则

萎缩性胃炎应争取早期诊断，早期治疗，这是医学界防治胃癌的重要内容。首先应消除各种可能的致病因素，如彻底治疗急性胃炎及口腔、咽喉部的慢性感染灶，避免食用对胃有刺激的食物及药物，戒烟酒等。但是目前医学界对本病除了对症治疗外，尚无特殊治疗方法。而大量临床报道中医药治疗本病确能取得一定的效果。不少学者专家对中西药物作了对照观察，结果表明，无论在症状还是病理的改变上，中药均较现有的一些西药疗效为好。中药疗效稳定，副作用少，可较长时间服用。只要坚持长期治疗，逆转是可能的，改变了过去认为萎缩性胃炎不可能逆转，只等恶化的消极观点。

2. 中医药治疗

（1）脾胃虚弱型

[症状] 胃脘隐痛，胀满嗳气，喜暖恶寒，遇寒冷食，疼痛加重，纳食不馨，泛吐清水，神疲乏力，大便溏薄，舌淡苔白，脉濡细。

[治则] 健脾益胃，温中补气。

[处方] 温中养胃汤：荜澄茄、山慈菇、麦芽、黄芪、香橼、鸡内金、桂枝、白术、白芍、生地榆、茯苓、甘草、大枣。

[用法用量] 每日1剂，水煎服。

（2）胃阴不足型

[症状] 胃脘嘈杂，食后疼痛，口干舌燥，喜食酸物，五心烦热，心悸失眠，尿少便秘，舌红少津，脉细数。

[治则] 滋养胃阴，清热和胃。

[处方] 叶天士养胃汤加减：沙参、麦冬、石斛、蒲公英、生地、白芍、生甘草、扁豆、生谷芽。

［用法用量］每日 1 剂，水煎服。

（3）肝胃不和型

［症状］胃脘胀痛，胸胁痞满，嗳气泛酸，失眠多梦，头晕目眩，情绪忧郁，胃痛加重，食饮不振，消化不良，口苦，舌质红，苔薄黄，脉弦。

［治则］疏肝理气，和胃健脾。

［处方］清肝和胃汤：柴胡、黄芩、郁金、枳壳、川楝子、延胡索、佛手、绿萼梅、青皮、陈皮、蒲公英。

［用法用量］每日 1 剂，水煎服。若伴肠上皮化生者加白花蛇舌草、半枝莲、刺猬皮，胆汁反流者加代赭石，胃酸低者加乌梅、五味子，胃下垂者加枳壳，出血者加大黄、白及、乌贼骨、参三七。

（4）胃络瘀阻型

［症状］胃脘刺痛，痛有定处，按之加重，嗳气呃逆，忧郁烦怒，性情急躁，时有吐血黑便，舌质暗紫，或有瘀斑，脉沉弦或沉涩。

［治则］舒肝和胃，活络化瘀。

［处方］海黄散：海螵蛸、熟大黄、橘红、黄芪、白及、丁香、石菖蒲、甘草、丹参、蒲公英。

［用法用量］每日 1 剂，水煎服。若吐酸甚者加瓦楞子、左金丸，嗳气甚者加厚朴、大腹皮、皂夹子；寒气滞痛加良姜、香附；食滞者加草豆蔻、山楂肉；瘀滞甚者加元胡、五灵脂；大便黑、出血者加白及、三七；呕吐紫色血块者去橘红，加参须、麦冬；气虚加党参、黄芪；血虚者加阿胶、当归；脾胃虚弱者加怀山药、鸡内金。

（5）脾虚湿阻型

［症状］胃脘满闷，隐痛不已，嗳气嘈杂，头重胸闷，身倦乏力，食欲不振，舌淡红，苔腻，脉弦滑。

［治则］健脾助运，和胃化湿。

［处方］三仁汤合藿朴夏苓汤加减：杏仁、白蔻仁、薏苡仁、厚朴、制半夏、竹叶、藿香、泽泻。

［用法用量］每日 1 剂，水煎服。

五、多发性家族性结肠息肉证治

多发性家族性结肠息肉是一种常染色体显性遗传性疾病，属癌前期病变。其早期无明显症状，或有大便带血，并发感染时可出现腹痛、腹泻，或经常腹胀坠痛。常伴有疲劳乏力，体重减轻，消瘦贫血，有癌变者常产生肠梗阻。

多发性家族性结肠息肉的发病年龄差异很大，大多在 20 岁左右出现息肉，约75% 在 20~40 岁发病，一般癌变在 30~40 岁，即在病变形成后 10~15 年间发生。息肉小者 2~3mm，大者数厘米，开始多呈基底较宽的结节状或斑块状隆起，以后逐渐转变为带蒂状，常呈密集排列，可使肠黏膜表面呈绒毡样，有时成串，呈葡萄样。其组织结构与腺瘤通常无异。近年来日本学者报道，本病不仅限于大肠，70% 左右可伴有胃息肉，90% 伴有十二指肠息肉。本病有高度癌变倾向，约50%~95% 可以恶变为结肠癌，所以称为癌前病变。

（一）临床表现

临床上早期患者可无任何症状。大多数患者的主要症状是常见大便带血，一般血量不多，每次可有数毫升左右，小息肉出血很少，而直肠息肉出血较多。并发感染时则出现腹痛、腹泻甚至痉挛性腹绞痛，或者经常腹胀坠痛。大便次数增多或稀便，甚至有里急后重，大便常有黏液，混合脓血。患者常伴有疲劳乏力，体重减轻，消瘦贫血。有癌变者常可产生肠梗阻。

（二）病因病机

目前医学界对多发性家族性结肠息肉的病因尚不十分明确。一般认为，本病与遗传因素有关，父亲或母亲患有此病，子女中的半数可能同样得病。但在婴儿期并无息肉出现，故不属于先天性疾病。本病开始于青年时期，在直肠及结肠有数以百计的息肉。如在 35 岁左右，乙状结肠镜检查未发现息肉者，即使有家属史，一般认为也不会发病。

在中医学古籍中"肠澼"、"赤痢"、"湿热下注"、"脾胃失调"等病症的记载与本病的主要临床表现十分相似。中医认为，本病的发生，与感受外邪及脾、胃、肝、肠等功能失调有关。或因饮食失调，脾运失健，湿浊内生，久郁化热，或因感受外邪，损伤脾胃，酿生湿热，久之均可导致湿热蕴结肠中，腑气不利，气血凝滞与湿热相搏，壅结为息肉，进而使肠道传导失引，络脉受伤，故见腹痛、腹泻、便下鲜血黏液等症。亦可因情志不畅，郁怒伤肝，肝气失疏，逆犯脾土，导致肝脾不和，也可出现腹痛、便血。若病情迁延日久，致脾气不足而成脾虚久痢。

（三）治疗方法

1. 治疗原则

由于多发性家族性结肠息肉的癌变可能性大，继发肠癌的发病率高，必须提高警惕，早期发现，早期治疗。一旦发现即应广泛手术切除，给予彻底治疗。因其他原因不宜手术者，应采用中医中药治疗。

2. 中医治疗

（1）湿热下注型

［症状］腹痛腹泻，便下脓血，肛门灼热，口苦咽干，胃脘胀满，食欲不振，时时欲呕，小便黄赤，脉象滑数，舌苔黄腻。

［治则］清热燥湿，理气化滞。

［处方］白头翁汤合槐花散：白头翁、黄柏、黄芩、秦皮、炒槐花、侧柏、荆芥炭、炒枳壳、马齿苋。

［用法用量］每日1剂，水煎服。

（2）肠风下血型

［症状］大便下血，血色鲜红，血量较多，下坠灼痛，重者头晕目眩，心悸口干，小便短赤，大便偏干，脉细数，舌尖红。

［治则］清热凉血，解毒化积。

［处方］槐术当归散：炒槐花、侧柏叶、荆芥炭、炒枳壳、苍术炭、地榆炭、赤小豆、当归、三七粉。

［用法用量］每日1剂，水煎服。

（3）脾虚久痢型

［症状］脘腹胀痛，大便溏泄，便下黄赤黑白相杂，经久不愈，时发时止，轻者大便混血，重者五色痢下，频数不止，甚至滑脱不禁，四肢无力，腰酸腿软，下肢畏寒，四肢不温，心悸气短，舌苔白，脉沉细。

［治则］温阳健脾，补肾固涩。

［处方］真人养脏汤：党参、当归、炒白术、肉豆蔻、肉桂、炙甘草、白芍、木香、诃子肉、罂粟壳。

［用法用量］每日1剂，水煎服。

按：上述各型均可随症加减，若下血不止，加三七粉、血余炭、仙鹤草；若泄泻不停，加葛根、升麻、米壳、黄芪；若腹痛不减，加元胡、白屈菜、杭白芍、甘草；若腹胀不消，加沉香、木香、乌药、莱菔子。

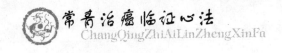

（4）单方验方

双蛇石牛汤：蛇六谷 30g，白花蛇舌草 30g，石见穿 30g，牛膝 9g，丹参 15g，赤芍 9g，桃仁 9g，夏枯草 9g，莪术 9g，生苡仁 12g，金银花 12g，黄药子 9g。

［功能主治］清热凉血，活血化瘀。主治多发性家族性结肠息肉。

［用法用量］每日 1 剂，水煎分 3 次服。

六、多发性神经纤维瘤病证治

多发性神经纤维瘤病是一种常染色体显性遗传性疾病，亦称冯雷克林霍曾病，简称神经纤维瘤病。小儿时期发病，有家族史。除皮肤有多数神经纤维瘤及咖啡色斑外，还可累及神经系统、骨骼和肌肉等。本病为不太少见的良性肿瘤，其恶变率约为 2%～3%。

（一）临床表现

多发性神经纤维瘤病不仅皮肤出现多种损害，而且常伴有多系统、多器官的症状。

1. 皮肤咖啡色斑

皮肤咖啡色斑是本病常见的皮肤表现，可在皮肤肿瘤尚未出现之前的幼儿期即已存在。数目往往较多。一般认为直径超过 1.5cm 的咖啡色斑在 6 个以上时，无论有无肿瘤出现，均应考虑为本病。咖啡色斑大小不一，可为点状、斑状或大片状，棕褐色，边缘清楚，表面光滑，较大的斑片上可伴有多毛现象。少数患者可出现弥漫性色素沉着。约 20% 的病例在腋窝部和会阴部出现多数小的雀斑样色素斑。咖啡色斑发展缓慢，损害数目可逐渐加多，一般无自觉症状。

2. 皮肤多发性神经纤维瘤

皮肤表面上有数不清的神经纤维瘤，一般较小，直径几毫米至 1～2cm，质软，可以压陷，手指抬起后又复隆起，称为纽扣孔征。初为圆顶状，较浅在，基底宽，肿瘤高出皮肤面，可有蒂，有时为大的悬垂松软组织块，也可为结节状、丛状，呈淡紫红色，偶呈紫色。可沿皮下神经分布，一般损害广泛，但偶有局限者，也可见到无蒂坚韧的结节。多发于面部、躯干和肢体上，在躯干的损害大小不一，可达上百个。也可出现多发性扁平及部位不定的咖啡色斑，或弥漫性色素沉着，并伴发脊柱侧凸，局部巨大畸形，两侧听神经瘤或远端胫骨形成假关节。

3. 皮肤松垂

软组织和皮肤呈蒂状息肉样，深部神经发生肿瘤样增生，合并皮下组织过度生长，皮肤色素沉着，呈皱纹状、悬垂状和局限性巨大畸形。巨大畸形是由软组织和骨的过度生长所致。皮肤与皮下组织的下垂性软纤维瘤，其皮肤表面粗糙，可有稀疏毛发，大块的软纤维瘤常可重达数十斤，质软，但不能压缩，瘤内血运丰富。骨的过度生长是因血运丰富所造成。瘤内常有大血窦，如血窦破裂出血严重可致死。此种皮肤松垂有人称为象皮病型。

4. 神经病变

神经干发生的神经膜瘤，可单发或多发。多发时可呈丛状，即一个神经干上发生多数串连的肿瘤。丛状神经纤维瘤常沿三叉神经与颈上部神经发生，故多在头面部和颈项部。受累神经所支配的组织迟早会发生营养障碍，表现为皮肤厚而硬，皮下组织水肿，失去弹性，黏液性变。以听神经瘤多见，多为两侧发病，其次为迷走神经瘤、三叉神经瘤和舌下神经瘤。结节状神经膜瘤可有压痛及放射性痛。脊髓神经根受累，如神经后根的神经纤维瘤或脑神经的神经纤维瘤、脑（脊髓）膜瘤、神经胶质瘤等，可多发于脑或脊髓，以视神经交叉与视束多见。还可有智力减退、癫痫、反应迟钝、肌无力及麻痹等。此病本身虽然不是真性肿瘤，但可在其基础上偶发纤维瘤，甚至发生恶性神经纤维瘤。

5. 系统性损害

多发性神经纤维瘤病发生系统性损害时，主要与神经及骨有关，约有40%患者神经系统受累。最常见的单发脑内肿瘤除视神经胶质瘤外，尚有星形细胞瘤、嗜铬细胞瘤。脊髓内和周围神经同样也可以出现肿瘤。脑内肿瘤是癫痫的病因之一，但癫痫发作不一定可找到明显的局部病灶。患者智力发育不全者约占60%。小腿骨的骨膜下骨组织增生并不少见，且有发生骨质软化症者。有10%以上病例脊柱出现畸形，以脊柱后凸、脊柱后侧隆凸为常见。约5%～10%病例可发生口腔内损害，多发生在唇、颊黏膜、腭及舌的一侧。舌部受累可以呈巨舌。内分泌病变表现多种多样，如肢端肥大、爱迪森病、甲状旁腺功能亢进、男子有女性乳房、隐睾及肾上腺嗜铬细胞瘤，也可有先天性肾小管缺损等病变发生。

诊断与鉴别诊断：有咖啡色斑6个以上，并有神经纤维瘤，即可诊断此病。如患者合并腋部雀斑，则诊断更为容易。结合家族史、症状及体征，不难诊断。

如果腋部雀斑存在，神经纤维瘤病体征又不典型时，需与奥耳布赖特综合征鉴别，该综合征包括皮肤的咖啡色斑、长骨结构不良和女孩青春期发育过早，其咖啡色斑在病理上无黑色素颗粒。此综合征如骨病变明显时碱性磷酸酶可以升高。

（二）病因病机

多发性神经纤维瘤是由于显性基因发生突变而引起的神经外胚层发育异常，导致周围神经多发性肿瘤样增生和神经鞘、神经纤维中的结缔组织增生。本病常有家族史，并且偶可在同一家族中既出现多发性神经纤维瘤病，又出现奥耳布赖特综合征的某些表现，但两者间的关系尚未肯定。

（三）治疗方法

目前医学界对本病尚缺少有效的治疗方法。对皮肤巨大的软疣纤维瘤出现局部压迫症状影响功能者可以手术治疗。另外，损害增大、疼痛、疑有恶性变，是手术治疗的明显指征。若患者有癫痫，应由神经外科考虑是否需要手术治疗。

中医治疗本病有一定优势。根据常老经验，主要用软坚消瘤的中草药及虫类药，再加上引经药直达病所，对改善症状，消除瘤体，疗效较佳。具体常用药有：麻黄、蝉衣、徐长卿、白鲜皮、川芎、莪术、山慈菇、土茯苓、蜈蚣、白花蛇舌草、生黄芪等。

第
九
章 ------------>

癌症的养生康复与护理

第一节 癌症患者的饮食调养

一、饮食调养的病理基础

1. 癌症患者的营养状况

提起肿瘤患者的营养状况，尤其是恶性肿瘤往往和营养不良、消瘦相联系。的确如此，恶性肿瘤患者十之八九都伴有消瘦，且有不少患者就是由于原因不明的消瘦，引起患者或家属的警觉，经检查而发现肿瘤的。所以消瘦常是肿瘤的临床症状之一，又往往是肿瘤病患的信号和判断预后的依据。

那么，肿瘤患者为什么会引起营养不良而伴发消瘦呢？大体有下列四方面的因素。

第一，与肿瘤细胞的自身特点有关。肿瘤细胞具有强大的增殖能力和浸润能力，它的增长处于旺盛的细胞分裂势态，需要摄取人体大量的营养，消耗大量的氧。在肿瘤组织中有远比正常组织丰富的毛细血管血运渠道，藉此源源不断地吞噬营养物质以致人体正常生理活动所需的营养物质明显不足，从而导致人体日益消瘦羸弱。

第二，肿瘤引起厌食、消化不良。尤其是消化道患肿瘤之后，自身的消化机能受阻，病变可引起呕吐、腹泻，诸如食道癌患者，食道梗阻，虽胃有饥饿感，但食之即呕，饮食物不能入胃，无形中是把营养物质拒之门外，怎不引起消耗胜于摄入而致羸瘦呢！特别是当患者得知自己得了肿瘤之后，精神压力骤增，思想负担沉重，情绪明显波动，引起茶饭不思，严重地影响消化机能。据统计，各种消化道肿瘤首先出现消瘦的发生率在80%左右，可见营养物质"入不敷出"是形成其消瘦的原因之一。

第三，肿瘤细胞糜烂破溃引起慢性出血。这种持续性的长期出血，诸如大便隐血、阴道流血，并不一定引起患者的注意，暗伤精血，营养日耗，日趋消瘦。

第四，手术或放疗、化疗，均有损人体的精气。尤其是放疗、化疗，对消化道的副作用，严重影响食欲和消化吸收，致使营养状况与日俱下，而导致消瘦。

总之，肿瘤患者的营养不良，其发生的原因，不外营养吸收障碍和消耗精血两方面。然而，患者的精神因素在此也起着重要的作用。如有一年轻力壮的男子，原以为患的是痔疮，做肛肠手术，术中发现是直肠癌，虽进行了手术切除，但其精神崩溃，终日愁眉不展，米面不进，半月内就消瘦15斤，景况日下，不久逝世。另外一个五旬老翁，患有胃癌，经手术治疗后，自我调养注意饮食，半月后不仅不再消瘦，反而重了2斤。《黄帝内经》云："得谷者昌，失谷者亡。"所以肿瘤患者安康与否，还与其食欲、精神状态有关。

肿瘤患者的营养状况，常是反映患者总体状况标准之一，因此对肿瘤的发生、发展及其预后，也可从患者的营养状况中予以窥测。一是当患者发现有原因不明的消瘦时，就应及时对相应可疑的部位进行必要的检查，及时发现肿瘤的踪迹，以便有的放矢地治疗。切不可掉以轻心，无所谓，待到出现其他肿瘤症状，发现已是癌症晚期，则悔之晚矣。二是在肿瘤早期，患者虽体重稍有减轻，肌肉较前松弛，皮肤弹性稍差，但这时消化道对饮食物的消化吸收机能尚健全，积极治疗，并保证营养的供应，可使症情有所转机，创造根治的条件，或延长生存期。三是当肿瘤患者出现"恶液质"时，常提示病入膏肓，已是晚期。所谓"恶液质"就是恶病质，这是一种人体由于消耗性疾病而产生的进行性消瘦、衰竭状态，常是"骨瘦如柴"、"皮包骨头"。恶性肿瘤患者晚期都见此情况，所以恶液质的形成常是凶兆。

2. 抗癌治疗对患者营养状况的影响

抗癌治疗，大致可分现代医学和中医学两大派系。由于两种医学治疗的对象、措施不同，因此对营养状况影响也大相径庭。前者常严重影响患者的营养状况，后者不仅影响较少，而且常可有利于患者营养状况的恢复。

现代医学对肿瘤的治疗，主要有手术、放疗、化疗及免疫治疗、内分泌治疗等各种方法。临床上，主要针对肿瘤为其攻击对象的，常采用前三种措施。这些疗法都具有不同程度的抑制、杀灭肿瘤细胞的作用，但同时也给机体造成了一定的创伤，并存在较明显的毒副作用，从而影响患者的营养状况。

手术治疗，不论是姑息切除手术还是根治术，都给患者带来了创伤，术后体虚这是必然的趋势。尤其是上消化道的手术，不仅术后影响进食，且可发生吻合口狭窄、溃疡、粘连、胃空肠综合征等后遗症，长期影响患者的饮食消化，有时只能进流质或半流质，缺乏必要的营养供应，使机体营养状况恶化，抵抗力下降。所以有时候患者家属会提出这样的问题："做手术比不做手术能延长多久寿命？"医生一时也难以明确回答。

放疗是利用电离辐射治疗肿瘤的一种手段。在现代放疗设备条件下，虽经不断改进，但仍不可避免地会照射到一部分正常组织，产生放射反应和正常组织受损在所难免。在全身性放射反应中，最主要的表现有恶心、厌食、呕吐、消化不良等消化道反应。如果放疗中味蕾细胞被杀伤，使患者味觉减退甚至丧失，出现"食之无味"，更影响消化吸收。所以有的患者一次放疗后，几天茶饭不思，形体明显瘦削。同时放疗又可影响血象，尤其是白细胞下降，从而削弱患者的抗病能力，形体日衰。

化疗是用化学药物治疗肿瘤的简称。虽然化学药物大都对肿瘤细胞有相对的选择性，但对正常人体细胞也常造成程度不一的损害，特别是一些生长较活跃的细胞，如骨髓、淋巴细胞、胃肠道上皮细胞等，因此目前抗癌药尚无法避免药物的毒副反应。其中绝大多数的化疗药物，都易引起不同程度的消化道反应，引起食欲减退、恶心，甚至呕吐、腹泻等，其中如口服甲氨蝶呤可引起口腔溃疡，甚至全胃肠道的糜烂、溃疡，其反应十分严重。如今虽不断改进，改口服为肌注或静脉滴注，但由于胃肠道反应仍然无法避免，引起恶心、呕吐、腹泻，就影响患者进食，干扰机体对营养物质的摄入和利用，从而引起患者的营养障碍。

所以，现代医学的各种抗癌治疗仍不可避免地影响患者的营养状况，甚至有些患者由于治疗后消化道的严重反应，不得不中止治疗，甚至导致"失谷"而亡。

中医学治疗肿瘤，在治疗方法上，大体而论，有拮抗肿瘤和扶助正气两方面，其着眼点是患者的整体。

拮抗肿瘤的中药中，"以毒攻毒"之品，或软坚散结攻瘤药物，对机体也有一定的损害。尤其是这些药物中，有的药物大苦大寒，长期服用也有"苦寒败胃"之弊，可影响脾胃的消化吸收运化功能，影响患者的食欲和营养吸收。但中医根据辨证论治原则，有此证，用此药，若已出现机体衰弱的表现时，则攻癌的药物必然慎用、少用，或攻补兼施，可以显著减少此类中药对脾胃功能的负面影响。

特别是近年来在养生保健思想的指导下，采用扶正培本的法则治疗肿瘤，已日益受到人们的重视。以"扶正祛邪"的方法，从增强机体抵抗防御能力着手，以驱除、消灭肿瘤。从"脾胃为后天之本"的理论着手，增加患者食欲，增强消化机能和免疫功能，这不仅可提高治疗肿瘤效果，延长生存期，并可有效地减轻放疗、化疗对消化道的毒副反应，提高和调整机体的内环境平衡。实验研究证明，这一疗法可以调节细胞内环核苷酸的含量，使肿瘤细胞向正常细胞转化，对动物实验性肿瘤有防治作用。

因此，中医中药一方面提高患者的消化机能，另一方面降低了肿瘤细胞对营养的消蚀，从而保障了患者的营养状况得以维持或改观。若与现代医学的手术、放疗、化疗相结合，双管齐下，相辅相成，可有效地延长患者的生存期。目前中医又应用食疗这一方法来改善肿瘤患者营养状况，更具有拓宽思路、保障营养的特色，有利于患者营养状况的恢复和健壮。

3. 常见肿瘤与饮食的关系

根据肿瘤流行病学和病因学的研究，人类的肿瘤与环境因素密切相关，除化学致癌物外，食品、饮食、营养类型与肿瘤的因果关系，受到人们的重视。据估计，30%～40%的男性肿瘤和60%的女性肿瘤与饮食有关。

以往人们都普遍认为营养不良会降低人体的抵抗力，引起各种疾病。现代科学研究证实，营养不良和营养过剩都会影响机体的免疫功能，在肿瘤的预防方面，两者都应重视。饮食不当或过度导致"积聚结块"、"痞块"在我国古医籍中均有精辟的论述。《卫生宝鉴》指出："凡脾胃虚弱、饮食过度、生冷过度，不能克化，致成积聚结块。"《景岳全书》指出："饮食无节，以渐留滞者，多成痞块。"论述了饮食可致癌或促癌的机理。近年大量的流行病学调查和实验研究，初步揭示了食物、营养与肿瘤的关系，并得出结论。认为大多数肿瘤看来更可能是由生活习惯和饮食所决定。大量的调查发现，膳食的类型与恶性肿瘤的发生与发展密切相关。

食管癌：西方多强调上消化道癌的发生与吸烟、酗酒有关，我国的食管癌高发区多以膳食单调、营养不足，饮食中动物蛋白质少，缺乏新鲜蔬菜，维生素 A、B、C 摄入低下，且霉变严重造成。

胃癌：胃癌的发生有明显的地区性，日本人的患病率高，与经常吃腌菜、咸鱼、烟熏食品有关。由于食品的种类繁多，制备和烹调方法迥异，加以调味佐料，因而化学成分复杂，其中可能产生促癌物和致癌物。

结肠癌：西方国家的结肠癌发病率较高，与进食高脂肪膳食有关。高脂肪、动物蛋白质及低纤维的精制糖类膳食，促使胆汁分泌增加，影响肠内菌群的种类与数量。西方人的膳食中缺少纤维，大便量少，通过肠道的时间较长，可能使体内形成的致癌物对肠壁有较长时间的接触，易引起癌变。

肝癌：其发病的地理分布多发生于食物污染黄曲霉素与营养不足的地区。病毒性肝炎也是肝细胞癌的病因之一。以上诸多因素相互作用，是肝细胞癌的主要病因。

乳腺癌与宫体癌：高脂肪和高蛋白的膳食能影响内分泌功能，肥胖妇女较易发生乳腺癌和宫体癌。人群流行病学调查还提示，随着摄入总热量的增加，男性的直肠癌、白血病，女性的乳腺癌发病率相应增高。脂肪是所有食物营养素中，与肿瘤关系最密切的一个因素，高脂肪膳食与肠癌、乳腺癌、前列腺癌的发病率呈正比，因此，限制高脂肪，特别是高动物脂肪饮食的摄入，多吃蔬菜、水果，是预防直肠癌、结肠癌、乳腺癌的重要措施。

二、食物偏性和抗癌食物

（一）食物有偏性

中医学认为，各种食物都有其营养特性，而且又有与中药相似的性（寒、热、温、凉、平）、味（酸、苦、甘、辛、咸）。利用食物的性、味配合治疗，既简单方便、结合生活，又是肿瘤患者饮食忌宜之基础，也是一种安全有效的方法。举例：

热性食物　羊肉、鸡肉、山雀、姜、蒜、茴香、桂皮。

寒性食物　鳖肉、鱼肉、蚌肉、银耳、芡实、菱角、荸荠。

温性食物　驴肉、牛肉、禽蛋、乳品、虾肉、乌梅、胡桃肉、桂圆肉。

凉性食物　蛤肉、海带、海参、绿豆、西瓜、梨、紫菜、杏仁。

平性食物　猪肉、生苡米、山药、香菇、百合、鹅血等。

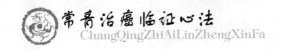

以上可根据患者病情，在医生指导下，辨证服用。

(二) 抗癌食物

1. 香菇、蘑菇、猴头菇等菇菌类食物，含有多量多糖、多糖蛋白和多肽类物质，能不同程度地提高机体免疫力，能促进白细胞、单核巨噬细胞数量的增加，增强吞噬能力，促进淋巴细胞转化，促进抗体生成，对调动机体的抗癌能力，预防和治疗肿瘤均有积极作用。

(1) 香菇：香菇又名香蕈、冬菇、香信，是驰名中外的山珍之一。香菇可食用，也可入药。香菇性平、味甘，有养胃益气之功效。香菇富含粗纤维及蛋白质，还含脂肪、碳水化合物、钙、磷、铁及维生素 B_1、维生素 B_2 和氨基酸。研究表明，维生素 D 加钙可预防结肠癌，香菇中的麦角甾醇，无论日光或紫外线照射，皆可转变为维生素 D_2。《现代实用中药》一书指出，香菇为补偿维生素 D 之要素，能预防佝偻病，还可用于肿瘤的预防。香菇中的香菇多糖是一种干扰素诱导剂，能诱导体内干扰素的产生，干扰病毒及肿瘤细胞蛋白质的合成，抑制肿瘤细胞、病毒的生长，同时能活化 T 淋巴细胞、巨噬细胞和补体系统等多方面的免疫和生物活性，增强机体的防病能力，有预防感冒、预防肿瘤等作用。香菇多糖对小鼠肉瘤 180、子宫颈癌 14 及肝癌腹水型、肝癌实体型等动物实验肿瘤有抑制作用，其抗癌作用与香菇多糖能增强机体的细胞和体液免疫有关。临床上采用香菇多糖与化疗药物并用，对胃癌、结肠癌、直肠癌、小细胞肺癌进行治疗，可显著延长患者生存期，提高化疗药物疗效。因此，香菇和香菇制品，可用于肿瘤的预防和辅助治疗。

(2) 猴头菇：猴头菇味甘性平，有扶正补虚、健脾养胃、增进食欲的功效。从猴头菇提取的多肽物质，对消化道肿瘤有抑制作用。体外实验，对艾氏腹水肿瘤细胞、小鼠肉瘤 180 也有抑制作用。尤对食道癌、胃癌等消化道肿瘤效果更好。猴头菇浸出液中有多类型的多糖体，含有干扰素诱导剂，能大大增强对肿瘤的抵抗能力，被称为天然抗癌良药，所以其身价倍增。

(3) 黑木耳：又名木耳、木蛾、耳子。是一种荤素皆宜的传统名菜。黑木耳性平，味甘，有益气生肌、滋润强身、滋阴生津、活血抗癌的功效。黑木耳中含有的多糖体，能显著地提高人体免疫功能，对小鼠肉瘤 180 有抑制作用，能使荷瘤小鼠带瘤生存时间延长，对腹腔巨噬细胞的吞噬有显著的促进作用，能增强抗癌免疫能力，临床上可用于消化道肿瘤，如肝癌、直肠癌的防治。黑木耳还有活血抗凝的作用，可用于抗肿瘤复发的饮食辅助治疗。

(4) 银耳：又名白木耳、白耳子。银耳性平，味甘，无毒。具有滋阴润肺、养胃生津的功效。现已从银耳中提取出 A、B、C 三种多糖体，这三种多糖体对小鼠肉瘤 180 均有抑制作用。银耳多糖能提高小鼠腹腔巨噬细胞的吞噬功能，改善免疫系统的功能而发生作用。银耳中含有粗纤维，对稀释肠内残留物及潜在致癌物，缩短粪便通过肠道的时间，增加大便量，抑制肠癌发病有一定的作用。

2. 海参、海带、海蜇、紫菜、乌龟、甲鱼等水生生物，在历代中医文献记载中，有软坚散结之功效，对类似肿瘤的癥瘕积聚有防治作用。近年来，通过临床与药理等研究发现，这些水生生物确有抗癌功能。

（1）海参：海参又名刺参、海鼠、海黄瓜，是我国传统的四大名菜之一，它不仅是一种海鲜，也可入药。具有补肾益精、壮阳疗痿的功效，同时有防癌、抗癌的作用。海参具有多方面的药理功能，如抗肿瘤、抗真菌、抗放射、增强白细胞的吞噬能力等。其中海参中所含海参毒素对体外培养的子宫颈肿瘤细胞有明显的细胞毒作用，对小鼠肉瘤 180 有明显的抑制作用；海参酸多糖对多种动物瘤株有较好的抑瘤作用，而且能增强免疫功能，明显增加机体单核－巨噬细胞系统的吞噬能力。现已应用海参治疗肿瘤，可使瘤体缩小，体质改善，对皮肤癌有较好的效果。特别适宜于肿瘤虚证者的滋补和扶正治疗。

（2）海带：又名江白菜。不仅是中医传统治疗肿瘤的良药，也是一美味海鲜。药名昆布，有软坚散结之功效，是治疗甲状腺肿瘤、食道癌、胃癌的食疗良肴。海带性寒，味咸，有软坚散结、利水泻火的功效。海带含有大量粗纤维和较多糖类，还含有多种有机物和碘，海带对预防乳腺癌有效。将海带热水提取液的冷冻干燥物，喂饲移植肉瘤小鼠，抑癌率为 76.3% ~ 83.6%。用狭叶海带透析液，对先移植后给药小鼠的抑癌率为 92.0%。海带中褐藻酸钠盐有预防白血病和骨痛病的作用。海带在国外也被列为抗癌食物。最近研究发现，海带中的钙具有防止血液酸化的作用，而血液酸化正是导致癌变的因素之一。日本学者山本一郎研究发现，海带对抑制大肠癌有比较明显的效果，其治癌成分主要是硫酸多糖类中的一种岩藻多糖成分，存在于海带的黏液中。海带对预防肿瘤和治疗肿瘤有确切的作用，可用于甲状腺肿瘤、乳腺癌、食道癌、胃癌、肠癌的食疗。

（3）紫菜：又名紫英等。紫菜历来被人们视为珍贵的海味之一，其营养丰富，也是药物。紫菜性寒，味甘、咸。紫菜中的蛋白质含量很高，在海藻类中居首位。紫菜中还富含维生素 A、B，甚至超过动物的肝脏，这些维生素能使人体内的各种酶出色地发挥作用，特别是近年来研究发现，体内储备充足的维生素 A 对于提高机体免疫力具有重要作用。广西肿瘤研究所学者阮萃才应用 Ames 试验对紫菜进行抗诱变性实验表明，紫菜有不同程度的抑制突变作用，对人类的癌变有预防作用。

（4）乌龟、甲鱼：民间一向以乌龟、甲鱼作为体质虚弱者的滋补食品。乌龟、甲鱼可入药，具有活血软坚、抑癌散结之功效。中医用甲鱼治疗癥瘕积聚有着丰富的经验。现代研究发现，甲鱼能提高人体的免疫功能，抑制肿瘤的生长。甲鱼和乌龟富含胶原蛋白，乌龟有滋阴潜阳、补肾健骨的作用，甲鱼有滋阴凉血、软坚散结的功效。乌龟、甲鱼不但含有丰富的胶原蛋白质，还含有肌红蛋白、胱氨酸等营养物质，是人体补充和合成胶原蛋白质的来源。甲鱼、乌龟以及海参所含有胶类物质，都是生物大分子的胶原蛋白质，饮用这些富含蛋白质的食物，通过含有胶原蛋白的水（体液）改善某些特定组织的生理功能，从而促进其维持正常功能，对于增强机体抗病能力，抵御肿瘤的发生和发展具有很好的效果。肿瘤患者可用甲鱼、乌龟做成美味膳食进行调养和治疗，但是消化不良者、食欲不振者宜先调理肠胃后食用。甲鱼比较滋腻，不宜进食过多。乌龟肉有较好的营养价值，但不为人所喜食，食用龟肉时，不宜与猪肉、苋菜等共食。

3. 一些蔬菜，如扁豆、芋艿、苋菜、韭菜、甜菜、丝瓜、胡萝卜、莴笋、百合，水果如乌梅、猕猴桃、无花果，以及一些滋补品蜂皇浆、人参等，包括饮用茶叶，也都具有抗癌作用。

蔬菜和水果含有丰富的维生素和无机盐，是供给人体维生素和无机盐的主要来源。蔬菜和水果除了能供给人体营养物质以外，还有促进人的食欲、帮助消化和调节人体正常生理活动等作用。日本国立肿瘤预防研究所从 26 万人的饮食生活与癌的关系统计调查，证明蔬菜具有一定的防癌作用。通过对 40 多种蔬菜抗癌成分的分析及抑癌试验结果，从高到低排出了 19 种对肿瘤有显著抑制效应的蔬菜名单。它们是：熟红薯（98.7%）、生红薯（94.4%）、芦笋（93.7%）、花椰菜（92.8%）、卷心菜（91.4%）、花菜（90.8%）、芹菜（83.7%）、茄子皮（74%）、甜椒（55.5%）、胡萝卜（46.5%）、金针菜（37.8%）、荠菜（35.4%）、芥菜（32.9%）、雪里红（29.8%）、番茄（23.8%）、大葱（16.3%）、大蒜（15.9%）、黄瓜（14.3%）、大白菜（7.4%）。食用蔬菜要注意新鲜及洗涤方法。

（1）猕猴桃：又名藤梨、洋桃、奇异果。被推崇为药食两用的"世界水果之王"。猕猴桃生食、热炒皆宜，营养丰富，有抗衰老功效，其鲜果及各种保健品风靡全球。猕猴桃性寒，味甘酸，含维生素 C、葡萄糖和果糖、蛋白质、多种氨基酸,具有生津止渴、解热通淋的功效。其中维生素 C 的含量较高,每 100g 鲜果可高达 100~420mg 或更高,其所含的物质不仅能满足机体营养需要,还可防止亚硝酸等致癌物质产生,对人体有益无害。从猕猴桃中能分离出具阻断致癌物质亚硝胺合成的活性成分,阻断率高达 15%。用Ames试验检测,猕猴桃汁能阻断 N - 亚硝基吗啉合成,在体外模拟胃液中对亚硝胺合成有阻断作用,发现其阻断率显著高于维生素 C 和柠檬酸,证实有防癌作用。食用猕猴桃鲜果、果汁、果酱有预防消化道肿瘤的作用。

(2) 无花果:又名文仙果、无生子、奶浆果。据《本草纲目》记载,无花果既可食用,也可入药。其干果、未成熟果实和植物的乳汁都有抗瘤作用。无花果性平,味甘,具有健胃清肠、消肿解毒的功效。其果实、根、叶均可供药用。无花果提取物能抗艾氏肉瘤、小鼠自发性乳癌、大鼠转移性肉瘤,引起肿瘤坏死,能延缓移植性腺癌、白血病、淋巴肉瘤的发展,促其退化。所含苯甲醛与 β - 环糊精作成包合物,可防止 4 硝基喹啉 -1 - 氧化物诱发的乳头瘤。对腺癌、鳞状上皮细胞癌有效。生食鲜果或用干果煎服、炖瘦肉食用,对食道癌、胃癌、膀胱癌等有预防和治疗作用。

(3) 蜂乳:又名王浆、乳浆、蜂王浆、蜂皇浆,为蜜蜂科昆虫中华蜜蜂等之工蜂咽腺分泌的乳白色胶状物和蜂蜜配制而成的液体。蜂乳性平,味甘酸,有滋补强身、健脾益肝之功效,并具有良好的抗癌作用。蜂乳的醚溶性部分具有强烈抑制移植性白血病、淋巴癌、乳腺癌及多种腹水型艾氏癌等肿瘤细胞生长的作用。意大利蜂幼虫浆口服或注射,能使艾氏腹水癌鼠寿命延长,且肿瘤细胞有退行性变化。蜂乳有加强机体免疫力,调节人体细胞和体液的免疫功能,服用后可增加食欲,睡眠好转,对放疗和化疗后的副反应有明显的减轻作用。

(4) 茶叶:又名茗。东汉华佗《食论》说:"苦茶久食,益思意。"茶叶具有益思、悦志、祛疲劳功能已广为人知。茶叶作为保健饮品已有悠久历史,茶除以上功效以外,还有明目、助消化、除口臭、解毒消暑之功效。茶叶味甘、微苦,无毒。近年来国内外研究发现,各类茶对人体内亚硝基化合物合成均有阻断作用,其中绿茶效果更好,达82%。日本上世纪60年代发现广岛原子弹炸伤者中,其长期饮茶者,存活率高。我国"七五"攻关课题——饮茶和肝癌关系流行病学研究发现,肝癌相对低发区居民的饮茶率明显高于高发区居民,且与饮茶年限、每周饮茶量显著相关。认为饮茶是预防肝癌及其他消化道肿瘤的重要因素。饮茶有预防和抗癌的作用,但饮茶要遵循"清淡为宜,适量为佳,随泡随饮,饭后少饮,睡前不饮"这个原则,如果不适

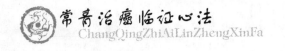

当地饮茶，反而有害健康。

三、肿瘤患者的饮食调养原则

肿瘤患者如何进行科学地食养？肿瘤患者的饮食原则是应进食满足人体所需要的足够营养素和维持患者良好的营养状态，增强机体的免疫力，以支持抗肿瘤的治疗。加强饮食调养是肿瘤患者维持身体良好的营养状态，预防营养不良的主要方式。因为肿瘤患者发生营养不良后很难纠正，对肿瘤患者的营养状态予以足够的重视以及进行科学的指导，能保障其得到继续治疗的机会，延长生存年限。由于肿瘤患者所患肿瘤的性质不同、部位不同、治疗方式不同和所处的病程不同，以及个体之间的体质差异，临床所见的证候差异也极大。因此，饮食作为肿瘤治疗的辅助配合方法，其选择和调配也要因人因时因病而异。也就是要饮用有益相宜的食品，禁忌有害和加重病情的食品，即注意饮食的忌宜。

1. 适宜肿瘤患者的饮食

肿瘤患者宜食富含易于消化吸收的蛋白质食物，如鱼、蛋类、禽类及豆制品类食物等，以弥补肿瘤细胞引起的损耗，修复正常组织。肿瘤患者每日所需热量（卡）＝体重（kg）×20＋1000（卡）。如果体重仍维持正常，可食用高脂肪饮食如黄油、蛋黄酱、花生油等。

肿瘤患者宜食富含维生素 C、A、E、B 的新鲜蔬菜、水果和动物肝脏。维生素 C、维生素 A 有阻止细胞恶变与扩散作用，维生素 B 特别是维生素 B_2 和维生素 E（生育酚）都有抑制动物肿瘤发生的作用。蔬菜、瓜果性质多属寒、凉，有清热之功效，适用于有热象表现的肿瘤患者，虚寒者、结肠癌泄泻者须慎用。

肿瘤患者的饮食在烹饪上要调剂饮食花样，注意色、香、味、型，以引起食欲。烹饪方式以煮、蒸为主，宜清淡，不宜烧烤煎炸。

肿瘤初期患者症状较轻，此时的饮食一般可如常，但亦需注意营养。如有广泛转移或有较大肿瘤的晚期患者，就不能给予太多的热量，需要较严格地按其临床症状注意其饮食宜忌。晚期肿瘤患者胃肠道消化功能逐渐减弱，已经不能保证营养的摄入与吸收利用，而营养对于晚期肿瘤患者则是生命攸关，此时可采用两种胃肠道外喂养方式：周围静脉喂饲法和中心静脉喂饲法（TPN）。通过这两种方式输入葡萄糖、维生素、脂肪乳化液、氨基酸等，来满足肿瘤患者对热量、蛋白质及其他营养素的需要。

老年肿瘤患者大多体质虚弱，在治疗和恢复过程中，可在正常进食的同时佐以少量的山楂、萝卜等消导性食品，以助消化。

2. 肿瘤患者的饮食禁忌

中医把不相宜的食品谓之"禁口"，或叫"忌口"，这是历代医学家长期积累的经验。在《灵枢·五味》篇中就提出了"肝病忌辛，心病忌咸，脾病忌酸，肾病忌甘，肺病忌苦"的食忌原则。所忌食物可分为温燥食物、生冷食物、油腻食物、发物、荤腥物、盐糖调料、烟酒茶等七类。其中发物是指有引起肿瘤细胞生长、引起旧病复发的食物，一般认为鸡头、猪头、海鲜、虾、蟹之类是在所忌之列。

胃、食道肿瘤患者应少吃巧克力、麦乳精、炼乳以及奶制品等，因为这类食物发酵产酸，会引起腹胀不适。乳腺癌与结肠癌患者要控制动物脂肪的摄入量，以植物油为主（化疗及放疗的饮食以下有专论）。

肿瘤患者注意饮食忌宜的同时，还要注意服药禁忌：服用鳖甲忌苋菜；荆芥忌鱼鳖；天门冬忌鲤鱼；白术忌桃子、李子、大蒜；蜂蜜忌葱、铁屑、茶叶；补剂忌莱菔及碱类食物；黄连、甘草、桔梗忌猪肉；鸡肉忌黄鳝；李子、桑椹忌鸭蛋。

四、肿瘤患者不同治疗阶段的饮食调养

（一）患者手术后的饮食

随着医学科学技术的不断进步，尤其是近年来电子学、基础医学的发展，医疗设备的更新，临床经验的积累，人们对肿瘤发生发展的规律认识不断深入，使肿瘤的诊断和治疗水平不斯提高。特别是近年来，对有关肿瘤早期表现和症状的知识在大众中广泛普及，早期发现患者增多，通过手术治疗性切除的机会增加，使得很多肿瘤早、中期患者的癌肿得到治疗，取得了较好的疗效。肿瘤的外科手术至今仍被公认为最有效、最普遍的治疗手段。良性肿瘤经完整切除后可获得治愈；即使有浸润性和播散性的恶性实体瘤，只要及早发现，肿瘤细胞尚未播散时，手术治疗仍有较大的治愈机会。

肿瘤患者经过手术治疗后，对营养的需求要高于平时。特别是胃肠道肿瘤手术后，在营养摄入、消化吸收等方面都受到了一定的影响，会出现一些特殊问题，如胃切除者可发生"倾倒综合征"。中医认为，手术治疗耗伤气血，手术过程中的出血和体液丢失、组织器官创伤又可能影响机体的神经和

内分泌功能，所以手术后常表现为气血亏损或气阴两伤，脾胃不振，既有营养缺乏又有机体功能障碍之表现。因此，根据中医扶正培本的理论，既要加强手术治疗后的营养调养，也要注意手术前的饮食营养，增强机体的免疫力，储备一定量的蛋白质，增强机体对手术的承受力，以利于患者能够顺利地通过手术关，顺利康复。肿瘤手术以后，一方面在饮食调治上要注意补充营养，与此同时，还要重视调整脾胃，恢复消化机能，在食物选择上除了牛奶、鸡蛋补充蛋白质外，一般患者还要多食新鲜的蔬菜、水果，忌猪肉。

根据手术的部位不同，饮食选择也可根据中医的辨证有所区别。

1. 不同手术部位的饮食调养

头部手术患者精神紧张，常伴有恐惧不安的心理，因此除一般饮食以外，多服用补肾养脑、安神益智的食品，如甲鱼、猪脑、蜂蜜、木耳、酸枣、桑椹、罗汉果、莲子、香菇、核桃、鸽子、鹌鹑、魔芋等。

颈部手术（甲状腺癌、喉癌等）患者多服用软坚散结、化痰利喉的食品，如海参、海带、海蜇、紫菜、甲鱼、乌龟、甲鱼、杏仁霜、橘子、梨、枇杷、枸杞子、橄榄、芒果、金橘、葡萄、杨桃、黄花菜、萝卜、冰糖、柿子、芋头等。

胸部手术（乳腺癌、肺癌、食管癌等）患者多服用宽胸利肠、补气养血的食品，如橘子、苹果、罗汉果、海参、甲鱼、蛤蚧肉、牡蛎、萝卜、丝瓜、山药、莲藕、慈菇、冬瓜、卷心菜、苡米、桂圆、大枣、绿豆等。

腹部手术（胃癌、肠癌、肝癌、胰腺癌等）患者宜多服用养血柔肝、健脾和胃的食品，如柠檬、佛手、香橼、山楂、橘子、罗汉果、大枣、香蕉、菠菜、马齿苋、蜂蜜、鲫鱼、元鱼、海参、鹅蛋、鹅肉、鲜姜、鸡肫、薏苡仁等。

泌尿系手术（肾癌、膀胱癌）患者多服用补肾养肝、通利膀胱的食物，如枸杞子、荔枝、橘子、桑椹、黑芝麻、梨、香蕉、西瓜、冬瓜、山药、绿豆、马齿苋、绿茶、鲫鱼、甲鱼、乌龟、淡菜、鹌鹑、苡米、赤豆、米仁，有阳虚体征者可加用鹿胎、鹿鞭等。

四肢手术（软组织肿瘤、骨肿瘤等）患者多服用强筋壮骨、舒筋活络的食品，如枸杞子、罗汉果、桑椹、丝瓜、木瓜、苦瓜、核桃、荔枝、桂圆、黑木耳、甲鱼等。

妇科手术（宫颈癌、宫体癌、卵巢癌）患者多服用养血调经、滋补肝肾之食品，如石榴、无花果、枸杞子、罗汉果、香蕉、柠檬、葡萄、核桃、黑芝麻、黑木耳、桑椹、西瓜、冬瓜、山药、莲藕、赤豆、绿豆、甲鱼、鲤鱼、鲫鱼、鸡蛋、牛奶、胎盘等。

2. 手术后的饮食调养

由于肿瘤患者手术的部位和方式的不同，又由于患者所患肿瘤性质不同，以及发现的阶段不同和患者的体质个体差异，手术后可出现各种不同的表现，食养也可按其症状对症调养，以促进手术后的机体康复。

（1）冬虫夏草鸭：老鸭1只，北芪30g，紫河车20g，冬虫夏草15g。

[功效] 补中益气，滋阴生血。适宜肿瘤术后气弱血虚，创口难以愈合者食用。

[用法用量] 将鸭子宰杀后去肠脏及膏油，将北芪、冬虫夏草、紫河车放于腹部，用竹签缝合，加水适量炖至鸭熟烂，加盐调味，去竹签及北芪、紫河车，食冬虫夏草、鸭肉，饮汤，或佐膳。

（2）杞子莲心黄芪饭：杞子20g，莲心20g，黄芪100g，大米150～250g。

[功效] 滋阴养血，补益肝肾。适宜于肿瘤术后血气虚弱，夜眠不佳，心悸多汗者食用。

[用法用量] 取上述3味药煮水，取水烧饭。

[注意事项] 饭以煮烂为好。

（3）肉糜鲫鱼汤：鲫鱼1条，肉糜适量，糯米适量。

[功效] 健脾，和胃，利水。适宜于术后虚证，以及腹水、小便不利、足肿者食用。

[用法用量] 鲫鱼洗净，去内脏。糯米煮熟，将糯米与肉糜拌和，纳入鲫鱼腹中，再放葱、姜、盐、酒适量，炖汤。

[注意事项] 胃纳不佳时，肉糜、糯米宜少。

（4）五汁饮：西瓜或哈密瓜汁，生梨、橘子取汁，半夏20g，陈皮10g。

[功效] 和胃理气，化痰止吐。适用于食道癌吞吐困难者，也适用于消化道肿瘤手术后流汁或半流汁进食时辅食。

[用法用量] 半夏、陈皮煎汤，汤液与上述果汁相混，作饮料用。暑夏时，也可置冰箱后作冷饮。

[注意事项] 取新鲜水果，取汁前把水果和手都应洗净。

（5）黄芪鱼片粥：黄芪150g，薏苡仁150g，鱼（青鱼）150g，大米250g。

[功效] 补中益气，健脾和胃。适宜于肿瘤术后体虚者食用。

[用法用量] 黄芪、薏苡仁煮水，取此水煮大米成粥，粥熟后将已切成

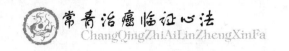
薄片之鱼放入，加姜丝、葱丝、味精、盐，再煮开即成。

（二）患者放疗后的饮食

放射治疗（简称放疗）是利用电离辐射（X 线、γ 射线或电子束）治疗恶性肿瘤的一种手段，是通过射线的能量作用于生物体，引起被照射机体部位的细胞结构及细胞活性的改变，甚至把细胞杀死。各种组织和器官对放射线的耐受量不同，都有一定的限度。尽管在放疗中医生严格控制放射剂量，并保护重要器官少受或不受照射，但是放疗结果还是会不同程度地影响人体的营养状态。

经过放疗后的患者常出现一种类似热邪伤阴耗气的症状，诸如口干烦躁，舌红光剥，脉弦细数等表现，在饮食调理上要注意多吃滋润清淡、甘寒生津的食物，一般患者可食芦笋、荸荠、菱角、鸭梨、鲜藕、莲子、冬瓜、西瓜、绿豆、甲鱼、香菇、银耳、蚌肉等食品。其中芦笋经证实能改善和消除颈部放射治疗患者因唾液分泌减少而出现的口干、舌燥现象。蚌肉匀浆上清液的丙酮提取物，匀浆煮沸液也有明显的抗癌活性。但蚌肉质硬性寒，不易消化吸收，故脾胃虚寒，便溏者慎服。放疗患者饮食还应注意忌服辛辣、香燥食物，忌烟酒。

对放疗中出现的以下几种反应，也可适当配合饮食疗法，减轻和防止这些反应的产生，使放疗得以继续进行。

1. 全身反应

这与治疗部位、照射野大小和每次照射剂量有关。大面积照射，如全腹、全肺、纵隔、恶性淋巴瘤的斗篷式或倒丫式照射，全身反应较大，一般头颈部及四肢反应不大。全身反应主要表现为恶心、厌食、呕吐、头痛和全身疲乏无力等，一般于放疗后 1 至数小时或 1~2 天出现。

在饮食调理上，要注意多吃健脾和胃、滋润清淡、甘寒生津的食物。同时可用麦芽、谷芽各 30g，加水一大碗，共煮半小时，代茶饮，并可再冲开水 2~3 次，继饮，有消食、和中、下气的作用。也可山药 30g，白扁豆 30g，鸡内金 10g，大米 100~150g，加水煮粥，作早餐服用。

2. 血象反应

由于骨髓和淋巴组织对放射高度敏感，血象反应与照射范围的大小、脾或骨髓照射与否、放疗前和放疗中是否应用了化疗药物等有关，一般在放疗后第二周开始，即可出现末梢血细胞数下降。每周查血象，如白细胞低于 4×10^9/L，或血小板低于 8×10^9/L 时，应及时寻找原因，并进行中西医结合治疗。

饮食宜选用具有补气养血作用的大枣、赤小豆、龙眼肉、花生、芦笋、香菇、黑芝麻、蜂乳、苋菜、菠菜、猪肝、鸭肉等。

3. 局部反应

身体各部组织对放射线的耐受量各不相同，且与放射线剂量、照射面积、放射线的种类及该局部组织的体质情况不同有关。正常组织局部放射反应可以恢复，但过量造成放射性损伤就不可能恢复了。

头颈部癌肿如鼻咽癌、上颌窦癌、口咽部癌（舌根部癌、扁桃体癌、口腔癌）、腮腺混合瘤、喉癌等常以放疗为主，行根治性放疗。放疗后常引起头晕目眩、失眠等症状，放射影响到口腔的涎腺即唾液腺，结果，唾液分泌功能受损，患者开始觉得口干，继而咽干舌燥，津液缺乏，终日以水或饮料漱口或湿润咽部及口腔，这些患者应选用含有水分较多的食物。头颈部的放射治疗还可引起舌味觉的改变或消失，患者不能分辨咸、甜、酸、苦等味道，这种情况称为味盲。此时患者常有严重的厌食，尤厌蛋白质类食物。味觉的减退还与锌的缺乏有关，这类患者需要适当补充锌。头颈部放疗患者饮食可选用滋阴健脑、益智安神之品，如核桃、栗子、花生、桑椹、石榴、芒果、开心果、红枣、海带、酸枣、猪脑等，还可选用滋阴生津、清热生津之品，如梨、橘子、苹果、柚子、柠檬、苦瓜、蜂蜜、茭白、白菜、鲫鱼、海蜇、淡菜等。

子宫颈癌、直肠癌、前列腺癌、睾丸肿瘤及盆腔内肿瘤患者在放疗时，会产生尿频、尿急、尿痛，严重时出现血尿。这是由于下腹部放疗时，膀胱、尿道受到放射线的照射，使尿路系统的黏膜产生充血、水肿，即所谓的放射性膀胱炎。虽然症状与泌尿系统的细菌感染相似，但使用一般抗生素消炎不起作用，需让患者多饮水，多吃蔬菜。平时多食具有清热利尿作用的食物，以配合治疗。同时可用芦根30g煎汤取汁，薏苡仁30g，绿豆30g，文火煮烂，加糖适量食用。三者制成药膳，则有清热解毒、健脾渗湿利水之功，经常食用，可以收到较为满意的效果。

在直肠癌、结肠癌或盆腔肿瘤、子宫颈癌放疗时，有的患者会出现放射性直肠炎的表现，大便次数增多，黏液便，有"里急后重"的感觉。这些患者饮食宜选用凉性的具有收敛作用的食物，适当增加具有补益作用的食物，从而提高机体的抵抗力。可取白果20个煮熟去壳，荠菜常规制备后切成末，将白果与荠菜在锅中同炒，加糖及盐。白果补益收敛，但不可生吃、多吃。

放射性皮肤反应常表现为红斑、干反应、湿反应。在放射治疗数日后，皮肤开始发红，以后逐渐变为暗棕紫色，毛发易于脱落。剂量加大时，皮肤可能出现干性表皮落屑，有的则出现湿性表面脱落，破损，甚至形成久不愈合的溃疡，并伴有疼痛。红斑期及干反应期，可以完全恢复，不留痕迹。湿性反应愈合后，可见皮肤有萎缩及毛细血管扩张。如为溃疡，则已成为放射损伤，极难愈合，面积大时，往往需要切除植皮修补。有放射性皮肤反应的患者饮食宜选用清淡甘寒之品。另外，可取生地30g，置于400ml水内煮沸半小时，弃去生地残渣，滤出药液，用之与粟米、薏苡仁一同煮粥，最后加入糖适量即成。具有清热渗湿的作用，一般肿瘤患者常用此药膳也较相宜。

正因为放疗会不同程度地造成对人体正常组织的损伤，所以无论在放疗中还是放疗后都要加强患者的营养。但是放疗患者常有厌食、恶心、呕吐等消化不良反应，故应以易消化吸收的高蛋白、高维生素饮食为主。肿瘤患者的组织再生、愈合及修复需要增加蛋白质的摄入量，患者需摄入充足的必需氨基酸，调节蛋白质代谢及能量代谢的维生素及矿物质也是肿瘤患者的基本营养素。总之，肿瘤患者经放疗后，其饮食既要顾及癌肿患者的饮食需求，更要考虑放疗时局部脏器刺激所发生的变化及其功能损伤，随其邪热伤阴或气耗阳衰的不同改变，分别选用滋阴、益气、补肾、健脾、益脑食疗之品，使放疗对机体的损害得以消除或减轻，早期恢复患者的健康。

（三）患者化疗后的饮食

患者化疗期间，化疗药物对于患者的正常组织细胞也表现出和对于肿瘤细胞一样的毒性作用。胃肠道细胞、骨髓细胞和毛囊细胞通常是最易受影响的细胞，这些正常组织细胞受到损害，可出现一系列不良反应：如对胃肠道黏膜细胞的影响引起恶心、呕吐，发生胃炎、厌食症、溃疡病及腹泻等；抑制骨髓造血机能可引起贫血，同时白细胞和血小板均可减少；对毛囊细胞的影响引起脱毛等。肿瘤患者经过化疗，由于这些毒性反应往往对许多食物都不能耐受，所以在饮食调理上要特别注意选食增加食欲、帮助消化、营养丰富、提高免疫力、减轻化疗药物毒性反应、抑制肿瘤细胞生长的食物，使其不仅能发挥原有的营养作用，而且能更好地发挥食物所含有效物质的特殊功能和药理作用，从而减轻患者痛苦，有效地促进功能恢复。

1. 胃肠道反应

增加食欲是对化疗患者饮食调理的首要环节。化疗可引起舌味觉的改变或消失，患者不能分辨咸、甜、酸、苦等味道，严重者往往厌食。患者的食欲减退还常因患者精神抑郁、焦虑以及身体对疾病的应激反应等因素进行性加重而由此形成恶性循环，可根据患者的实际情况采用多种措施。首先，应让精神负担重的患者树立起战胜疾病的信心，让患者及其家属都了解饮食对于肿瘤治疗的重要意义。饮食方面，选用既具有营养又能提高食欲的食物，如新鲜肉汁、鲫鱼鲜汤以激发患者的味觉和食欲；其次，给予患者平素喜食之物或其所欲食之品（除禁忌食品以外），以满足其要求而增加食欲；再则，采用少量多餐的方式，如给小儿喂食一样，频频予以劝服，在提高食欲的基础上再予以具有营养易于消化之食物。另外，鼓励患者做些力所能及的活动，减少患者的精神压力，这些都有助于增进食欲。

一般饮食可用山楂炖瘦肉，番茄炒鸡蛋，以及榛子、桃、石榴、金橘、草莓、芒果、甘蔗、猕猴桃、无花果、胡萝卜、菱、薏苡仁、黄瓜、金瓜、猴头菇等既健脾胃助消化，又有抗癌作用的食品。近年来已发现，番茄含有一种抗癌、抗衰老的物质——谷胱甘肽，可使体内某些细胞推迟衰老及使癌病率下降。金瓜和猕猴桃中富含的维生素 C 能阻止体内亚硝酸盐与致癌物质亚硝酸胺结合，并能与细胞结合得非常完善和紧密，延缓晚期肿瘤发展。薏苡仁脂对肿瘤细胞有阻止成长及损害作用。

多数化疗药物对增殖旺盛的胃肠黏膜上皮有抑制作用，可引起程度不等、类型不同的消化道反应，一般常较骨髓抑制出现早。烷化剂和抗生素多引起上消化道反应，抗代谢药常引起全消化道黏膜反应，如氟尿嘧啶和甲氨蝶呤可引起频繁的腹泻，甚至血性腹泻，常可成为停药的原因。多数患者第一天用药反应较重，以后逐渐减轻。所以患者化疗时宜吃易消化、少油腻的清淡食物，反应大、呕吐严重者可少量多餐，并及时补充液体。为了减少反应，可在晚饭后给药。中医药对防治消化道反应有较好的疗效，如在开始化疗前给予适当的药膳调理，则可以减轻化疗药物对消化道的刺激。可将麦芽、谷芽各 30g 加水一大碗，共煮半小时，代茶饮，可再冲开水 2~3 次，继饮，可起到消滞和胃的作用。另外，还可将萝卜子 30g 炒熟后研末，再加大米、水同煮成粥，也可起到消导开胃的作用。

2. 骨髓抑制

抗癌化疗药物中，除激素类药物、长春新碱、博来霉素和抗癌锑外，均有比较明显的骨髓抑制作用。药物引起的造血系统功能抑制，主要表现为末梢血液中白细胞数减少，最低值多在用药后 8~15 天出现，常于停药后 14~21 天内恢复。有时药物引起的血小板减少症还相当顽固，不易恢复，特别是过去或化疗前血小板数偏低者。抗癌化疗药物引起骨髓抑制的程度，与药物剂量和骨髓储备能力有密切关系。化疗药物对骨髓造成的影响，也可以通过

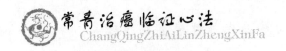

适当的饮食调节，加快其功能恢复。

现代医学研究发现，大枣不仅是健脾和胃、补益气血之品，而且大枣所含三萜类化合物和环磷酸腺苷，均有不同程度的抗癌作用，前者能调节细胞的分裂繁殖，后者可使肿瘤细胞向正常细胞转化，所以大枣常作为食疗之品用于肿瘤患者化疗而致骨髓抑制之不良反应。化疗后如出现以白细胞下降为主者可用大枣 10 枚，米仁 60g，赤小豆 30g 煮粥食用。以红细胞及血色素下降为主者，可用大枣 10 枚，龙眼肉 15g，枸杞子 15g，加入 60g 糯米中煮粥食用。以血小板下降为主者可用大枣 10 枚，加入赤小豆 30g，花生米（带衣）30g，苡米仁 30g 煮食。

芦笋经研究证明能减轻化疗药物治疗的副反应，使白细胞上升。香菇不仅对贫血患者有一定疗效，而且所含两种配糖体等物质有强烈的抗癌作用，所以香菇在国际上已被誉为防治肿瘤的"核武器"。除此之外，还可适当增加黑芝麻、蜂乳、苋菜、菠菜、猪肝、鸭肉、鹌鹑、葡萄等补气养血之品的摄入量。

3. 心脏损害

化疗药物中以正定霉素、阿霉素和抗癌锑对心脏影响最明显。正定霉素常用于治疗急性白血病，它对儿童的心脏损害，主要表现为急性心力衰竭，对成年人则多表现为低血压和心脏灌注不足综合征。阿霉素所引起的心脏损害与治疗前心脏功能好坏及用药的总剂量有关，总剂量越大，发生心脏损害的几率越高。阿霉素可引起心肌细胞退行性改变和间质水肿，可导致心力衰竭。抗癌锑所引起的副作用有心悸、胸闷，少数患者心电图改变，停药后可恢复。

在化疗时可配合服用生脉饮，适当予以保护心脏的食物，以防治化疗药物引起的心脏损害。桂花莲心粥具有滋阴安神、健脾宁心的功效，对夜寐不好、心悸、失眠、多汗者尤为适宜。可先将莲心 50g 煮至半烂备用，糯米 250g 煮粥，将熟时加入莲心，再共煮至熟。食时加入白糖或冰糖，再加桂花。

4. 脱发

脱发，也是在化疗过程中常见的毒性反应。阿霉素、环磷酰胺、博来霉素和长春新碱等药易引起脱发，尤以阿霉素最明显。用大剂量环磷酰胺冲击治疗时，脱发亦明显，而口服一般剂量时，常导致毛发变稀，即使持续用药，头发仍能生长。中医认为，"发为血之余"，由于化疗引起血虚血瘀，毛发失于营养滋润，故多枯落。

化疗时配合补气养血、滋补肝肾的中药，可在饮食上选用有补益作用的食物，常有保护皮肤、毛发的作用。可将黑芝麻 25g 捣碎，大米随食量而定，煮烂成粥，经常佐餐食用有一定效用。黑芝麻、何首乌各 15g 水煎服，每日 1 剂效果更佳。

第二节 癌症患者的气功养生

常老认为，在中医治未病领域，也包括癌症防治康复领域，中医气功是唯一的一个主动疗法，是主动开发人体内在防病治病（包括癌症防治）潜能的一种技术和手段，一旦正确掌握了中医学气功功法，就可以充分调动和发挥自身的主观能动性，进行自我调节、自我修复和自我治疗，从被动接受到主动进行，使患者面对疾病的心态和行为发生根本转变，这对于机体的生理、心理活动能够产生深刻的影响，从而最终影响预防、治疗和康复效果。因此，气功疗法（常老指的是内气内功疗法）极具"主动健康"的特色，顺应了医学发展的总体趋势，中医气功对于治未病及癌症的预防、治疗和康复是中医气功学临床应用的重要方面。从汉张仲景到民国张锡钝等历代医学大家大都精通气功。我们要传承和提升中医气功的科学性和学术性，将气功调息、调身、调心为一体的心身锻炼技能，正确应用到对癌症的预防、治疗和康复的进程之中。因此在治疗和康复肿瘤的各种方法中，气功养生是一种较为独特的辅助方法，从而争取少打针、少吃药，由患者本身进行气功锻炼来辅助治疗和康复，甚有临床意义。

气功在我国古已有之，约有两千多年的历史。不过在古文献中，并不称为"气功"，而记作"导引吐纳"、"行气"、"运气术"、"内观"等。直到晋朝许逊《宗教净明录》一书，才首次出现"气功"一词，但因词义狭窄而未被广泛采用。新中国成立初期，我国医务人员经过集体讨论，正式为"气功"定名，并确定了概念。1959 年 10 月，在北戴河召开了 17 个省的气功交流会，对气功能够治疗的疾病进行了统计，共有胃溃疡等 21 种入列。以后，经上海等 45 个单位统计增加到 50 种，恶性肿瘤当时还未列其中。20 世纪 70 年代初期，郭林女士在民间传播新气功疗法来辅助治疗恶性肿瘤，于是，一些气功治疗的成功案例开始见诸报端。

郭林女士是位国画家，年轻时，爱好体育。1949 年，正值中年，不幸身患肿瘤，并做了子宫癌手术和膀胱癌手术。在进行气功锻炼与肿瘤作斗争的过程中，她查阅古代文献，总结自己的实践经验，创设了一套新功法，并热心地把自己的功法传授给病友。1977年，她总结了近千例成功病例，写成10万字的报告上报卫生部。当时，全国20多家大报刊均作了报道。中央电视台拍摄了录像片《神功之谜》，对此作了介绍，其影响扩大到全国20多个省市，并传播到世界上20多个国家。

一、气功辅助治疗癌症的临床疗效

20世纪70年代以来，气功辅助治疗肿瘤的病例报道越来越多。开始是民间一例两例的报道，以后积累多了，便成了几十例几百例的报道。1977年郭林女士总结的近千病例，其中有效90%，显效15%。尤其是有20个疗效十分明显的病例。原来病情严重，医院估计只能存活3~6个月，通过练气功，有8人能全日工作，7人能半日工作。北京颐和园辅导站在1980~1988年间，收治了包括慢性粒细胞性白血病在内共15种肿瘤患者近百人，治疗后存活5年以上的有25人，7年以上的7人。地坛辅导站也取得了不少成绩。

民间以气功治疗肿瘤的这些初步成果，引起了社会的关注。一些医务人员和医学科研人员认为，要想搞清气功究竟能不能辅助治疗肿瘤，单靠民间的一些报道仍然是很不够的，必须采用比较规范的临床观察方法，有计划地对气功治癌进行长期观察。

自1984年以来，有10多家医院的医生对用气功疗法治疗肿瘤进行了观察。累计观察的病例达1200多例，涉及肺癌、乳腺癌、鼻咽癌、胃癌、直肠癌、甲状腺癌、食道癌、肾癌、白血病、原发性肝癌、膀胱癌、卵巢癌、宫颈癌、皮肤癌、恶性淋巴瘤，以及其他恶性肿瘤。这些患者除了原来就进行的手术、放疗、化疗之外，还配合气功治疗。治疗以后，显示出气功辅助治癌确实存在一定的疗效，表现在自觉症状以及一般全身情况有所好转，肿块有所缩小，生存期有所延长。具体来说，在所有1200多病例中，食欲增加、睡眠好转、体重增加、腹痛、腹胀、恶心、呕吐等症状有所好转的累计有857例，占71%。有3家医院对气功治癌前后肿块缩小的情况进行了统计，累计病例439例，其中有149例患者肿块有不同程度的缩小，占34%。有5家医院对气功治癌能不能延长患者的生存期进行了观察，累计观察402例病例，生存期有一定程度延长者占33%。

以上是对气功辅助治癌疗效的一个大体的统计。随着研究的深入，一些医院对于不同的肿瘤分别进行观察。有5家医院观察了气功治疗胃癌的情况，累计观察了 96 例。在经过手术、放疗、化疗以及气功综合治疗以后，胃癌的主要症状如腹痛、腹胀、恶心、呕吐等有所好转者有 71 例，占 73%，而且有的医院还观察到胃癌患者在练气功后生存期有所延长。有一家医院观察了 20 例胃癌患者，都进行了手术、放疗、化疗、中药等治疗，其中 10 例同时进行气功锻炼。经过 5 年的治疗观察，练功组 3 年生存率 80%，5 年生存率 45%；而未练功者 3 年生存率 65%，5 年生存率 34%。可见练功组的生存期明显比对照组为高。

有两家医院对乳腺癌患者在手术切除后，又进行气功锻炼的 77 例进行观察。其中一家医院观察了 62 例，经气功治疗后精神好转者 57 例，食欲增加者 48 例，睡眠改善者 21 例，手臂肿胀减轻者 10 例。其他自觉症状均有不同程度的改善。另一家医院观察了 15 例，而且设立了对照组 15 例。结果练功组 5 年生存 4 例，病变转移 1 例，对照组 5 年生存 1 例，病变转移 7 例，死亡 3 例。

有两家医院对气功治疗肝癌进行观察，共计观察 20 例，大部分患者在练功一个月后，睡眠、精神好转，胃口增旺，肝区疼痛减轻，能耐受化疗与放疗。

有一家医院观察了气功治疗慢性粒细胞性白血病 43 例。治疗后有 20 例自觉症状改善，肝脾淋巴结肿大消失，血液检查恢复正常，有 11 例症状减轻，血液检查恢复正常。

有一家医院以气功治疗脑瘤 34 例，辅助治疗后症状好转 20 例，占 60.61%。

从上述报道中可以看到，经过多家医院对多种肿瘤以气功进行治疗、观察，总的来说，基本上可以认为疗效是客观存在的。当然，对于不同的肿瘤观察的深度与广度并不平衡。例如，对于胃癌，观察的病例数比较多，观察的内容也比较多，因此，我们对于用气功治疗胃癌疗效的认识，也是比较确切而肯定的。对于观察病例较少的癌种，可以初步认为气功有一定的辅助疗效，但还应作进一步观察。

从各地的报道来看，绝大多数气功辅助治癌的病例，比较肯定的是采取内气，即由患者自己进行气功锻炼。他们采用的功法，最多的是郭林新气功。自控疗法，是在郭林新气功基础上发展起来的。常老养生健身，每天坚持铜钟式内养功以及八段锦、太极拳，至今仍精神矍铄、声如洪钟，其气功（指内气、内养功）健身防病之良效亦可见一斑。

二、气功治疗与其他疗法的配合

从临床观察与机理研究都可以看到，气功对肿瘤具有一定的治疗作用。但是这些临床观察都是在进行原有的手术、放疗、化疗的基础上，配合气功治疗，从而取得较好疗效的。常老认为，对待肿瘤，我们应该采取综合治疗的方法。完全否定气功治疗的作用，显然是不对的。但是完全依靠气功，在肿瘤发生后，不去积极地采用手术、放疗、化疗、中药等治疗方法，而是单纯自练气功，也是不妥当的。这样会错过治疗肿瘤的良好时机。

另一方面，也并不是所有肿瘤患者都可以进行气功治疗。一些学者指出，要进行气功治疗，一般都要求患者尚未出现恶液质，也就是尚未出现进行性的消瘦衰竭状态，以便具备一定的体力来进行内功锻炼。

所以，可以这样来选择治疗方法，就是当癌症发生后，应积极地寻求手术、放疗、化疗、中药等治癌方法，同时，在体力允许的情况下，积极地进行气功（内功）的养生和辅助治疗。这样可以充分发挥医生和患者双方的作用。因为医生有丰富的医学知识与临床经验，可以为患者选择最恰当的治疗方法。而患者也并不是完全被动地接受医生的治疗措施，而是通过自己的努力来进行气功锻炼，配合医生的治疗。

气功锻炼可以稳定肿瘤患者的情绪。不少肿瘤患者在患病前经常闷闷不乐，甚至受到很大精神打击，得了癌之后，十分恐惧、担心、忧虑，时间一久，会引起人体高级神经中枢的功能紊乱，进一步导致组织器官的病变。因此当患者处于不良精神状态时，其肿瘤病情加速发展。如果此时患者练习气功，在气功锻炼过程中集中注意力，可以通过调息良好入静，排除杂念，意守丹田，以意领气，运转周身十二经脉和奇经八脉，从而营造一种良好的心理环境，排除不良精神因素的刺激。当练功者进入气功功能态后，大脑处于一种极佳的高度同步协调状态，因而其所支配的各组织器官的潜力也被充分地调动起来，抗病力便提高了。

气功锻炼对于将要进行手术的患者来说，可以提高身体素质，加强耐受力。对于正在进行放疗、化疗的患者来说，可以改善由放疗、化疗毒副作用引起的症状，帮助患者顺利地完成整个治疗过程。所以说，将气功治疗与其他治法合理配合运用，无疑有利于提高对癌症的治疗效果。

第三节　癌症患者的心理卫生

癌症患者在意识到或知道癌症的可能时，在心身上会产生各种不同的症状，并影响到病程的进展。其良好的心理治疗对延长患者生存期有积极意义。田云培观察180例患者，其中食管癌60例，肝癌50例，贲门癌30例，胃癌20例，肺癌20例，全部采用中医中药治疗。其中28例为手术治疗失败者。对每一癌症患者，从就诊日起分别记载其在诊治中的情绪、认识、意志、行为方面的活动，并追踪到患者死亡或痊愈为止。分别进行如下观察：

一、人格属性分类

人格是指人所表现出来的比较稳定的相当持久的心理特征。根据"阴阳内外"、"内为阴，外为阳"的阴阳学说与人格的内外向学说不谋而合的思维方式，初步拟订人格属性分为阳型（外向）与阴型（内向）二类。阳型者，胸襟坦荡，激情易发；感知敏锐，反应迅捷，兴趣广泛；志发于四野，自控力弱；行为迅速、好动、外露。阴型者，善虑多感，胸襟狭窄，迂回曲折，多抑郁；感知迟缓而深刻，好内向而恶外露；灰心叹气，无可奈何，控制力强，行动审慎；行为缓慢、安静、内藏。180例中属于阳型者120例（其中食管癌40例，肝癌29例，贲门癌20例，胃癌14例，肺癌17例）；阴型者60例（其中食管癌20例，肝癌21例，贲门癌10例，胃癌6例，肺癌3例）。

二、心理状态的变化

本组180例中，14例患者始终不知道自己已患癌症，情感变化较少。其余166例患者获知患癌后，其心理状态变化的主要表现为恐惧（164例）、猜疑（79例）、情感低落（112例）、焦虑（85例）、急躁易怒（100例）、情感淡漠悲泣（40例）、恍惚幻觉澹忘（30例）、精神神经性运动应答迟钝（12例）、神经衰弱症（14例），有7例产生自杀念头。在病情恶化或治疗上失去争取希望时，性格变坏、急躁易怒者109例。在临终前3~7天中，有25例

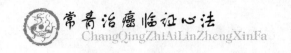

出现神志恍惚、幻觉、谵忘等精神障碍的病状。

三、心理状态与病程的关系

180 例患者中分为二组：甲组为保密组，医护人员与家属密切配合，始终不让患者陷入"癌症"的印象中，共 14 例；乙组为告诉组，将患病情况诚实交谈后，分别做心理学工作，共 166 例。乙组又分为争取治疗期和失争取治疗期二类。当患者获知患癌真情后，能正确对待，比较顺利地度过五个心理变化过程（即极度恐慌、极力否定患病、苦恼抑郁、承认患病、最后听凭自然等待死亡），产生求生欲望者，为争取治疗期（计 48 例）；失争取治疗期者（计 18 例），则与上述相反，患者不能顺利地度过心理变化阶段，而走向极端。这些患者的精神不安，其原因是他们认为癌症是死亡的同义词，晚期非常痛苦，而且病程缓慢，往往感到同疾病作斗争的努力无用，治疗上没有完善的方法等。各组的病程长短以平均存活月计算，结果：甲组 14 例，其中阳型 9 例，平均存活 37.2 月，阴型 5 例，平均存活 6 月。乙组 166 例，争取期共 148 例，阳型 99 例，平均存活 26.1 月；阴型 49 例，平均存活 11.9月。失争取期共 18 例，阳型 12 例，平均存活 1.35 月；阴型 6 例，平均存活 1.77 月。

统计学处理，乙组二期患者比较，$P < 0.01$，有非常显著性差异。提示患者获知患癌真情后，一旦患者失去求生欲望时，病情便急转直下，患者性格变坏，最快死亡的只有 14 天。从人格属性特征上看，乙组失争取期阳型与阴型的平均存活期比较，差别不显著（$P > 0.05$）。乙组争取期，阳型 99 例，平均存活 26.1 月；阴型 49 例，平均生存 11.9 月，经方差分析 $P < 0.01$，提示内向型存活时间比较短。告诉组平均存活时间 20.6 月。保密组平均存活时间为 21.6 月。经方差分析 $P > 0.05$，无显著差异。

从上述分析可知，180 例肿瘤患者中，98.8% 的患者有恐惧感，而一旦失去争取治疗希望时，患者性格变坏，急躁易怒，病况急转直下。这种对死亡的恐惧，对生活信念的丧失，以及抑郁状态的持续，无论在心理或生理上均可促进肿瘤细胞的增殖，加速病情的恶化。

中医学认为"恐伤肾"、"思伤脾"。国外有报道，在恐惧的精神状态下测定肾上腺皮质功能则下降。伤脾者则健运失职，气滞血瘀，有碍气血的运行，进一步衰减了机体的免疫抗衡能力。情绪低落，悲伤时 T、B 淋巴细胞的功能呈低下状态，削减了机体免疫功能。但是，癌的应激反应转化为良性应激是有可能的。只要我们在恰当的时期，耐心地与患者作公开的诚挚的交谈，减少患者的恐惧、猜疑、悲伤、惋惜、孤独等，指出战胜疾病的有利因素，振奋起患者与疾病作斗争的信心，保持乐观的态度、安定的情绪、平稳的心境，这样就有利于疾病向好的方向发展。

第四节　癌症患者的护理

一、患者的一般护理

癌症患者病期长，痛苦大，治疗时间久，毒副反应多，对患者机体消耗大，精神负担重，因此，做好患者的护理工作十分重要。应严格遵守保护性医疗制度，配合医疗，精心护理。注意避免一切不良刺激的影响，尽量创造优美舒适的休养环境，使患者安心休养，增强战胜疾病的信心，减少并发症，达到延长患者生命的目的。住院期间，根据病情按分级护理医嘱执行。在家治疗的也应根据病情轻重，由家属给予必要的协助，做好以下几点：

1. 协助患者安排治疗、学习、工作、生活等作息时间

督促患者积极配合治疗，遵照医嘱，定时服药，定期检查。

居室应清洁整齐，空气流通，光线宜充足，衣被经常洗晒，定期更换，减少外邪侵袭的机会。

环境要安静，保证充分的休息和睡眠。同时，应科学地安排患者生活，制定合理的作息时间，有利于疾病的恢复。

2. 注意饮食的调理

应根据不同的病情、病期，给予不同的饮食。注意加强营养，鼓励患者多食具有扶正祛邪或有抗癌作用的食物，如海带、海藻、蘑菇、山药、香菇、百合、白木耳等；不食或少食无鳞鱼、螃蟹、公鸡等食品。也不能盲目地过多地增加营养，增加食量，防止损伤肠胃，饮食中当避免油腻、腥膻、辛辣刺激性食物。

3. 保护体表肿瘤

患部要多加保护体表肿瘤，防止压迫和摩擦。如已破溃，注意保护疮面，避免感染，经常更换敷料。

二、癌症患者的特殊护理

癌症患者，尤其是中晚期患者，临床症状复杂而严重，治疗尚无特效疗法，因此，做好特殊护理工作尤为重要。护理得当，不仅能减少患者的痛苦，而且可以减少并发症的发生，延长患者的生命。

1. 对发热患者的护理

肿瘤患者的发热，如体温不超过 38℃，一般可自行缓解，不需特殊处理，家属应多给予适口饮料，每日不少于 3000ml。体温超过 39℃ 以上者，除了医生治疗用药外，针对原因，对症处理，并可用物理降温，如头部置冰袋，酒精或温水擦浴等。出汗多者，随时更换衣服，以防受凉，及时补液或给人参汤等口服，以防虚脱。

2. 对疼痛患者的护理

要关心、安慰患者，尽量消除其焦躁恐惧情绪，分散注意力，必要时可给予一般镇静剂。对顽固性癌性疼痛，一般止痛药不能控制时，可采用综合措施止痛。疼痛如在夜间加重，睡前可适当使用镇静安眠药或针刺镇静止痛。由于肿瘤疼痛较难控制，所以不宜过早给予强力止痛药，更不能剂量过大，以免成瘾，增加痛苦。必要时可联合或交替使用各种止痛方法，如暗示、针刺、艾灸、穴位注射、各种理疗等。局部热痛，可放置冰袋冷敷。疼痛部位发凉，可用艾灸疗法。晚期患者多因津液大量消耗，多为虚寒性疼痛，对这种疼痛可给予局部热敷、热疗、熨法等使其缓解，并注意保暖，室温也应提高。

3. 对出血患者的护理

对有出血倾向的患者，如牙龈出血、皮下有出血点或病灶局部有少量出血时，要提高警惕，防止大出血。护理时要注意，让患者绝对安静，消除恐惧心理，使之情绪安定，配合治疗；饮食宜营养丰富，易于消化，少量多餐，不宜进食过饱，食物不宜过热，忌用辛辣、油煎之品及海腥等发物，应多给予水果、蔬菜，特别是梨、藕之类，能以鲜藕汁、西瓜水代茶更好。

对有大出血倾向的患者，应密切观察面色、神志、血压等变化，必须绝对卧床休息，取患侧卧位或头侧向一侧，防止瘀血阻塞气道，对排泄物或污血要及时清理干净，以缓解患者紧张情绪。

对少量或局部出血病员，可给予止血药，局部也可外用中药止血，如马勃、云南白药等。对大出血病员，有条件者应该速送医院急诊抢救，备齐抢救物品，保证输液通畅，做好输血准备。

4. 对失眠患者的护理

肿瘤患者多因精神紧张或病情痛苦而失眠，因此，需帮助患者创造舒适的睡眠条件，如室温不宜过高，被褥不宜过厚，晚饭不宜过饱，睡前不饮浓茶和咖啡。此外，需要加强心理护理，帮助患者消除或减少紧张情绪，树立战胜疾病的信心，并可用针刺、按摩、气功等方法帮助催眠。

5. 对昏迷患者的护理

昏迷属危象，是各种癌症患者晚期由于衰竭而引起。对昏迷患者必须积极抢救和认真护理。首先应使患者安卧于床上，床旁加用栏杆，以防摔下；将患者头侧向一边，以免口中黏液、痰块或呕吐物吸入气管；做好抢救准备，保持输液、鼻饲、呼吸道通畅，并记录好出入量；应去掉假牙，给予氧气吸入；做好口腔护理，用盐水棉球清洁口腔，每天2次，对张口呼吸者，口腔盖上生理盐水纱布；定时测体温、脉搏、呼吸、血压，观察瞳孔大小、对光反应，每1~2小时1次，必要时15~30分钟测1次，有变化及时报告医生；定时给患者翻身，防止褥疮的发生及肺部感染，密切观察病情。

6. 对褥疮患者的护理

癌症患者晚期因长期卧床而不能自动翻身，往往易引起褥疮。因此，预防褥疮的发生是很重要的。帮助患者定时翻身，每日用湿热毛巾擦洗及按摩骨骼隆起受压处并敷以滑石粉，使皮肤保持适度干燥，保证血流通畅，必要时臀部加放气垫，肢体处放置棉垫。如局部红肿时，可涂安息香酊，破溃后涂2%龙胆紫药水，并用消毒纱布包扎。如有感染，加用消炎药。

三、患者手术后的护理

癌症患者手术后应加强护理，尽可能地减轻患者的痛苦和不适，预防和及时处理各种并发症，使患者早日康复。因此，要做好以下护理工作。

1. 一般护理

必须准备好床位和手术后所需要的工具，如胃肠减压装置、输液架、氧气等。

患者回病房后，要平稳而细心地搬上病床，接好各种需要的引流管，做好保暖工作。

室内应保持安静，少移动患者。

在全麻尚未清醒时，应平卧，头侧向一侧，使口腔内唾液或呕吐物易于

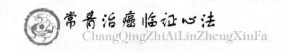

流出，避免吸入气管，不要贴身放热水袋，以免烫伤。

手术后早期，患者因伤口疼痛，不愿活动，更需要医护人员协助，护理人员要做好病床、口腔、皮肤的清洁卫生，在饮食、排便、咳嗽、翻身等各方面都予以主动帮助，直到患者能逐步照顾自己。

2. 术后监护

对全麻患者每半小时测血压、脉搏、呼吸1次，连续测6次，平稳后停测。全麻开胸术后按上述方法测6次，如血压平稳，继续每2小时测1次，直至次日晨间交班；如血压偏低则继续每半小时测1次直至血压平稳。硬膜外麻醉术后用上述方法连续测4次，平稳后停测；如患者血压偏低，一般情况差，则继续测量至血压平稳。

3. 术后各种症状的护理

手术后麻醉作用消失后，疼痛和呕吐是术后常见的反应。疼痛常在手术后24小时内最为剧烈，应根据手术范围大小，适当给予口服止痛片1~2片或杜冷丁50mg作皮下或肌内注射。食管癌和胃癌术后出现呕吐，应认真检查胃肠减压是否通畅，如非引流不畅引起的可肌内注射胃复安。对有转移皮瓣的手术，术后须观察皮肤颜色、温度，发现异常应及时与医生联系，以免因长时间血管扭曲而导致皮瓣坏死、出血。

4. 术后各种引流管的护理

手术一般是根治性手术，切除范围较广，故术后需放置引流管引流。对引流管要观察其引流量、引流液的色与质，以了解伤口渗血、渗液的情况。全肺切除后因残腔大，胸管波动大，可引起纵隔摆动，需用调节器调节波动。放置引流管的需观察伤口渗液情况，渗血、渗液多应及时更换敷料。双套管冲洗要根据病情选用不同的药液。

5. 胸腔术后的排浊

胸腔术后鼓励患者咳嗽咳痰是很重要的，咳嗽、咳痰可使肺扩张，排出胸腔内的气体、液体，帮助建立胸膜腔的负压。可给予雾化吸入，以湿化痰液，便于咳出，对降低肺部感染有积极作用。

四、患者放疗后的护理

1. 放射治疗前

放疗前应加强病情观察，随时了解有关检查的情况，一般要求血红蛋白（Hb）100g/L、白细胞（WBC）5×10^9/L、血小板（PLT）100×10^9/L以上者方可进行放射治疗。做好心理护理工作，护理人员要及时掌握患者的思想动态，耐心讲解有关放射治疗的进程、作用及可能发生的反应，使患者消除紧张感，树立信心，与医务人员密切配合，积极接受治疗。口腔部肿瘤，放射治疗前必需拔除病牙，注意口腔卫生。体表如有伤口，应妥善处理，尤其是接近软骨及骨组织的伤口，必须愈合以后方可照射。一般伤口除急需外，也应愈合后再放射治疗。

2. 放射治疗期间

注意血象的变化。放射治疗有可能使患者血象下降，故须每2周验血常规1次；对大面积放射野照射的患者，要每周验血常规2次。如白细胞下降到2×10^9/L以下应停止治疗，若白细胞低于1×10^9/L应采取隔离保护措施，并可输给小剂量鲜血，且病室每天用紫外线消毒2次。

护理照射野皮肤。保持照射野皮肤清洁干燥，禁贴胶布和涂刺激性药物，勿用肥皂擦洗，避免照射野皮肤受机械物质刺激，如粗毛巾、衣领摩擦等。头顶部可用柔软光滑丝绸巾保护，忌用手抓痒，避免强烈阳光照射，禁用热水袋。如皮肤Ⅰ度反应，即干性脱皮，可不处理。Ⅱ度反应，即湿性脱皮，则用暴露疗法，外涂康复新。保持干燥，以防感染，一般小水疱不宜刺破。如皮肤糜烂时，每天局部可涂擦2～3次1%龙胆紫。皮肤深度烧伤，多属治疗上的错误，应禁止再接触放射线，按Ⅲ度非放射性烧伤处理。出现口腔黏膜反应时，应控制感染，用多贝溶液、温盐水漱口，避免吃刺激性食物，口舌干燥者可用中药胖大海等泡水代茶饮。

放射治疗时出现头昏、乏力、恶心、呕吐等为常有的轻微反应，一般无需特殊处理，或进行对症处理。

放射治疗引起内脏反应的护理。放射性肺炎：一旦发生应停止放射治疗，并给予大剂量抗生素加激素联合应用，气急时可给予氧气吸入，保持呼吸道通畅，注意保暖，卧床休息，并给予安慰；放射性食管炎：发生时做好解释工作，有进食困难者可给1%新霉素或1%普鲁卡因10U，每天3次口服，必要时给补液，饮食宜少量多餐，禁止刺激性食物；放射性直肠炎：表现为大便次数增多，里急后重，有便血，可给复方苯乙哌啶1片，每日3次口服；放射性膀胱炎：表现为尿频尿急，腰背部酸痛，严重者有血尿，应对症处理，适当多饮水，必要时停止放射治疗。

3. 放射治疗后

注意定时复查，治疗后1月复查1次，以后每半年复查1次。放射治疗3个月以内，必须注意保护患处皮肤，避免外伤、强烈日光照射、热水洗涤、

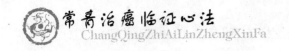

药膏敷贴。放射区域内牙齿不能随意拔除，以免引起颌骨炎和坏死。

五、患者化疗后的护理

1. 化疗前

护理人员应全面了解患者的详细病史，并熟记常用化疗药物的剂量、使用方法、注意事项及可能产生的毒副反应等，做到正确使用，及时防治毒副反应。做好各种物品准备工作，使用时严格执行医嘱按时完成，做到准确无误，如因客观原因不能继续执行时，护理人员不能擅自改动，必须向医生反映。做好必要的心理护理，向患者讲解有关化学药物的作用、疗效、可能出现的反应，使患者有充分的思想准备，以消除恐惧心埋，增强治疗信心。饮食以高热量、高蛋白、高维生素、低脂肪为佳，并给患者创造一个良好的饮食环境。

2. 毒副反应的护理

消化道反应的护理。消化道反应明显者有恶心、呕吐、厌食、消化道黏膜炎或溃疡等，应及时对症处理。做好宣教、解释工作，消除或减少患者紧张情绪；在化疗当天早餐早些吃（最好不迟于6时），晚餐晚些时间吃，中间时间拉开，可减少恶心、呕吐；化疗前用些止吐剂或镇静剂，或在注射化疗药物的同时，有意识地与病员谈话，分散患者注意力；对严重恶心呕吐者，应报告医师适当将药物减少或停药，及时补液；化疗期间鼓励患者少食多餐，加强饮食治疗，调节饮食物的色、香、味，以提高患者的饮食，忌食油腻厚味、辛辣之品。

不同程度骨髓抑制的护理。主要是白细胞减少，血小板下降，严重时血红蛋白也有下降。此时，患者抵抗力较低，容易感受风寒及严重感染，护理应加强观察。及时做好保护性隔离措施，定时用紫外线照射房间，进行空气消毒，室内每天用消毒液揩台子、拖地板；饮食以补益气血为主，多给木耳、红枣、龙眼肉、鸡鸭血汤等补益之品。

其他如出现头昏、乏力、口腔溃疡、脱发、发热等，可予以对症处理。

第五节 中药的煎服方法

与固定处方的中成药相比较，中药汤剂根据辨证论治的要求，可以随病情的变化加减药物、增减药量，灵活性大，而且吸收快，疗效迅速。中药的煎服方法极为重要，是否得当直接影响治疗效果。

一、煎中药的一般方法

（1）煎药容器的选择：煎煮药物最好用砂锅，其次为搪瓷、不锈钢容器。不宜用铁器、铜器、铝制品等，以免金属与药物中某些化学成分发生反应，影响质量。

（2）水的选择和加水量：煎药时，加水量约为药量的5~10倍。一般可选用无杂质的井水、泉水、白来水等。

（3）火力和煎煮时间：一般在药液未沸腾前用大火，煮沸后改用小火。煎煮时间，根据药物的性质而定，如解表药，第一煎沸后15~20分钟，第二煎沸后10~15分钟；一般方剂，第一煎、第二煎沸后20~30分钟；滋补剂，第一煎、第二煎沸后30~40分钟。

二、中药的特殊煎煮方法

中药在煎煮时，根据药物性质及治疗要求，采用不同的方法进行处理。

（1）先煎：对质地坚硬的矿物或贝壳类药物、滋补药和需久煎去毒的药物，应先放在锅内煎煮15~40分钟后，再加其他药物，共煎至规定时间。先煎的药物有龟甲、鳖甲、龙骨、牡蛎、龙齿、蛤壳、穿山甲、钟乳石、代赭石、青礞石、紫石英、寒水石、灵磁石等。

（2）后下：对含芳香挥发性成分及遇热易损失药效的药物，应后下锅10~15分钟，以减少有效成分的挥发和破坏。后下的药物有香薷、荆芥、玫瑰花、鱼腥草、砂仁、大黄、丁香、降香等。

（3）包煎：有的药物具有毛茸，在煎煮时，容易混悬于煎液中，服用后引起刺激性咳嗽，因此应当包煎。黏性大及粉末状的中药，煎煮时易沉淀于锅底引起焦化、糊化，且不易滤过，因此应装进纱布袋内，再与其他药物共煎。包煎的药物有车前子、旋覆花、葶苈子、青黛、蒲黄、百草霜、蛤粉、滑石粉、夜明砂等。

（4）另煎：贵重药物一般多采用单独煎煮，滤过取汁。另煎的药物有人参、西洋参、犀角、羚羊角、鹿茸等。

（5）烊化：将胶类、蜜、糖及某些矿物药等，放入药液内加热溶化，或另行溶化后，再加入药液中服用。烊化的药物有阿胶、鹿角胶、龟甲胶、鳖甲胶、白胶香、硝石、芒硝、元明粉、蜂蜜、饴糖等。

（6）冲服：将一些细料、量少、挥发性、有效成分不溶于水，或不宜加热煎煮的药物，磨成细粉，用药液冲服，以发挥更大的疗效。冲服的药物有牛黄、熊胆、猴枣、朱砂、白胡椒粉、三七粉、沉香、鹿茸粉、羚羊角粉、珍珠粉、琥珀、竹沥等。

三、抗癌中药的特殊煎服方法

1. 抗癌中药普遍具有两个特点：一是药量明显大于普通中药，重点药物单味大多达 30g 以上，一剂中药甚至可达 700~1000g；二是药物多，体积大。为了充分煎出有效成分，煎药用器相对要大，水量适当增加，必须确保浸泡时水平面高于中药 2cm 以上，以保证煎煮时绝大部分时间里药汁能够浸泡所有中药饮片。

2. 抗癌中药中有毒性的药物多，煎煮时间一定要保证到位，以减其毒性，一般要求煎煮时间第一煎不少于 30 分钟。

3. 由于单剂用药量大、加水多，第一煎药汁相对较多，可将药汁浓缩后服用（每煎 200ml 左右）。

4. 一般每日 1 剂，将第一、第二煎合在一起，分 2 次温服。扶正中药宜空腹服用，解毒抗癌中药如空腹服有恶心呕吐现象者，则可改在两餐之间服用或少量频服。

食道癌患者，服药不宜太烫，应温服，梗阻严重者，可把药液鼻饲使用。

第十章

癌症的中西医结合治疗及主要外治法

第一节　癌症的中西医结合治疗

常老认为：中医学和西医学是两个不同的理论体系，它们在对疾病的认识、诊断、防治手段方面是完全不一样的，但是各有优势。如果两者有机地相结合，能够创造出既优于单纯西医，又优于单纯中医的治疗效果。尤其在癌症防治工作方面，运用中西医结合方法取得了令人瞩目的显著成绩。中医药治疗与手术治疗、化疗、放疗等西医治疗方法配合，能够增加治疗效果，减低毒副反应，提高患者身体素质，从而延长患者的生存时间，改善生存质量，有的甚至获得治愈或临床治愈。

一、中医药与手术治疗相结合

患了恶性肿瘤，如果能手术的话，手术治疗仍然是首先选择的办法。但是不论哪一种手术，都会或多或少地给患者身体带来损伤。从中医角度认识，手术要耗伤气血，使阴阳、气血、脏腑、经络的功能失调。如果在

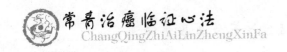

手术前或者手术以后用中药配合治疗，可以起到提高患者对手术的耐受性，促进手术以后更快地复原等作用。

1. 手术前用中药

手术前用中药给患者恰当地调理，可以纠正一部分患者正气亏虚的情况，改善患者的一般状态，有利于顺利地施行手术。手术过程总是要出血，要耗伤气血的，所以常可以用一些补养气血的药物，如党参、黄芪、生地、熟地、当归、何首乌等。手术前通常要给患者增加一些营养，让患者多进食蛋白质含量丰富的食物，就可以用健脾益气、和胃、增强消化功能的药物，如党参、白术、陈皮、谷芽、麦芽、鸡内金等，提高患者的消化功能。另外，滋补肝肾法、培本固元法等调整机体正气不足的治法都是常用的。总之根据患者的具体情况辨证施治进行调理，为经受手术做好准备。

根据肿瘤患者的具体情况，手术之前还可以用一些清热解毒、活血化瘀、软坚散结的抗癌中药，使局部癌肿缩小。如果癌肿周围组织有水肿、炎症等情况时，则可以使水肿和炎症减轻，便于手术时切除病灶。

手术前用中药治疗，一般可以在术前 10～15 天开始，手术前一天或前两天停止。根据临床和实验室研究报道，术前服用中药，确实有增强患者体液、细胞免疫等功能，有提高患者机体抗病能力和抑制癌组织生长、杀死肿瘤细胞的作用。

2. 手术后用中药

手术以后，患者往往会有气血亏虚、气阴两伤的情况，或者出现脾胃失调、营卫失和，及时用中药，对于促进患者机体的康复，准备接受术后的放疗、化疗等有积极的意义。一般主张，术后只要能够开始进食就可以服用中药了。常用的术后中医治法有：

调理脾胃：手术以后，特别是消化道手术以后，患者会出现肠胃功能紊乱，表现为胃口差、腹部胀气、大便秘结等。如果不及时纠正，影响摄食和食物的消化吸收，对患者的体力恢复是很不利的，所以临床上医生常首先调整患者的肠胃功能。中医用益气健脾、理气化滞、开胃助消化的中药，如党参、黄芪、茯苓、白术、陈皮、半夏、谷芽、麦芽、山楂、鸡内金、六曲等。

调和营卫：手术以后大多数患者会有时时出虚汗，稍稍活动汗出更多的情况，中医把这种证候称为"营卫不和"。主要由于手术后表卫气虚所致，用益气固表的方法，常可以奏效。常用的方药有玉屏风散（由生黄芪、防风、白术 3 味药组成）和太子参、五味子、白芍、煅龙骨、煅牡蛎、浮小麦等。

益气养阴：消化道手术后，由于胃肠减压、造瘘管等，使消化液大量丢失，有的患者出现口干舌燥，舌质光红无苔，大便干结，食欲极差等气阴两伤的情况，治疗用益气养阴法，常用药物有沙参、麦冬、石斛、天花粉、生地、玄参、太子参、玉竹、甘草等。

补益气血：手术过程要出血，切除组织器官后影响有关脏器的功能。术后患者常出现头晕，心悸，神倦乏力，面色少华，舌质淡等气血亏虚的症状。补益气血的常用药物有当归、生地、熟地、何首乌、白芍、人参、党参、鸡血藤、黄芪、五味子等。

3. 术后长期中药调理

肿瘤患者手术以后，可以用中药长期治疗调理，对巩固手术疗效，防止复发转移，改善机体一般情况都有许多益处，既可以提高患者抵抗疾病和抗癌能力，又在一定程度上能控制肿瘤细胞的活动。一般按照中医辨证施治原则，采取扶正与祛邪相结合的治法。临床观察证实，确实有显著的效果，对提高患者生存率，延长生存时间，改善生存质量有明显的作用。

二、中医药与放射治疗相结合

放射治疗对一些恶性肿瘤局部杀灭和控制肿瘤组织有较好的效果，不足之处是不能进行全身性的治疗，还会引起一系列局部和全身性的副反应，有些还会产生一些后遗症。如果放射治疗与中医药结合，可以在一定程度上减轻放疗的这些不足。两者相结合的主要目的，一是增强肿瘤组织对放射线的敏感性，即所谓的放射增敏作用，增加放疗的效果；二是防治和减轻放疗的副反应；三是巩固放疗后的疗效，防止复发和转移。

1. 增强肿瘤组织对放射线的敏感性

许多活血化瘀中药有增强放射线对肿瘤组织敏感性的作用。临床和实验研究证实，通过给鼻咽癌患者放疗前用川芎红花注射液，给肺癌患者放疗前用莪术油，结果都明显提高了放疗的疗效。这是因为放射线对含氧量低的乏氧肿瘤细胞的杀伤作用要明显降低，而活血化瘀药物有改善局部微循环，增加血流量，改善供氧情况的作用，从而起到放射增敏作用。增敏作用较好的药物有：红花、莪术、刘寄奴、川芎、丹皮、没药、五灵脂、延胡索、苏木、益母草等。

2. 防治和减轻放疗副反应

放射线照射肿瘤组织能杀伤肿瘤细胞，但同时对正常组织也有损伤和破坏，会产生一些全身和局部反应。局部反应有皮肤黏膜损伤、出血、水肿、溃疡、红斑、干燥、脱毛；全身表现主要有头晕、乏力、食欲不振、恶心呕吐、骨髓抑制，导致血白细胞或血小板数量下降等。中医认为，放射线是一种热毒之气，会损伤人体的阴津、气血，损伤脾胃功能，损伤肝肾阴精，可以因气虚导致气滞血瘀等等。临床上根据具体情况辨证施治，用清热解毒、活血化瘀、调理脾胃、生津润燥、益气养阴、滋补肝肾等法则治疗。

实验室研究也证实，一些补气与活血化瘀的药物对放射损伤有防护作用，有促进放射损伤后的恢复作用，如丹参、三七、莪术等。

3. 巩固放疗后的疗效

放射线不能进行全身性治疗，不可能杀灭所有的肿瘤细胞，所以放疗以后，仍要继续巩固疗效，预防复发和转移。常常要在放疗后长期服用中药，比如用健脾益气、养阴生津、滋补肝肾等方法扶正，用清热解毒、活血化瘀、化痰软坚等方法祛邪抗肿瘤，达到巩固远期疗效的目的。

三、中医药与化学治疗相结合

化学药物治疗恶性肿瘤有全身治疗的优点，但是其毒副作用很大，影响机体的免疫功能，中医药与化疗相结合，可以在一定程度上减轻化疗的缺点，有些中药还有增加化学药物疗效的作用。

1. 中医药对化疗副作用的防治

消化道反应：许多化疗药物有恶心呕吐、食欲减退、腹痛腹泻等消化道副反应，用健脾和胃、降逆止吐等治法，或者根据症状辨证施治，在一定程度上能减轻症状，使化疗能够得以按计划进行。健脾和胃可以用党参、白术、陈皮、半夏、太子参、谷芽、麦芽等；降逆止吐可以用代赭石、旋覆花、竹茹、沉香等；腹痛腹泻加延胡索、五灵脂、白芍、怀山药、白扁豆等。

骨髓抑制：是肿瘤化学治疗所出现的比较严重的副反应。主要是白细胞和血小板减少，有时也有红细胞下降。根据症状进行辨证施治，或者用健脾益肾、益气养血等法治疗，可以起到促进骨髓造血机能的恢复和重建的作用。常用的药物有党参、黄芪、当归、生地、熟地、阿胶、龟甲胶、鹿角胶、枸杞子、女贞子、山萸肉、紫河车等。

皮肤改变和脱发：一些化疗药物可引起皮肤出现皮疹、红斑、色素沉着，有的出现脱发。中医认为这是热毒损伤阴血，肌肤失去濡养造成的，可以用清热解毒、活血凉血、补血养阴等法治疗。常用的药物有丹皮、生地、赤芍、紫草、鸡血藤、枸杞子、当归等。

心、肝、肾功能损害：某些放疗药物损伤人体心脏、肝脏、肾脏的功能，用中药根据辨证施治，可以减轻症状。

2. 中医药增强化疗药物的疗效

许多临床和实验研究证实，一些中药与化疗药物一起用，可以提高疗效。实验证明，丹参、鸡血藤等活血化瘀中药能够增强化疗药物喜树碱的疗效；中药蟾蜍皮能增加氟尿嘧啶的疗效；猪苓提取物能增加环磷酰胺的疗效等。还有临床报道，中药配合化疗，比单纯用化学药物治疗中、晚期癌症患者，3年和5年生存率有显著的提高。

第二节 癌症的主要外治法

外治是指利用中草药制剂或手法施于体表或从体外进行治疗的方法，如以药物熏、洗、敷、贴、滴或针灸、推拿、手术、气功等方法。

中医外治法是中医传统治法之一，历代医书有不少记载。如明代陈实功《外科正宗》即记载了大量外治肿瘤的方法，如"飞龙阿魏化坚膏，治失荣症及瘰疬、乳岩、瘰疬、结毒，初起坚硬如石，皮色不红，日久渐大，或疼或不疼，但未破者，俱用此贴"。此方至今仍不失为治癌症有效之外治方。又如清代王维德《外科证治全生集》云："（痔漏）粪后用鲜枸杞根，捣烂煎汁，热熏温洗。"传统中医有敷、搽、贴、洗、熏、吹、割等多种外治方法，中医外治法在癌症治疗中历来占有重要地位。

现代中医研究认为，外治法具有药物直达病所，疗效迅速明显；给药途径多，使用方法简便，应用范围广，能弥补内治不足；价格低廉，行之有效，易于推广；药物相对内用，其毒副作用小，使用安全等优点。因此，外治法大致应用于以下范围：皮肤、五官九窍等浅表部位的癌肿；转移性淋巴结肿；肿瘤引起的疼痛、出血等症状；预防和治疗因手术、放疗、化疗引起的不良反应。一般作为辅助治疗手段。常用方法如下。

一、外敷法

外敷法是将新鲜植物药捣烂或干药研成细末，加水、醋、蜂蜜、鸡蛋清、茶、葱汁、蒜汁、姜汁、猪胆汁及油类等调和成糊剂，直接敷于肿块或病变局部的方法。外敷法适用于皮肤、乳腺、淋巴等多种肿瘤，更适用于肿瘤引起的疼痛。

1. 皮癌净

红砒 3g，指甲、头发各 1.5g，大枣（去核）1 枚，碱发白面 30g。先将红砒研成细末，再与指甲、头发同放入去核的大枣内，用碱发白面包好，放入桑木炭火中，煅烧成炭，研成细粉状。每日 1 次或隔日 1 次，将药粉直接撒于瘤体创面上，或用芝麻油调成 50% 糊状涂抹于瘤体创面上。

有报道，用本方和 7012 注射液治疗癌症患者 200 例，其中皮肤癌 111 例，结果近期治愈 71 例，显著好转 18 例，有效率 80.1%；乳腺癌 41 例，近期治愈 19 例，显著好转 6 例，有效率 60.9%；阴茎癌 24 例，近期治愈 18 例，显著好转 3 例，有效率 87.5%；唇癌 13 例，近期治愈 11 例，显著好转 1 例，有效率 92.3%；肉瘤 11 例，近期治愈 3 例，显著好转 5 例，有效率 72.7%。

2. 消积止痛膏

樟脑、阿丁粉（阿魏、丁香、山柰、白蚤休）、藤黄各等份。共研细末，撒在胶膏上敷贴于疼痛处，并用 60℃ 热毛巾在药膏上敷半小时，5～7 天换药 1 次。

本方用后对肿瘤疼痛有不同程度的减轻和消失。方中樟脑、丁香、阿魏、山柰芳香走窜，温通经脉，消肿止痛，佐以蚤休、藤黄清热解毒，消肿散结，诸药相配具有软坚散结、行气止痛之功。

二、敷贴法

敷贴法是将特定的药物制成膏药，敷贴在肿块或病变局部的方法。敷贴法适用于肺、肝、胃、脑、胰、皮肤、乳腺、淋巴等多种部位肿瘤，对肿瘤疼痛亦有特效。

1. 蟾酥膏

蟾酥、生川乌、七叶一枝花、红花、莪术、冰片。诸药制成布质橡皮胶，外贴于疼痛部位。

据刘嘉湘报道，用本膏治疗肺、肝、胃等多种癌性疼痛 177 例，显效 77 例，有效 87 例，无效 13 例，总有效率 92.65%。一般外贴 15～30 分钟起效，缓解疼痛时间维持较长，连续应用无成瘾性和毒副反应。方中蟾酥、生川乌、七叶一枝花清热解毒、软坚消肿、行气止痛，配红花、莪术活血化瘀，并以冰片香窜为引，使药物渗透至肿瘤表面血管，改善肿瘤组织中的微循环，溶解和破坏肿瘤组织周围及瘤内纤维蛋白凝集，缓解肿瘤对患者痛觉神经化学性刺激或物理性压迫，使刺激的信息减弱，疼痛缓解。

2. 消瘤膏

血竭 30g，紫草根 30g，水蛭 15g，山甲 15g，地鳖虫 15g，松香 15g，麝香适量，蓖麻子适量。先将紫草根用芝麻油炸成紫草油，再将水蛭炒成炭，山甲炒焦，共为细末，血竭、地鳖虫、松香碾碎，然后与蓖麻子一起放入锅内，加热熔化，摊于牛皮纸或布面上即可。用前将麝香少许撒于膏药上，贴在患处，每 4 天换药 1 次。

本方消炎、抗癌，对皮肤癌及淋巴结肿大和转移，有缩小以至消失的作用，对乳腺癌早期亦有效。

三、涂搽法

涂搽法是将药物制成洗剂、酒剂、油剂、软膏等剂型，薄薄涂搽于病变局部的方法。涂搽法适用于皮肤、乳腺、淋巴等各部位肿瘤，亦适用于肿瘤疼痛。

1. 蟾酥磺胺软膏

蟾酥 10g，磺胺软膏适量。先取蟾酥，粉碎成粉末状，放入 30ml 生理盐水，浸泡 10～48 小时后，蟾酥成糊状，再加入外用的磺胺软膏拌匀，制成含 10% 或 20% 蟾酥的蟾酥磺胺软膏。用前肿瘤周围以 75% 酒精消毒，再用无菌生理盐水清洁肿瘤表面，去除结痂，把本膏均匀地涂布在肿瘤上，包括肿瘤周围部分正常组织，每日或数日上药 1 次。

有报道，用本膏治疗 40 例皮肤癌，其中鳞状上皮癌 19 例，基底细胞癌 19 例，鳞状基底细胞癌 2 例。结果：19 例肿瘤消失，活检未发现肿瘤细胞，有效率 47.5%，长期随访，10 例在 5 年内复发，9 例痊愈，5 年治愈率 22.5%。有效病例中上药最少 8 次，最多 26 次，治疗时间最短 8 天，最长 2 个月。

2. 冰片止痛方

冰片 50g，白酒 500ml。制成溶液，外擦疼痛部位。

有报道用本方治疗食管癌、胃癌骨转移引起的疼痛 40 例，结果疼痛缓解 33 例，7 例无效，有效率 82.5%。

四、喷吹法

喷吹法是直接或借助器具将药面喷撒至病变部位的方法。喷吹法主要适用于鼻、咽、喉、口腔及耳内等部位的肿瘤。

鼻咽癌外吹方

甜瓜蒂、甘遂、硼砂、飞辰砂。研末混合，吹入鼻内，用于鼻咽癌。

五、含漱法

含漱法是将药物煎汤，常含口内，漱口吐出，并不下咽的方法。含漱法主要适用于口咽部位肿瘤及其他肿瘤放化疗引起的口腔黏膜反应。

薄荷甘草煎

薄荷 6g，甘草 3g。煎汤含漱，每日 4~6 次，也可代茶饮用。

本方有清洁口腔、生津、止渴、润喉作用，用治鼻咽癌放疗后阴亏津伤、口咽干燥等。

六、吸入法

吸入法是将药物或制成药烟、药面吸入，或煮药吸入蒸气的方法。吸入法适用于脑、鼻、咽、喉、口腔、肺等上部肿瘤。

樟麝吸烟粉

樟脑、麝香、卷柏、冰片。

有报道，樟麝吸烟粉吸入配合内服中药，治疗上、中焦部位（如脑、鼻咽、咽喉、舌、肺）的恶性肿瘤 13 例，存活均在 1 年以上。

七、点滴法

点滴法是将药物捣烂绞汁或加工提炼成溶液，滴入病变局部的方法。点滴法适用于耳、鼻等部位肿瘤。

1. 15%~20% 醋制硇砂溶液

醋制硇砂粉 15 或 20g，加蒸馏水至 100ml，拌匀溶解后粗滤。滴鼻内，每日 3~4 次，可连续滴用，直至治愈后继用 2~3 个月以上以巩固疗效。

本方破结血，去恶肉，生好肌，消内积，适用于鼻腔及鼻咽部恶性肿瘤。有报道，用本滴鼻液及 20% 硇砂注射液肌注，观察 30 例，显效 8 例，有效 17 例，无效 5 例。应该注意的是，本药生药毒性大，经醋制毒性大减或消失，制作过程中，不能接触金属。

2. 三生滴鼻液

生半夏、生南星、紫株草等份。三药制成滴鼻液，滴鼻内，每日数次。本方主要用于鼻咽癌分泌物多或有臭味。

八、塞入法

塞入法是将药物捣烂或研成细末，放在纱布上卷成条状或加工成栓剂，或用薄纸卷、棉花等蘸药末或浸药汁，塞入病变局部的方法。塞入法主要适用于耳、鼻、阴道、宫颈、直肠等部位的肿瘤。

1. 荞苋方

苋菜灰 500g，荞麦灰 500g，风化石灰 540g，红芽大戟 900g（蒸，剥皮抽芯），老月石 27g，硇砂 18g，儿茶 18g，松香 27g，雄黄 27g，蟾酥 9g，红升 9g，白降丹 9g，白胡椒 9g，血竭 30g，白艾 30g，煅石膏 30g，白矾 500g。前 3 味混合制成霜，取用 600g，与余药制成橄榄大药丸。阴道常规冲洗后，将药丸置入病处。每次使用间隔 2～7 天。

本方拔毒生肌，收敛止血，用于子宫颈癌 I～III 期，贫血不甚严重，出血不多者。一般使用 8～12 次后，瘤灶明显缩小或消失，反之则无效，不宜继续使用。有报道，用本方治疗子宫颈癌 55 例，显效 14 例，有效 22 例，无变化 8 例，无效 11 例。

2. 肠癌栓

儿茶、乳香、没药、冰片、蛇床子、轻粉、蟾酥、硼砂、雄黄、三仙丹、血竭、白矾，制成栓剂，塞入肛门内。用于治疗肠癌。

九、灌注法

灌注法是将药物制成各种药液，借助器具（如灌肠器、导尿管等）插入病变部位注入药液进行治疗的方法。灌注法适用于多种肿瘤。

1. 直肠净化液

黄芪 30g，大黄 10g，丹参 15g，红花 15g，海藻 20g，蒲公英 25g。上药加水煎煮 4 次，每次 1 小时，过滤，合并滤液，浓缩成稠膏，加 95% 乙醇，使含醇量为 65%，放置过夜，再过滤回收乙醇，制成 250ml 浓缩液，高压消毒，备用。保留灌肠，每日 2 次，每 5 天为 1 疗程。

有报道，本方对晚期肝癌伴肝肾功能异常、腹水者有明显疗效。

2. 鸦胆子灌肠液

鸦胆子适量加水煎 2 次，合并浓缩后加醇处理过滤，回收乙醇浓缩，再加水稀释至 20% 液，每次取 4ml，加温水 10ml，保留灌肠，每晚 1 次，用导尿管将药液注入瘤体上方。

本方功能清热解毒、利湿消肿，用于直肠癌。有报道，用本方配合内服方，治疗直肠癌 11 例，临床治愈 2 例，有效 3 例，无效 6 例，总有效率 45.5%。方中鸦胆子味苦性寒，最能清血分之热及肠中之热，注入肠中，直接作用于病灶，能增强药效。

十、熏洗法

熏洗法是将药物煎汤，乘热在皮肤或患处进行熏蒸、淋洗、浸浴的方法。熏洗法多用于妇科及皮肤、肛肠等部位的病变。

1. 宫颈癌熏洗方

红花、白矾、瓦松。水煎，先熏后外洗外阴。本方用于早期宫颈癌有辅助治疗作用。

2. 复方地肤子洗方

苍耳子 30g，地肤子 30g，荆芥 24g，防风 15g，徐长卿 30g，蝉衣 30g，苦参 30g，金银花 30g，薄荷 15g。水煎，外洗局部。本方用于鼻咽癌放射治疗引起的皮肤湿性或干性脱皮。

十一、插药法

插药法是将一定的药物制成药钉、药棒等形状，直接插入癌肿组织内，使癌肿逐步坏死干枯脱落的方法。插药法主要用于浅表部位的肿瘤及宫颈癌等。

1. 五虎丹

水银 180g，白矾 180g，青矾 180g，牙硝 180g，食盐 90g。上 5 味放乳钵内共研至不见水银珠为度，再放入砂罐内加温，蒸发水分，使成"丹胎"，然后将砂罐倒置于瓷碗内，盛放入荷叶水坛，坛内盛水约 10kg，盐水石膏封口，罐上放炭火约 2 小时，冷却瓷碗后取丹，以白色结晶为佳。用法是将上药研成粉，或用浆糊调成糊状，或用米饭赋形，搓成钉剂，每根长 2～3cm，直径 2～3mm。视癌肿大小分次粘涂在癌肿上面或嵌入其中 1～6 根，加贴普通膏药，密闭创口。

本方逐瘀腐蚀抗癌，主治皮肤癌。有报道，本法配合内服药，治疗皮肤癌 72 例（其中经手术复发者 11 例），结果近期治愈 53 例，有效 11 例，总有效率 88.9%。要注意，本方上药 24～30 小时内，局部持续性剧烈疼痛难忍，可用止痛剂如杜冷丁。

本方为汞制剂，持续用药过久、量多，少数患者会出现头痛、头昏、失眠、恶心呕吐、腹痛、腹泻或便秘、牙齿浮动或脱落等，个别还出现肾功能损害如蛋白尿等急、慢性汞中毒现象，一般轻者可服生绿豆粉，重者停药，予对症处理。

2. 催脱钉

山慈菇 18g，砒霜 9g，枯矾 18g，麝香 0.9 g。上药共研细末，加入适当糯米粉，用水调匀，制成 "丁" 字形或圆形的栓剂。每枚药钉长约 1～1.5cm，直径 0.2cm，晾干备用。每次 1～3 枚，插入肿瘤处，3～5 天换药 1 次，连续用 3～4 次。

本方用砒霜、枯矾等腐蚀性峻药制成的外用钉剂，对局部肿物有腐蚀作用，以毒攻毒，促使癌组织坏死、脱落。使用后再以玉红膏（当归身、白芷、紫草、甘草制成）祛腐生肌。本剂对宫颈癌已破溃者慎用。有报道，用本法治疗子宫颈癌 11 例，结果全部达到临床治愈。

十二、间接外治法

间接外治法是将药物放在远离病灶的特殊或特定部位或特定穴位，以达到治疗目的的外治方法。间接外治法适用于各种肿瘤。

1. 生乌头方

生乌头 300g，醋适量。生乌头研末，用醋调成糊状，敷于足心。

本法用于子宫颈癌腹部疼痛剧烈者，作为辅助治疗。

2. 癌痛散

大蒜、丁香、砂仁、良姜、生姜。共为末，调成糊状。肺癌外敷乳根穴，肝癌外敷期门穴。每 6～12 小时换药 1 次。

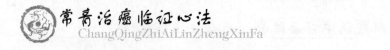

本方适用于肺癌、肝癌引起的剧烈疼痛。有报道，观察 20 多例，一般用 3 次见效，用 3 天即痛止。

3. 消水方

黄芪 40g，薏仁 30g，牵牛子 50g，鹅管石 40g，桃仁 50g，红花 50g。热证加黄芩 40g，汉防己 40g，为消水方 I 号；寒证加桂枝 40g，猪苓 40g，为消水方 II 号。制成浓缩液 150ml。使用时将浓缩药液敷肋弓下缘至脐上 2 寸处。

据报道，用本方治癌性腹水，45 例中有 39 例获不同程度的改善。

第十一章

常用抗癌中草药及中成药的性能及合理应用

第一节 常用抗癌中草药

综观当前对抗癌中草药的研究，按其作用主要可分为六类：

一为清热解毒类：此类药物主要用于恶性肿瘤的实证、热证。此类药物多数有较广的抗菌谱，有消炎消肿、退热排毒、中和毒素等作用，有的还有抑制病毒的作用。据研究，清热解毒药物在体内或体外均有一定程度的直接或间接抑杀肿瘤细胞的作用，有些药物还能提高机体的免疫机能，增强放疗、化疗药物的作用，减轻放疗、化疗药物的毒副作用。

二为活血化瘀类：此类药能够促进新陈代谢，改善血液循环，软化结缔组织。能减弱血小板凝集，使肿瘤细胞不易在血液中停留、聚集、种植，从而减少转移。并可影响微循环，增加血管通透性，改善实体瘤局部的缺氧状态，提高放疗敏感性，使药物到达肿瘤部位，发挥抗癌作用。有些药物还可提高抗体、补体水平，增强抗体免疫力，抑制纤维母细胞的胶原合成等。

三为软坚散结类：此类药常与化痰药物同用，具有软化和消散局部肿块，减少恶性肿瘤周围分泌物的作用。

四为利湿逐水类：此类药物对于癌性胸、腹水等具有一定治疗作用，若与活血化瘀类药物合用，常可提高疗效。

五为扶正培本类：此类药物依据其功效又可分为益气健脾、温肾壮阳、滋阴补血、养阴生津等几类。据研究，扶正培本药物对于改善一般情况，提高机体非特异性免疫功能，保护骨髓，增强放疗和化疗的治疗效果，延长恶性肿瘤患者的生存期或防止复发均具有一定作用。

六为消肿止痛类：此类药物多具消散肿块、减轻或抑制疼痛的作用。消肿止痛药物多是有毒之品，药性峻猛，使用时应严格掌握用量与炮制方法，保证其治疗的安全性。

现将六类常用抗癌中草药的性能及应用分述如下。

一、清热解毒类

1. 青黛

[来源] 为爵床科植物马蓝、十字花科植物菘蓝或蓼科植物蓼蓝的叶或茎叶经加工制得的干燥粉末或团块。

[性味] 咸，寒。

[功效] 清热解毒，凉血消斑，泻肝经实火。

[成分] 含靛蓝5%~8%，靛玉红0.1%。抗癌有效成分为靛玉红，其分子式为 $C_{16}H_{10}O_2N_2$。

[临床应用] 慢粒及其他血液病初起用中成药"当归龙荟丸"获得成功，经反复临床筛选发现其有效组分为青黛。

[剂量] 成人一般6~12g口服，每日3次。

2. 鸦胆子

[来源] 为苦木科植物鸦胆子的干燥成熟果实。药用其果实，根有相同疗效。

[性味] 苦，寒。有小毒。

[功效] 清热解毒，截疟，止痢，腐蚀赘疣。

[临床应用] 可用于宫颈癌、消化道癌等多种癌症的治疗，如肺癌、胃癌、胰腺癌、食管癌、宫颈癌、直肠癌等。

［剂量］成人一般 10～15 粒。

3. 茜草

［来源］为茜草科植物茜草的干燥根及根茎。

［性味］苦，寒。

［功效］凉血，止血，祛瘀，通经。

［成分］根含茜草素、紫茜素、紫黄茜素、茜根酸、大黄素甲醚、茜草色素。

［临床应用］适用于食管癌、胃癌、肠癌、肝癌、鼻咽癌等各种癌症。

［剂量］成人一般 10～30g，入复方。

4. 重楼

［来源］为百合科植物云南重楼或七叶一枝花的根茎。

［性味］苦，寒。有小毒。

［功效］清热解毒，消肿止痛。

［成分］根状茎含皂苷（即蚤休苷及蚤休士宁苷）、生物碱及氨基酸。

［临床应用］适用于脑肿瘤、肺癌、白血病、肝癌、乳腺癌、骨肉瘤、恶性淋巴瘤及良性肿瘤的治疗。

［剂量］成人一般 15～30g，入复方。

5. 半枝莲

［来源］为唇形科植物半枝莲的干燥全草。

［性味］辛、苦，寒。

［功效］清热解毒，化瘀定痛，利尿消肿。

［成分］含生物碱、黄酮苷、甾体类。

［临床应用］本品被广泛应用于各种肿瘤。

［剂量］成人一般 30～60g，入复方。

6. 白花蛇舌草

［来源］为茜草科植物白花蛇舌草的全草。

［性味］苦、甘，寒。

［功效］清热解毒，利尿消肿。

［成分］含乌素酸、齐墩果酸、对香豆酸、豆甾醇、β-谷甾醇。

［临床应用］用于胃癌、食管癌、直肠癌、宫颈癌、皮肤癌等多种癌症的治疗。

［剂量］成人一般 15～60g，单用或入复方。

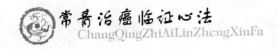

7. 冬凌草

[来源] 为唇形科植物碎米桠的干燥地上部分。

[性味] 苦、甘，寒。

[功效] 清热解毒，祛瘀消肿。

[成分] 含有从单萜、倍半萜、二萜到三萜等一系列萜类化合物和挥发油、生物碱、黄酮、内酯、有机酸、皂苷等成分，已分离得到抗癌有效成分冬凌草甲素和乙素，乙素的抗癌活性较甲素更强。

[临床应用] 对食管上皮细胞重度增生的患者具有较明显的疗效，对于食管癌、肝癌等的治疗有一定疗效。

[剂量] 成人一般 15~30g，入复方。

8. 猪秧秧

[来源] 为茜草科拉拉藤属猪秧秧的全草。

[性味] 辛、苦，凉。

[功效] 清热解毒，利尿消肿。

[成分] 含紫茜素等。

[临床应用] 用于白血病、甲状腺癌、宫颈癌、乳腺癌及溃疡的治疗。

[剂量] 成人一般 15~30g，入复方。

9. 白英

[来源] 为茄科茄属白英的全草或根。

[性味] 苦、平。有小毒。

[功效] 清热解毒，利湿消肿。

[成分] 含白英碱、龙葵碱。

[临床应用] 用于肺癌、声带癌、皮肤癌、骨肿瘤、妇科肿瘤等各种肿瘤的治疗。

[剂量] 成人一般为 15~30g，入复方。

10. 龙葵

[来源] 为茄科茄属植物龙葵的地上部分。

[性味] 苦，寒。有小毒。

[功效] 清热解毒，利水消肿。

[成分] 含甾体生物碱等。

[临床应用] 用于治疗食管癌、乳腺癌、白血病、膀胱癌、鼻咽癌、肝癌、皮肤癌及癌性胸、腹水等。

[剂量] 成人一般为 15~30g，入复方。

11. 蒲公英

［来源］为菊科植物蒲公英的干燥全草。

［性味］苦、甘，寒。

［功效］清热解毒，散结消肿，利尿通淋。

［成分］全草含蒲公英甾醇等。

［临床应用］适用于肺癌、乳腺癌、扁桃体癌等癌症的治疗。

［剂量］成人一般为 50～100g，入复方。

12. 水杨梅

［来源］为茜草科植物水杨梅的茎叶或果序。

［性味］苦、涩，凉。

［功效］清热解毒，止痢止血。

［临床应用］适用于宫颈癌等恶性肿瘤。

［剂量］成人一般为 15～30g，入复方。

13. 黄连

［来源］为毛茛科植物黄连、三角叶黄连或云连的根茎。

［性味］苦、寒。

［功效］泻火解毒，清热燥湿，杀虫。

［成分］含甲基黄连碱等。

［临床应用］常用于消化道肿瘤的治疗。

［剂量］成人一般为 0.25～10g，入复方。

14. 喜树

［来源］为珙桐科喜树的根、果、树皮、树枝及叶。

［性味］苦、涩，凉。

［功效］清热，杀虫。

［成分］具有新型结构的生物碱——喜树碱。

［临床应用］用于胃癌、结肠癌、直肠癌、食管癌、肺癌、膀胱癌、绒毛膜上皮癌、白血病等。

［剂量］成人一般为 5～15g。

15. 椿皮

［来源］为苦木科植物臭椿的根皮或干皮。

［性味］苦、涩，寒。

［功效］清热燥湿，收涩止带，止泻，止血。

［成分］含臭椿苦内酯等。

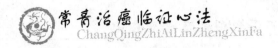

[临床应用] 用于宫颈癌、肠癌等的治疗。

[剂量] 成人一般为 10～15g，入复方。

16. 农吉利

[来源] 为豆科植物野百合的地上部分。

[性味] 苦、淡，平。

[功效] 滋阴益肾，解毒抗癌。

[成分] 全草含生物碱约 7 种，初步证明有农吉利甲素与野百合生物碱等。以种子含生物碱较多。最近，合成了 8 个野百合碱的衍生物，其中三个实验证实具有抗癌活性。

[临床应用] 适用于食管癌、直肠癌、宫颈癌、皮肤癌等的治疗。

[剂量] 成人一般为 10～15g，入复方。

17. 马勃

[来源] 为灰包科真菌脱皮马勃或紫色马勃的干燥子实体。

[性味] 辛，平。

[功效] 清肺利咽，止血。

[成分] 含马勃素、尿素、麦角甾醇、亮氨酸、酪氨酸及大量磷酸钠。

[临床应用] 用于咽喉癌、肺癌、舌癌等的治疗。

[剂量] 成人一般为 3～10g。

18. 凤尾草

[来源] 为凤尾蕨科植物凤尾草的全草。

[性味] 微苦，凉。

[功效] 清湿热，解毒，止血。

[成分] 含黄酮类、甾醇、内酯。

[临床应用] 适用于肠癌、肺癌、妇科肿瘤、膀胱癌。

[剂量] 成人一般为 15～30g，入复方。

19. 穿心莲

[来源] 为爵床科穿心莲属植物穿心莲的干燥地上部分。

[性味] 苦，寒。

[功效] 清热解毒，凉血，消肿。

[成分] 含二萜内酯、黄酮类、糖类。

[临床应用] 适用于恶性葡萄胎及绒毛上皮癌。

[剂量] 成人一般为 10～15g，入复方。

20. 木芙蓉花叶

［来源］为锦葵科植物木芙蓉的花叶。

［性味］辛，平。

［功效］清热凉血，消肿解毒。

［成分］含黄酮苷、酚类。

［临床应用］可用于肺癌、乳癌、皮肤癌、胃癌等的治疗。

［剂量］成人一般为 15～30g，入复方。

21. 苦参

［来源］为豆科植物苦参的根。

［性味］苦，寒。

［功效］清热燥湿，杀虫，利尿。

［成分］含苦参碱、氧化苦参碱、野靛碱、苦参黄酮。

［临床应用］常用于肠癌、宫颈癌、软组织肿瘤、肝癌、皮肤癌、肺癌、膀胱癌等。

［剂量］成人一般为 10～30g。

22. 牛黄

［来源］为牛科动物牛的胆囊结石。

［性味］甘，凉。

［功效］清心，豁痰，开窍，凉肝，息风，解毒。

［成分］含胆酸、胆甾醇、麦角甾醇、卵磷脂、钙、铁。

［临床应用］常用于白血病、肝癌、肺癌、脑肿瘤等的治疗。

［剂量］成人一般为 0.3～0.5g，入复方。

23. 天葵子

［来源］为毛茛科植物天葵的块根。

［性味］甘、苦，寒。

［功效］清热解毒，消肿散结。

［成分］含生物碱、酚、氨基酸、香豆素类。

［临床应用］常用于恶性淋巴瘤、肺癌、膀胱癌、前列腺癌、肾癌等的治疗。

［剂量］成人一般为 10～15g，入复方。

24. 苦豆子

［来源］为豆科槐属植物苦豆子的全草。

［性味］苦，寒。有毒。

［功效］清肠燥湿。

［成分］所含生物碱主要为槐果碱、槐碱、苦参碱。

［临床应用］可用于恶性葡萄胎、白血病等的治疗。

［剂量］成人一般为 3～6g。

25. 大蓟

［来源］为菊科蓟属植物大蓟的全草。

［性味］甘、苦，凉。

［功效］凉血止血，祛瘀消肿。

［成分］含生物碱、挥发油等。

［临床应用］可用于淋巴肉瘤、肺癌、甲状腺癌、肠癌、肝癌等的治疗。

［剂量］成人一般为 15～30g。

26. 小蓟

［来源］为菊科植物刺儿茶的干燥地上部分。

［性味］甘、苦，凉。

［功效］凉血止血，祛瘀消肿。

［成分］芸香苷、原儿茶酸、绿原酸等。

［临床应用］适用于白血病等的治疗。

［剂量］成人一般为 15～30g。

27. 大黄

［来源］为蓼科植物掌叶大黄或药用大黄的根及根茎。

［性味］苦，寒。

［功效］泻热通肠，凉血解毒，逐瘀通经。

［成分］含蒽醌衍生物（大黄酚、芦荟大黄素、大黄酸）、番泻苷 A 及鞣质。

［临床应用］可用于黑色素瘤、消化系统肿瘤及梗阻者。

［剂量］成人一般为 3～10g。

28. 草河车

［来源］为蓼科植物拳参的根茎。

［性味］苦、涩，微寒。

［功效］清热解毒，消肿，止血。

［成分］β–谷甾醇、鞣质、没食子酸、鞣花酸。

［临床应用］可用于治疗各种肿瘤。

［剂量］成人一般为 30～60g，入复方。

29. 蛇莓

[来源] 为蔷薇科植物蛇莓的全草。

[性味] 甘、苦，寒。有毒。

[功效] 清热凉血，解毒、消肿。

[成分] 亚油酸、β-谷甾醇。

[临床应用] 可用于甲状腺癌、乳腺癌、肝癌、声带癌及良性肿瘤的治疗。

[剂量] 成人一般为 15~30g。

30. 紫草

[来源] 为紫草科植物紫草、新疆紫草或内蒙紫草的根。

[性味] 甘、咸，寒。

[功效] 凉血，活血，解毒透疹。

[成分] 含紫草素、乙酰紫草素、结晶性紫草素及紫草红。

[临床应用] 可用于绒毛膜上皮癌、白血病、肺癌、肝癌等的治疗。

[剂量] 成人一般为 10~30g，入复方。

31. 墓头回

[来源] 为败酱科植物异叶败酱或糙叶败酱的根。

[性味] 苦、涩、微酸，凉。

[功效] 清热燥湿，祛瘀，截疟。

[成分] 根含挥发油。

[临床应用] 可用于白血病、宫颈癌、肝癌等的治疗。

[剂量] 成人一般为 10~15g。

32. 漏芦

[来源] 为菊科植物祁州漏芦的根。

[性味] 苦，寒。

[功效] 清热解毒，消痈，下乳，舒筋通脉。

[成分] 含挥发油。

[临床应用] 常用于肝癌、胃癌、乳腺癌的治疗。

[剂量] 成人一般为 10~15g，入复方。

33. 山豆根

[来源] 为豆科植物越南槐的根及根茎。

[性味] 苦，寒。有毒。

[功效] 清热解毒，消肿利咽。

[成分] 广豆根含苦参碱、氧化苦参碱和黄酮类衍生物。

[临床应用] 可用于肺癌、咽喉癌、白血病的治疗。

[剂量] 成人一般为10～15g，入复方。

34. 东风菜

[来源] 为菊科东风菜的全草及根。

[性味] 苦、微甘，寒。

[功效] 清热解毒，消肿止痛。

[临床应用] 适用于胃癌、肝癌、肺癌、宫颈癌、白血病等恶性肿瘤。

[剂量] 成人一般为15～30g，入复方。

35. 美登木

[来源] 为卫矛科美登木属美登木的果实、根、茎。

[性味] 苦、寒。

[功效] 清热解毒，祛瘀消肿。

[成分] 含美登素。

[临床应用] 用于治疗鼻咽癌等。

[剂量] 成人一般为10～15g，入复方。

36. 藤梨根

[来源] 为猕猴桃科植物猕猴桃的根。

[性味] 酸、涩，凉。

[功效] 清热解毒，祛风除湿，利尿止血。

[成分] 熊果酸，齐墩果酸，琥珀酸。全草含猕猴桃碱。

[临床应用] 用于各种癌症。

[剂量] 成人一般为10～60g，入复方。

二、活血化瘀类

1. 莪术

[来源] 为姜科姜黄属植物蓬莪术或广西莪术的根茎。

[性味] 苦、辛，温。

[功效] 行气破瘀，消积止痛。

[成分] 含挥发油，其量为1%～2.5%，油中主要成分为多种倍半萜类，其中以莪术酮为主要成分。

[临床应用] 本品治疗早期宫颈癌疗效较好。

[剂量] 成人一般为 10~30g，入复方。

2. 八角莲

[来源] 为小檗科植物八角莲的根茎。

[性味] 苦、辛，平。

[功效] 祛瘀，散结，解毒。

[成分] 含木聚糖、鬼臼毒素、去氢鬼臼毒素、脱氧鬼臼毒素、紫云英及谷甾醇。

[临床应用] 可用于乳腺癌、肝癌、宫颈癌、卵巢癌、皮肤癌、腮腺癌等的治疗。

[剂量] 成人一般为 3~10g，入复方。

3. 威灵仙

[来源] 为毛茛科植物威灵仙、棉团铁线莲或东北铁线莲的根及根茎。

[性味] 辛、咸，温。

[功效] 祛风除湿，通络止痛。

[成分] 含白头翁素、白头翁醇、甾醇、皂苷。

[临床应用] 常用于食管癌、喉癌、骨肉瘤等的治疗。

[剂量] 成人一般为 15~30g。

4. 壁虎

[来源] 为壁虎科动物无蹼壁虎等几种壁虎的全体。

[性味] 咸，寒。有小毒。

[功效] 祛风定惊，散结解毒。

[成分] 含马蜂毒相似的有毒物质及组织胺。

[临床应用] 常用于食管癌、胃癌、肺癌、恶性淋巴瘤、脑肿瘤等的治疗。

[剂量] 成人一般为 1~1.5g，入复方。

5. 水蛭

[来源] 为水蛭科动物水蛭、蚂蝗或柳叶蚂蝗的全体。

[性味] 咸、苦，平。有毒。

[功效] 破血，逐瘀，通经。

[成分] 含水蛭素。

[临床应用] 常用于卵巢癌、食管癌、宫颈癌、肝癌、胃癌等的治疗。

[剂量] 成人一般为 0.5~1.5g。

6. 水红花子

[来源] 为蓼科植物红蓼的果实。

[性味] 咸，微寒。

[功效] 散瘀消癥，消积止痛。

[成分] 含鱿草苷、甾醇。

[临床应用] 可用于胃癌、肝癌、肠癌等的治疗。

[剂量] 成人一般为 10～15g。

7. 石见穿

[来源] 为唇形科植物紫参的全草。

[性味] 苦、辛，平。

[功效] 清热解毒，活血镇痛。

[成分] 含甾醇、三萜烯类、氨基酸等。

[临床应用] 适用于各种肿瘤的治疗。

[剂量] 成人一般为 15～30g，入复方。

8. 地鳖虫

[来源] 为鳖镰科昆虫地鳖或冀地鳖的雌虫干燥全体。

[性味] 咸，寒。有小毒。

[功效] 破瘀血，续筋骨。

[临床应用] 常用于肝癌、骨肉瘤、宫颈癌、多发性骨髓瘤等的治疗。

[剂量] 成人一般为 3～10g。

9. 留行子

[来源] 为石竹科植物麦蓝菜的种子。

[性味] 苦，平。

[功效] 活血通经，下乳消肿。

[成分] 含皂苷、生物碱、香豆素类化合物。

[临床应用] 可用于乳腺癌、肝癌、泌尿系统肿瘤、软组织肿瘤及各种良性肿瘤的治疗。

[剂量] 成人一般为 10～15g。

10. 急性子

[来源] 为凤仙花科植物凤仙花的种子。

[性味] 微苦、辛，温。有毒。

[功效] 破血，软坚，消痞。

[成分] 含皂苷、脂肪酸。

［临床应用］可用于食管癌、贲门癌、胃癌等的治疗。

［剂量］成人一般为 10～15g。

11. 柘根

［来源］为桑科植物柘树根或构棘的根。

［性味］微苦，凉。

［功效］止咳，退黄，活血，通络。

［成分］含黄酮类、甾醇、生物碱、酚、有机酸、氨基酸等。

［临床应用］可用于食管癌、贲门癌、胃癌、结肠癌等的治疗。

［剂量］成人一般为 15～60g。

12. 蜂房

［来源］为胡蜂科昆虫果马蜂、日本长脚胡蜂或异腹胡蜂的巢。

［性味］甘，平。

［功效］祛风，攻毒，杀虫，止痛。

［成分］含蜂蜡、蜂房油、钙、铁、蛋白质。

［临床应用］适用于乳腺癌、喉癌、肺癌、舌癌、牙眼癌、骨肉瘤等的治疗。

［剂量］成人一般为 3～12g。

13. 乌骨藤

［来源］为萝藦科通关藤的藤茎。

［性味］苦，微寒。

［功效］止咳祛痰，通乳利尿。

［临床应用］对宫颈癌等恶性肿瘤有效。

［剂量］成人一般为 15～30g。

三、软坚散结类

1. 山慈菇

［来源］为兰科植物杜鹃兰或云南独蒜兰的干燥鳞茎。

［性味］辛，寒。有小毒。

［功效］清热解毒，平喘，镇痛，抗癌。

［成分］含秋水仙碱、异秋水仙碱等多种生物碱。

［临床应用］对乳腺癌、甲状腺癌、恶性淋巴瘤、食管癌、皮肤癌及良性肿瘤有效。

［剂量］成人一般为 3~10g。

2. 斑蝥

［来源］为鞘翅目芫青科斑蝥属昆虫南方大斑蝥和黄黑小斑蝥的虫体。

［性味］辛，寒，有毒。

［功效］攻毒蚀疮，破血散结。

［成分］含斑蝥素约 1%~1.2%。

［临床应用］用于治疗原发性肝癌、直肠癌、食管癌等。

［剂量］内服慎用，外用适量。入复方。

3. 夏枯草

［来源］为唇形科植物夏枯草的花穗。

［性味］辛、苦，寒。

［功效］清火，明目，散结，消肿。

［成分］含夏枯草皂苷、金丝桃苷、熊果酸、少量生物碱。

［临床应用］可用于甲状腺癌、乳腺癌、肝癌及良性肿瘤的治疗。

［剂量］成人一般为 15~30g。

4. 牡蛎

［来源］为牡蛎科动物长牡蛎、大连湾牡蛎或近江牡蛎的贝壳。

［性味］咸，微寒。

［功效］重镇安神，潜阳补阴，软坚散结，收敛固涩。

［成分］含碳酸钙、磷酸钙、硫酸钙及镁、铝、硅、氧化铁等。

［临床应用］可用于胃癌、肺癌、肝癌、甲状腺癌、恶性淋巴瘤、神经系统肿瘤等的治疗。

［剂量］成人一般为 30~60g。

5. 海藻

［来源］为马尾藻科植物海蒿子或羊栖菜的全草。

［性味］苦、咸，寒。

［功效］软坚散结，消痰，利水。

［成分］含碘、钾、甘露醇、海藻酸、黏液质、黏蛋白。

［临床应用］可用于甲状腺癌、宫颈癌、肝癌、恶性淋巴瘤、腮腺癌及良性肿瘤。

［剂量］成人一般为 15~30g。

6. 穿山甲

［来源］为鳞鲤科动物穿山甲的鳞甲。

［性味］咸，微寒。

［功效］通经下乳，消肿排脓，搜风通络。

［临床应用］可用于乳腺癌、宫颈癌、肝癌、恶性淋巴瘤及良性肿瘤的治疗。

［剂量］成人一般为 10 ~ 15g。

7. 猫爪草

［来源］为毛茛科植物小毛茛的块根。

［性味］甘、辛，温。

［功效］散结消肿。

［成分］含氨基酸、有机酸、糖类。

［临床应用］可用于治疗恶性淋巴瘤、甲状腺肿瘤、乳腺肿瘤、肺癌等。

［剂量］成人一般为 10 ~ 15g。

8. 僵蚕

［来源］为蚕蛾科昆虫家蚕的幼虫经感染或人工接种僵菌而致死的虫体。

［性味］咸、辛，平。

［功效］祛风定惊，化痰散结。

［成分］含蛋白质、脂肪。

［临床应用］可用于神经系统肿瘤、恶性淋巴瘤、喉癌、肺癌等的治疗。

［剂量］成人一般为 10 ~ 15g。

9. 半夏

［来源］为天南星科植物半夏的块茎。

［性味］辛，温。

［功效］燥湿化痰，降逆止呕，消痞散结。

［成分］含挥发性生物碱、棕榈酸、脂肪、氨基酸。

［临床应用］可用于食管癌、胃癌、宫颈癌、上颌窦癌、舌癌、皮肤癌等的治疗。

［剂量］成人一般为 10 ~ 15g。

10. 天南星

［来源］为天南星科植物天南星、异叶天南星或东北天南星的块茎。

［性味］苦、辛，温。有毒。

［功效］燥湿化痰，消肿散结。

［成分］块茎含有皂苷、安息香酸、黏液质及多量淀粉。果实含有类似毒芹碱样物质。

［剂量］成人一般为 10 ~ 15g，入复方。

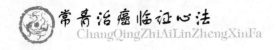

11. 皂角刺

[来源] 为豆科植物皂荚的刺针。

[性味] 甘、微苦，寒。

[功效] 润肺祛痰，滑肠散结。

[成分] 含黄酮类化合物、黄颜木素等。

[临床应用] 常用于乳腺癌、肺癌、食管癌、肠癌、宫颈癌及肿瘤术后肠粘连等的治疗。

[剂量] 成人一般为 10~15g。

12. 瓜蒌

[来源] 为葫芦科植物栝楼或双边栝楼的果实、种子或根（种子称瓜蒌子，根称天花粉）。

[性味] 甘、苦、酸，凉。

[功效] 生津止渴，润燥，降火，排脓，消肿。

[成分] 果实含三萜皂苷、有机酸等，仁含皂苷、天花粉、蛋白。

[临床应用] 全瓜蒌用于肺癌、胰腺癌、胃癌、乳腺癌；天花粉用于恶性葡萄胎、绒毛膜上皮癌、乳腺癌等。

[剂量] 成人一般全瓜蒌为 15~30g，天花粉 15~30g。

13. 硇砂

[别名] 白硇砂、紫硇砂。

[来源] 为紫色石盐（紫硇砂）、氯化铁砂石（白硇砂），天然较少，大多由人工合成。

[性味] 辛、苦、咸，温。

[功效] 消积，软坚，化痰。

[成分] 含氯化铵、少量铁盐、镁盐、硫等，白硇砂还含有少量钙盐。

[临床应用] 常用于食管癌、贲门癌。

[剂量] 成人一般为 0.3~1g。

14. 黄药子

[来源] 为薯预科植物黄独的块茎。

[性味] 苦、辛，凉。有小毒。

[功效] 解毒消肿，化痰散结，凉血止血。

[成分] 含呋喃去甲基二萜类化合物（黄药子萜 A、B、C）。

[临床应用] 可用于甲状腺癌、食管癌、胃癌、肠癌、胰腺癌、甲状腺和乳腺良性肿瘤的治疗。

［剂量］成人一般为 3～15g。

15. 无花果

［来源］为桑科植物无花果的果托。

［性味］甘，平。

［功效］健胃清肠，消肿解毒。

［成分］含葡萄糖、果糖、苹果酸、醋酸、蛋白水解酶等。

［临床应用］可用于胃癌的治疗。

［剂量］成人一般为 50～100g。

四、利湿逐水类

1. 茵陈

［来源］为菊科植物茵陈蒿的地上部分。

［性味］苦、辛，微寒。

［功效］清湿热，利胆退黄。

［成分］含有香豆精等。

［临床应用］常用于对病毒性肝炎的治疗，可试用于消化系统肿瘤，尤其是治疗肝、胆肿瘤。

［剂量］成人一般为 15～30g。

2. 了哥王根

［来源］为瑞香科植物了哥王的根。

［性味］辛、苦，微温。

［功效］清热解毒，软坚散结。

［成分］含黄酮苷。

［临床应用］可用于肺癌、宫颈癌、乳腺癌、恶性淋巴瘤、癌性腹水等的治疗。

［剂量］成人一般为 10～15g。

3. 石打穿

［来源］为茜草科植物黄毛耳草的全草。

［性味］苦、微辛。

［功效］清热解毒，软坚消结。

［成分］含黄毛耳草素，α-谷甾醇，β-谷甾醇等。

［临床应用］可用于治疗各种恶性肿瘤。

［剂量］成人一般为 15～30g。

4. 半边莲

［来源］为桔梗科植物半边莲的全草。

［性味］辛，平。

［功效］利尿消肿，清热解毒。

［成分］含生物碱（山梗菜碱等）、黄酮苷、皂苷。

［临床应用］可用于肝癌、胃癌、肠癌等的治疗。

［剂量］成人一般为 30～60g。

5. 瞿麦

［来源］为石竹科植物瞿麦或石竹的地上部分。

［性味］苦，寒。

［功效］利尿，通淋，破血通经。

［成分］含生物碱、维生素 A 类物质。

［临床应用］适用于膀胱癌、宫颈癌、食管癌等的治疗。

［剂量］成人一般为 15～30g。

6. 茯苓

［来源］为多孔菌科真菌属茯苓的菌核。

［性味］甘、淡，平。

［功效］渗湿利水，健脾和胃，安心定神。

［成分］含三萜类茯苓酸、β-茯苓聚糖、蛋白酶、组氨酸、葡萄糖、脂肪酶等。

［临床应用］可运用于食管癌及各种肿瘤脾虚湿盛者。

［剂量］成人一般为 15～30g。

7. 猪苓

［来源］为多孔菌科真菌猪苓的菌核。

［性味］甘，平。

［功效］利水，渗湿。

［成分］含麦角甾醇、粗蛋白、可溶性糖分、多糖等。

［临床应用］用于治疗各种肿瘤。

［剂量］成人一般为 15～30g，入复方。

五、扶正培本类

1. 龟甲
[来源] 为龟科动物乌龟的背甲及腹甲。

[性味] 咸、甘，微寒。

[功效] 滋阴潜阳，益肾强骨，养血补心。

[成分] 含动物胶、角蛋白、脂肪和钙、磷。

[临床应用] 可用于肺癌、肝癌、肾癌及恶性淋巴瘤的治疗。

[剂量] 成人一般为 10～30g。

2. 天冬
[来源] 为百合科植物天冬的根块。

[性味] 甘、苦，寒。

[功效] 养阴润燥，清肺生津。

[成分] 含天门冬酰胺、β－谷甾醇等。

[临床应用] 可用于乳腺癌及小叶增生、白血病、肺癌等的治疗。

[剂量] 成人一般为 10～30g。

3. 补骨脂
[来源] 为豆科植物补骨脂的种子。

[性味] 辛、苦，温。

[功效] 温肾助阳，纳气，止泻。

[成分] 含多种呋喃香豆素、补骨脂内酯、补骨脂甲素、补骨脂乙素。

[临床应用] 可用于骨肉瘤及肿瘤骨转移、肺癌、肠癌、化疗或放疗白细胞减少的治疗。

[剂量] 成人一般为 10～30g。

4. 核桃仁
[来源] 为胡桃科植物胡桃的种子。

[性味] 甘，温。

[功效] 温补肺肾，润肠通便。

[成分] 含胡桃醌、黄酮苷、鞣质、没食子酸等。

[临床应用] 可用于各种恶性肿瘤的治疗。

[剂量] 成人一般为 10～15g。

5. 棉花根

[来源] 为锦葵科植物草棉的根或根皮。

[性味] 辛，温。

[功效] 补虚，平喘，调经。

[成分] 含棉酚、天门冬酰胺、氯化钾、氯化铵、硫酸镁。

[临床应用] 可用于肺癌、肝癌、胃癌、食管癌、喉癌等的治疗。

[剂量] 成人一般为 15~30g。

6. 薏苡仁

[来源] 为禾本科植物薏仁的种仁。

[性味] 甘、淡，微寒。

[功效] 清热排脓，健脾利湿。

[成分] 含薏仁内酯及多种氨基酸、谷甾醇等。

[临床应用] 可用于肺癌、肠癌、胃癌、宫颈癌、绒毛膜上皮癌的治疗。

[剂量] 成人一般为 15~30g。

7. 黄芪

[来源] 为豆科植物蒙古黄芪或膜荚黄芪的根。

[性味] 甘，温。

[功效] 补气固表，利尿，托毒排脓，敛疮生肌。

[成分] 含多糖、单糖、黄酮、黏液质、苦味素。

[临床应用] 可用于各种肿瘤虚证患者。

[剂量] 成人一般为 10~30g。

8. 人参

[来源] 为五加科植物人参的根。

[性味] 甘、微苦，平。

[功效] 大补元气，强心固脱，安神生津，益智，补脾益肺。

[成分] 根含人参皂苷、挥发油、维生素 B_1、维生素 B_2、烟酸等。

[临床应用] 可用于消化道肿瘤、宫颈癌、白血病等各种肿瘤有气虚表现者。

[剂量] 成人一般为 3~9g。

9. 绞股蓝

[来源] 为葫芦科植物绞股蓝的根状茎或全草。

[性味] 苦，寒。

[功效] 益气健脾，清热解毒。

［成分］含绞股蓝总皂苷及硒等多种微量元素。

［临床应用］可用于胃癌、贲门癌、肺癌、乳腺癌等多种恶性肿瘤的治疗。

［剂量］成人一般为 15～30g，入复方。

10. 白术

［来源］为菊科植物白术的根茎。

［性味］苦、甘，温。

［功效］健脾益气，燥湿利水，止汗，安胎。

［成分］含挥发油、苍术酮、苍术醇、β－桉醇。

［临床应用］可用于消化道肿瘤、肺癌、宫颈癌等的治疗。

［剂量］成人一般为 15～30g，入复方。

11. 刺五加

［来源］为五加科植物刺五加的根及根茎。

「性味〕辛、微苦，温。

［功效］益气健脾，补肾安神。

［成分］含五加苷等。

［临床应用］可用于胃癌、食管癌、骨肉瘤及肿瘤骨转移疼痛，对因化疗、放疗引起白细胞减少症也有治疗作用。

［剂量］成人一般为 5～15g。

12. 灵芝

［来源］为多孔菌科植物赤芝、紫芝的全株。

［性味］甘，平。

［功效］补气安神，止咳平喘。

［成分］含灵芝多糖、氨基酸、麦角甾醇、生物碱、挥发油、酶类。

［临床应用］适用于肺癌、食管癌、胃癌、鼻咽癌等多种肿瘤虚证患者的治疗。

［剂量］成人一般为 6～15g。

13. 槲寄生

［来源］为桑寄生科植物槲寄生带叶的茎枝。

［性味］苦，平。

［功效］祛风湿，补肝肾，强筋骨，安胎。

［成分］含蛋白质等。

［临床应用］对胃癌、肺癌、腮腺癌、宫颈癌等有一定疗效。

[剂量] 成人一般为 15～30g。

14. 甘草

[来源] 为豆科植物甘草、胀果甘草或光果甘草的根及根茎。

[性味] 甘，平。

[功效] 清热解毒，止咳祛痰，补脾和胃，调和诸药。

[成分] 含三萜皂苷、甘草酸（即甘草甜素、甘草次酸）、甘草苷等。

[临床应用] 可用于各种肿瘤的治疗。

[剂量] 成人一般为 15～25g。

15. 女贞子

[来源] 为木犀科植物女贞的果实。

[性味] 微苦、甘，平。

[功效] 滋补肝肾。

[成分] 含齐墩果酸、油酸及亚麻油酸等。

[临床应用] 可用于治疗宫颈癌。

[剂量] 成人一般为 15～30g，入复方。

16. 黄精

[来源] 为百合科植物滇黄精、黄精或多花黄精干燥根茎。

[性味] 甘，平。

[功效] 补脾润肺，益气养阴，强筋骨。

[成分] 含烟酸、黏液质、淀粉和糖类、强心苷等。

[临床应用] 可用于各种恶性肿瘤的治疗。

[剂量] 成人一般为 10～15g。

17. 番木瓜

[来源] 为番木瓜科植物番木瓜的果实。

[性味] 甘，平。

[功效] 消食健脾，滋补催乳，舒筋通络。

[成分] 果实含番木瓜碱、木瓜蛋白酶、苹果酸、多种维生素及多种胡萝卜素。种子含番木瓜苷、番木瓜酸。

[临床应用] 可用于胃癌、骨肉瘤等多种恶性肿瘤的治疗。

[剂量] 成人一般为 15～25g。

18. 百合

[来源] 为百合科百合或细叶百合的肉质鳞茎。

[性味] 微苦，平。

［功效］养阴润肺，清心安神，止咳。

［成分］百合鳞茎含秋水仙碱等多种生物碱及淀粉、蛋白质、脂肪等。

［临床应用］主治肺癌、淋巴肉瘤。

［剂量］成人一般为 50～100g。

六、消肿止痛类

1. 蜈蚣

［来源］为蜈蚣科动物少棘巨蜈蚣的干燥虫体。

［性味］辛，温。有毒。

［功效］息风止痉，解毒散结，通络止痛。

［成分］含有与蜂毒相似的两种有毒物质，即组织胺样物质及溶血蛋白质。

［临床应用］可用于脑肿瘤、软组织肿瘤、脑瘤骨转移和癌性疼痛。

［剂量］成人一般为 1.5～3g。

2. 马钱子

［来源］为马钱子科植物马钱或云南马钱的干燥成熟种子。

［性味］苦，寒。有大毒。

［功效］通络止痛，散结消肿。

［成分］含番木鳖碱、番木鳖次碱等生物碱。

［临床应用］可运用于食管癌、胃癌、肠癌、肺癌等的治疗。

［剂量］成人一般为 0.06～0.3g，外用适量。

3. 蟾蜍

［来源］蟾蜍科动物中华次蟾蜍或黑眶蟾蜍剥下之皮晒干为干蟾皮，蟾蜍耳后腮及皮肤腺所分泌的白色浆物称蟾酥。

［性味］甘、辛，温。有毒。

［功效］解毒，消肿，止痛，强心，利尿。

［成分］含蟾蜍素，蟾蜍次素等。

［临床应用］适用于各种肿瘤的治疗。

［剂量］成人一般为干蟾皮 10～15g，蟾酥 0.03～0.06g。

4. 凤尾蕉

［来源］为苏铁科植物苏铁的叶。

［性味］甘、酸，微温。

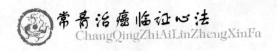
[功效] 理气，活血。

[成分] 含苏铁苷、苏铁、双黄酮、胆碱。

[临床应用] 可用于胃癌、肺癌、宫颈癌、鼻咽癌的治疗。

[剂量] 成人一般为 15～30g。

5. 珍珠菜

[来源] 为报春花科植物珍珠菜的全草。

[性味] 辛、涩，平。

[功效] 活血调经，利水消肿。

[成分] 含黄酮苷、皂苷。

[临床应用] 可用于甲状腺癌、消化道癌、宫颈癌等多种肿瘤的治疗。

[剂量] 成人一般为 20～60g。

6. 苍耳草

[来源] 为菊科植物苍耳草的茎叶，其果实称苍耳子。

[性味] 苦、辛，寒。

[功效] 祛风，解毒，杀虫。

[成分] 含苍耳苷、生物碱、鼠李糖、维生素。

[临床应用] 可用于脑肿瘤、鼻咽癌、甲状腺癌、骨肉瘤等的治疗。

[剂量] 成人一般为苍耳草 15～30g，苍耳子 3～10g。

七、其他抗癌中草药

1. 诃子

[来源] 为使君子科植物诃子树或绒毛诃子的成熟果实。

[性味] 苦、涩，温。

[功效] 涩肠，敛肺。

[成分] 果实含鞣质（诃子酸、诃子素等）、没食子酸等。

[临床应用] 可用于肠癌、肺癌、咽喉癌等的治疗。

[剂量] 成人一般为 5～15g。

2. 芦荟

[来源] 为百合科植物库拉索芦荟、好望角芦荟等液汁经浓缩的干燥物。

[性味] 苦、寒。

[功效] 清热，通便，杀虫。

[成分] 主要成分为芦荟大黄素苷。

[临床应用] 适用于消化道肿瘤。

[剂量] 成人一般为 2.5 ~ 7.5g。

3. 乌药

[来源] 为樟科植物乌药的块根。

[性味] 辛，温。

[功效] 顺气，开郁，散寒，止痛。

[成分] 含生物碱及挥发油。

[临床应用] 可用于胃癌、肠癌和膀胱癌。

[剂量] 成人一般为 15 ~ 25g。

4. 寻骨风

[来源] 为马兜铃科绵毛马兜铃的全草。

[性味] 苦，平。

[功效] 祛风除湿，消肿止痛。

[成分] 含生物碱、挥发油、内酯。

[临床应用] 可用于肺癌、骨肿瘤、宫颈癌的治疗。

[剂量] 成人一般为 15 ~ 30g。

5. 闹羊花

[来源] 为杜鹃科植物羊踯躅的干燥花。

[性味] 辛，温。有大毒。

[功效] 麻醉，镇痛，镇静。

[成分] 含闹羊花毒素。

[临床应用] 对食管癌有一定疗效。

[剂量] 成人一般为 0.6 ~ 1.5g。

6. 竹黄

[来源] 为肉座菌科真菌竹黄的子座。

[性味] 甘，平。

[功效] 镇咳化痰。

[成分] 醇溶性多糖。

[临床应用] 可治各种肿瘤，与化疗药物同用。

[剂量] 成人一般为 10 ~ 15g，入复方。

7. 两面针

[来源] 为芸香科植物两面针的根。

[性味] 辛、苦，温。有小毒。

[功效] 祛风止痛，活血化瘀。

[成分] 含生物碱等。

[临床应用] 对慢性粒细胞白血病、肝癌有一定疗效。

[剂量] 成人一般为 5～15g，入复方。

8. 蝮蛇

[来源] 为蝰蛇科动物蝮蛇去内脏之全体。

[性味] 甘，温。有毒。

[功效] 祛风，攻毒。

[成分] 含蛋白质等。

[临床应用] 适用于消化系统肿瘤如胃癌、食管癌等，亦用于治疗肿瘤疼痛。

[剂量] 成人一般为 5～10g。

9. 甜瓜蒂

[来源] 为葫芦科植物甜瓜的干燥果蒂。

[性味] 苦，寒，有毒。

[功效] 吐风痰宿食，泄水湿停饮。

[成分] 含葫芦素 B、E、D，异葫芦素 B，葫芦素 D－葡萄糖苷。

[剂量] 成人一般为 0.5～1g，入复方。

10. 菱角

[来源] 为菱科植物菱的果壳、果柄、果、茎皮、叶柄。

[性味] 甘、涩，平。

[功效] 清热健胃。

[成分] 含麦角甾四烯，β－谷甾醇。另含丰富的淀粉、葡萄糖、蛋白质。

[临床应用] 适用于胃癌、食管癌、乳腺癌、宫颈癌等。

[剂量] 成人一般为 15～30g，入复方。

11. 芦笋

[来源] 为禾本科植物芦苇的嫩苗。

[性味] 甘，寒。无毒。

[功效] 清热解毒，利水通淋。

[临床应用] 可用于恶性肿瘤患者食用或药用。

[剂量] 成人一般为 15～60g，入复方。

12. 红景天

［来源］为景天科植物红景天的全草。

［性味］甘，温。

［功效］活血止血，清肺止咳。

［成分］含红景天素。

［剂量］成人一般为 15～30g，入复方。

13. 茶叶

［来源］为山茶科植物山茶的茶叶。

［性味］苦、甘，凉。

［功效］清头目，除烦渴，化痰，消食，利尿，解毒。

［剂量］成人一般为 15～50g，入复方。

第二节　常用抗癌中成药的合理应用

常老认为，抗癌中成药的临床应用，必须辨病与辨证相结合，三因制宜，合理应用，避免犯虚虚实实之戒。现将常用抗癌中成药的性能、适应证及用法介绍如下：

1. 复方斑蝥胶囊

［组成］斑蝥、刺五加、莪术、熊胆粉、人参、三棱、山茱萸、甘草、黄芪、半枝莲、女贞子。

［功能主治］破血消瘀，攻毒蚀疮。用于原发性肝癌、肺癌、直肠癌、前列腺癌、膀胱癌、恶性淋巴瘤、妇科恶性肿瘤（卵巢癌、子宫内膜癌、乳腺癌、绒毛膜癌等）、甲状腺癌、骨癌、鼻咽癌等恶性肿瘤治疗。

［规格］0.25g×24 粒、0.25g×60 粒。

［用法与用量］口服，一次 3 粒，一日 2 次。

［不良反应］偶见消化道不适。

［禁忌］孕妇禁用。

［注意事项］本品为抗癌药物；成人按说明书服用或遵医嘱；儿童遵医嘱；肝肾功能不全者慎用。

2. 平消胶囊

［组成］郁金、马钱子粉、仙鹤草、五灵脂、白矾、硝石、干漆（制）、

枳壳（麸炒）。

[作用机制] 具有扶正祛邪、减毒和抗肿瘤作用，其抗应激作用和镇痛抗炎作用有利于改善肿瘤病人的症状和生活质量。活血化瘀和免疫增强作用可能是其抗肿瘤作用的药理学基础之一。

[功能主治] 活血化瘀，止痛散结，清热解毒，扶正祛邪。对肿瘤具有一定的缓解症状、缩小瘤体、抑制肿瘤生长、提高人体免疫力、延长患者生命的作用。

[规格] 0.23g×100 粒。

[用法与用量] 口服，1 次 4～8 粒，一日 3 次，60 天 1 疗程。

[注意事项] 用药期间，忌食生冷及刺激性食物，可与手术治疗、放疗、化疗同时进行。

3. 参莲胶囊

[组成] 苦参、山豆根、半枝莲、防己、三棱、莪术、丹参、补骨脂、苦杏仁、乌梅、白扁豆。

[作用机制] 经动物实验结果显示，本品具有抑制动物肿瘤生长的作用，能延长载瘤动物生存的时间。

[功能主治] 清热解毒、活血化瘀、软坚散结。用于由气血瘀滞、热毒内阻而致的中晚期肺癌、胃癌患者。

[用法与用量] 口服。每次 6 粒，一日 3 次。

[规格] 每粒装 0.5g。

[不良反应] 少数患者服药后出现恶心，不影响继续用药。

4. 复方红豆杉胶囊

[组成] 红豆杉皮、红参、甘草、二氧化硅。

[功能主治] 祛邪散结。用于气虚痰瘀所致中晚期肺癌化疗的辅助治疗。

[规格] 0.3g×12 粒。

[用法用量] 口服。一次 2 粒，一日 3 次，21 天为一疗程。

[不良反应] 尚不明确。

[禁忌] 尚不明确。

[注意事项] 胃肠功能不佳者，适当减量或加服健胃愈疡片。

5. 华蟾素片

[组成] 本品为干蟾皮提取物。

[功能主治] 解毒，消肿，止痛。用于中、晚期癌症，慢性乙型肝炎等。

[规格] 0.3g×10 片 ×2 板。

[用法与用量] 口服，一次 3~4 片，一日 3~4 次。

[禁忌证] 避免与剧烈兴奋心脏药物配伍。

[不良反应] 尚不明确。

[注意事项] 口服初期偶有腹痛、腹泻等胃肠道刺激反应。如无其他严重情况，不需停药，继续使用，症状会减轻或消失。

6. 槐耳颗粒

[组成] 槐耳菌质。

[功能主治] 扶正固本，活血消癥。适用作正气虚弱，瘀血阻滞，原发性肝癌不宜手术和化疗者辅助治疗用药，有改善肝区疼痛、腹胀、乏力等症状的作用。在标准的化学药品抗癌治疗基础上，可用于肺癌、胃肠癌和乳腺癌所致的神疲乏力、少气懒言、脘腹疼痛或胀闷、纳谷少馨、大便干结或溏泄，或气促、咳嗽、多痰、面色㿠白、胸痛、痰中带血、胸胁不适等症，改善患者生活质量。

[药理毒理] 本品对小鼠肉瘤 S180、肝癌 Heps 有一定的抑瘤作用，可促进荷肝癌 Heps 小鼠的迟发型超敏反应，提高其血清溶血素水平、炭粒廓清功能、T 淋巴细胞酯酶染色率。

[规格] 20g×6 袋。

[用法与用量] 口服。一次 20g，一日 3 次。一个月为 1 个疗程，或遵医嘱。用于肺癌、胃肠癌和乳腺癌的辅助治疗，六周为一个疗程。

[禁忌证] 尚不明确。

[不良反应] 个别患者出现恶心、呕吐。

[注意事项] 尚不明确。

7. 金龙胶囊

[组成] 本品由鲜守宫、鲜金钱白花蛇、鲜蕲蛇制成。

[功能主治] 破瘀散结，解郁通络。用于原发性肝癌血瘀郁结证，症见右胁下积块，胸胁疼痛，神疲乏力，腹胀，纳差等。

[规格] 0.33g×30 粒。

[用法与用量] 口服。一次 4 粒，一日 3 次。

[禁忌证] 尚不明确。

[不良反应] 尚不明确。

[注意事项] 服药期间出现过敏者，应及时停药，并采取相应的治疗措施。妊娠及哺乳期妇女禁用。

8. 康莱特软胶囊

[组成] 薏苡仁油、甘油三酯。

[功能主治] 益气养阴，消肿散结。适用于手术前及不宜手术的脾虚痰湿型、气阴两虚型原发性非小细胞肺癌。

[药理毒理] 动物实验结果提示：本品对移植 B16 黑色素瘤小鼠肺转移、小鼠 HAC 肝癌、Lewis 肺癌、S180 肉瘤、裸鼠人体肝癌有一定的抑瘤作用。

[规格] 0.45g×72 粒。

[用法与用量] 口服，一次 6 粒，一日 4 次。宜联合放、化疗使用。

[禁忌证] 孕妇忌服。

9. 消癌平片

[组成] 乌骨藤。

[功能主治] 抗癌，消炎，平喘。用于食道癌、胃癌、肺癌、大肠癌、宫颈癌、白血病等多种恶性肿瘤有一定疗效，亦可配合放疗、化疗及手术后治疗。

[用法用量] 口服，一次 8～10 片，一日 3 次。

[规格] 0.3g×12 片×2 板×6 盒。

[不良反应] 个别病例使用乌骨藤制剂后可出现食欲减退、白细胞下降、转氨酶升高、发热、关节疼痛、药物疹等症状，一般不需特殊处理。

[禁忌] 孕妇及过敏体质者慎用。

10. 鸦胆子油软胶囊

[组成] 鸦胆子油、豆磷脂。

[功能主治] 抗癌药。用于肺癌、肺癌脑转移、消化道肿瘤及肝癌的辅助治疗。

[规格] 每粒装 0.53g。

[用法用量] 口服。一次 4 粒，一日 2～3 次，30 天为一个疗程。

[不良反应] 尚不明确。

[禁忌] 尚不明确。

[注意事项] 本品无明显毒副作用，但少数患者偶有油腻感、恶心、厌食等消化道不适的反应。

11. 紫龙金片

[组成] 黄芪、当归、白英、龙葵、丹参、半枝莲、蛇莓、郁金。

[功能主治] 益气养血，清热解毒，理气化瘀。用于气血两虚证原发性

肺癌化疗者，症见神疲乏力，少气懒言，头晕眼花，食欲不振，气短自汗，咳嗽，疼痛。

[药理作用] 药理试验表明，本品对小鼠移植性肝癌（Heps）、肺癌（Lewis）及 LA795 有一定的抑制作用。具有增强小鼠迟发型超敏反应的作用，并能诱导活化人淋巴细胞杀伤肿瘤细胞。可提高 T 淋巴细胞的增殖能力，减轻顺铂、环磷酰胺等化疗药物的部分毒性作用。

[规格] 0.65g×48 片。

[用法与用量] 口服。一次 4 片，一日 3 次。与化疗药同时使用。每 4 周为 1 个周期，2 个周期为 1 疗程。

[不良反应] 尚不明确。

12. 复方天仙胶囊

[组成] 天花粉、威灵仙、白花蛇舌草、人工牛黄、龙葵、胆南星、乳香（制）、没药、人参、黄芪、珍珠（制）、猪苓、蛇蜕、冰片、麝香等。

[功能主治] 清热解毒，活血化瘀，散结止痛。对食管癌、胃癌有一定抑制作用；配合化疗、放疗可提高其疗效。

[规格] 0.25g×60 粒。

[用法与用量] 口服，一次 2~3 粒，一日 3 次。饭后半小时用蜂蜜水或温水送下（吞咽困难可将药粉倒出服用）。每一月为 1 个疗程。停药 3~7 天再继续服用。

[注意事项] 孕妇忌服；忌凉、硬、腥、辣食物；不宜与洋地黄类药物同用。运动员慎用。

13. 参草扶正抗癌冲剂

[组成] 人参、黄芪、白术、茯苓、龙葵、白花蛇舌草、半枝莲、女贞子等。

[功能主治] 健脾益肾，清化解毒，扶正抗癌。可用于手术或放化疗后正气虚亏者，也可预防复发转移。

[规格] 每包15g。

[用法与用量] 一次 1 包，一日 2 次。饭后两小时冲服。

[注意事项] 发热或病情严重者慎服。

[不良反应] 尚不明确。

14. 犀黄丸

[组成] 由麝香、牛黄、乳香等药物制成。

[功能主治] 清热解毒，化瘀止痛。可用于癌症进展热毒内盛之头面部

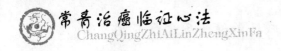

及消化道肿瘤等。

［规格］每丸3g。

［用法与用量］一次1丸，一日2次。饭后半小时服用。

［注意事项］肿瘤虚寒证及孕妇忌服，胃功能不良者慎服。

［不良反应］偶见消化道不适。

15. 贞芪扶正冲剂

［组成］以黄芪、女贞子等中药为原料，制成冲剂。

［功能主治］健脾益肾，提高免疫力，扶正抗癌。能保护骨髓和肾上腺皮质功能，适用于肝癌、胃癌、宫颈癌、乳腺癌等多种恶性肿瘤的虚证患者。

［规格］每包15g。

［用法与用量］一次1包，一日2次。饭后两小时冲服。

［注意事项］肿瘤患者有发热或腹泻者慎服。

［不良反应］尚不明确。

第十二章

癌症防治释疑解惑问答

一、中医治疗癌症的主要特点有哪些？

1. 扶正与攻邪相结合

中医将人体抵抗力称为正气，将肿瘤的侵害称为邪气。肿瘤生长在人体内，一直处于矛盾斗争的状态。当正盛邪衰时，则肿瘤被控制或缩小，病情缓解。当正虚邪实时，则肿瘤进展或转移。所以中医在治疗肿瘤时，在邪气猖獗而正气不虚的情况下，采用攻邪法则，狠狠攻击肿瘤。例如患毒热型肝癌、肺癌和急性白血病的患者，发烧头痛，灼热压痛，脉弦数，舌苔黄，常用连翘败毒丸、龙胆泻肝汤治疗，属于清热解毒法；恶性淋巴瘤、乳腺癌和甲状腺癌患者体表包块瘰疬，不痛不痒，喘咳痰鸣，呕吐痰涎，癥瘕积聚，坚硬难化，脉滑苔腻，舌质晦暗，常用夏枯草膏、内消瘰疬丸，属于软坚散结法；巨块型肝癌、胃癌、腹腔恶性肿瘤患者胸胁胀痛，痛有定处，肿块坚硬、凹凸不平，大便干，小便涩，舌紫瘀斑，脉象沉弦，常用大黄䗪虫丸、膈下逐瘀汤，属于活血化瘀法。以上属于攻法。当正气虚弱，邪气不减时，采用扶正法则，补益身体，增强抵抗力，控制肿瘤发展。例如肺癌、白血病及其他晚期癌症患者久病体虚，精气耗伤，心慌气短，腰酸腿软，面色苍白，头晕目眩，脉沉细，舌淡少苔，常用人参归脾丸、参茸卫生丸，属于扶正培本的补法。当正虚邪实、正不胜邪时，则采用扶正祛邪、攻补兼施的法则。

2. 治标与治本相结合

肿瘤本身谓之本，所引起的症状及其他合并症谓之标。运用各种方法治疗肿瘤谓之治本。但是肿瘤患者，尤其是晚期，往往产生各种合并症、继发病，甚至威胁生命。如感染发烧、出血疼痛等均属标症，这种情况出现，中医常常采用急则治标、缓则治本、治病必求其本的原则。

3. 局部与整体相结合

中医认为，肿瘤发病是全身性疾病的局部表现。治疗时观察局部消长，重视全身变化。当整体情况处于较好状况时，应侧重于肿瘤局部的攻法，如皮肤癌、宫颈癌、乳腺癌、阴茎癌用外用药治疗效果较好。对晚期患者，肿瘤扩散，全身衰弱或肿物已经切除，则应侧重全身用药，调整机体，补养气血，采用扶正培本法。但是在临床上，局部和整体同时用药，一般效果较好。

综上所述，中医治疗癌症采用的是，相互结合、整体观念与辩证统一的方法，对于调整机体，增强抵抗力，改善症状，减轻痛苦，控制肿瘤发展，延长生命有独到之处。

二、何为中医综合疗法治疗癌症？

中医综合疗法治疗癌症是指依据传统中医理论，针对性地运用内服中药、中药外治、针灸治疗，以及食疗等多种方法，顺应肿瘤多学科综合治疗的发展趋势，符合生存期和生活质量并重的原则，对提高肿瘤患者的生活质量和生存周期，缩小甚至消除肿瘤，以及减轻放疗化疗副作用的治疗方法。

中医认为，癌症的发生乃正气不足，脏腑功能失调，气滞、血瘀、痰凝、毒聚，相互胶结，日久成积，局部属实，全身属虚。现代医学研究表明，肿瘤的发生、发展和转移都与机体免疫监视功能降低密切相关。为控制局部肿瘤，晚期癌症患者大都曾进行过一种或多种常规疗法的治疗，机体免疫功能明显低下，临床症状颇为复杂，生活质量严重下降。中医药疗法治疗疾病注重整体观念，强调辨证论治，针对不同肿瘤患者采用相应的治疗方案，对晚期癌症患者颇为适宜。中医综合治疗的优势主要表现在：第一，扶正固本，增强免疫功能。内服中药，特别是扶正固本中药不仅能提高和改善患者体内的物质代谢，改善恶液质，增强机体的抵抗力，而且能调节免疫功能，通过增加肿瘤杀伤细胞的数量和功能，增强抗肿瘤相关细胞因子的活性而达到抗癌、抑制肿瘤细胞转移的作用。第二，祛邪消瘤，改善症状。祛邪中药内服，同时辅以中药外治法消癥散结，以泻局部之实，控制肿瘤的生长和转移。根据肿瘤患者的不同症状，采用不同的具体治疗方法，两者协同增效，从而起到"治其标"的作用。第三，减轻放疗、化疗毒副反应，调节胃肠功能。中医治疗疾病十分强调"顾护胃气"、"有胃气则生，无胃气则死"，中药内服和针灸疗法伍用，能协同调节胃肠功能，改善骨髓造血功能，提高癌症患者的生活质量，延长癌症患者的生存期。

中医综合疗法治疗肿瘤，常包括内服中药、中药外治、针灸治疗，以及食疗等方法。内服中药是临床最为常用的方法，主要是通过辨证论治、辨病论治以及辨病与辨证相结合等，中药剂型不但有传统的中药煎剂，也包括片剂、胶囊、口服液以及注射剂等，在调节患者的免疫功能，改善症状，提高生活质量，延长生存期等方面取得较明显的疗效，并能稳定或缩小瘤体。中药外治主要是利用药物透过皮肤、黏膜、腧穴、孔窍等部位，使其直接吸收，发挥整体和局部的调节作用。外治方法十分丰富，有外敷法、敷贴法、涂搽法、喷吹法、含漱法、吸入法、点滴法、塞入法、灌注法、熏洗法、插药法、间接外治法及其他特殊方法。目前，临床应用最多的是中药外敷法。中药外敷治疗肿瘤，不但对局部癌肿有消散作用，而且对癌性疼痛的疗效明显。对癌性发热、癌性胸腹水等也有独特的作用，能减轻癌症患者的症状。中药灌注法在肿瘤治疗中的应用日渐增多，以直肠点滴保留灌肠对晚期肝癌、肠癌及其他肿瘤，因各种原因引起吞咽困难、恶心呕吐、难以进食、大量腹水者颇为适宜。对于阴道、直肠、耳鼻等部位的肿瘤，以塞入法或插药法使药物直达病所，有一定的疗效，而且能保持器官的完整性。此外，采用不同的外治方法对化疗引起的化学性静脉炎、放疗出现的皮肤炎症、手术后伤口久不愈合，以及免疫功能低下引起的带状疱疹、口腔溃疡、口腔霉菌感染等都能收到一定的效果。针灸治疗包括针刺和艾灸，立足于对全身机能的调整，使用方便。针灸治疗食道癌、胃癌、肝癌等能明显改善症状，减轻放疗、化疗的胃肠反应、骨髓抑制及免疫抑制等，针刺镇痛作用尤为显著。实验研究表明，针刺疗法不但能调节免疫功能，抑制肿瘤生长，还能活血化瘀，降低全血黏度，抗脂质过氧化损伤等。灸法治疗肿瘤既可补虚，又可消瘀散结，标本同治，不但能提高免疫功能，抑制肿瘤的生长，也能改善血液流变指标异常，而且对提高放化疗引起的外周血白细胞减少有确切的疗效。

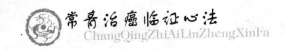

三、为何对晚期癌症患者中医从胃气论治？

胃气一词最早见于《素问·平人气象论》，云："平人常气禀气于胃，胃者，平人之常气也。人无胃气曰逆，逆者死。"实质上，胃气有广义和狭义之分，广义是指脾胃的消化升降运动功能，狭义是指胃的生理功能。人要生存，必然要依赖脾胃所化的营养，周流全身，故有脾胃为后天之本之说。

1. 癌症患者放化疗后胃的病理特性

脾胃运化升降失常，无力运化，是胃动力障碍、动力低下型的基本病理特点。放化疗是恶性肿瘤治疗的主要组成部分，在抑杀肿瘤细胞的同时，不可避免地对宿主产生一系列毒副反应，常见有骨髓抑制和消化道反应，导致免疫功能低下。化疗药物易致胃黏膜上皮细胞充血水肿，形成药物性胃炎，造成脾胃虚弱，功能失调，出现虚实寒热的变化，脾胃的运化功能失常。胃腑通降失司，导致气机郁滞，腐熟物停留，饮食不化；脾气不升则见脘腹胀满，胃缓；胃逆则脾郁，而见脾胃不和诸症。脾强胃弱而饥不能食，食易早饱，嗳气；胃强脾弱，不能正常输布津液，易成脾约症，上逆见呕吐，呃逆，嗳气反酸；胃热上攻，见牙龈肿痛，齿衄，口糜，舌疮；胃热伤及络脉，迫血外溢，见吐衄。

2. 保存胃气对临床用药的指导意义

中医治疗肿瘤是全面调节身体内环境平衡，来提高患者的远期生存质量。带瘤生存是中医治疗上的一大特点，有效的治疗并不需要肿瘤完全消退。中医根据不同症状表现，通过辨证论治，有是证用是药，利用中药的偏性，调整患者的机体状况。"脾主运化，胃主受纳"，"脾旺不受邪"，脾胃与人体消化系统存在着特殊关系，与人体全身的防御功能也有密切关系。应根据脾胃体用的特点进行灵活变通，如脾用为阳，用药当顺其阳气升发；胃体阳而用阴，用药当顺其阴主沉降之意。如胃中不和，气逆于上，嗳气，治以和胃降逆，选用旋覆代赭石汤主之；胃阴不足，嘈杂似饥，治当甘寒益胃，叶氏养胃方主之；胃中阴寒，泛呕清水，治以辛散降逆，小半夏茯苓汤主之；肝胃郁热，呕吐吞酸，治以左金丸辛散肝木顺其条达；脾虚，精神怠软，食少味，治以健脾益气，四君子汤主之，或李东垣倡导的甘温补中、升举阳气的补中益气汤；久病体虚，纳食不馨，脘胀，以香砂六君子汤治之。

3. 通过保存胃气可以减轻化疗毒副反应

对晚期患者应本着带瘤生存的原则，以保存胃气为本。尤其是中晚期肿瘤患者经放化疗后，胃气衰败，不能受纳和消化，只有在提高食欲，增强胃气的情况下，才能发挥脾胃的正常功能。如胃癌，由于脾胃运化失司，以补脾阳兼顾胃阴治疗。脾胃互相配合，互相为用，不但体现了脾胃气机升降出入枢纽的作用，而且能够保证化疗顺利进行，还有逐渐减轻化疗毒副反应之趋势。近年来研究发现，益气健脾药如党参、黄芪、茯苓、白术、白扁豆、山药、薏苡仁、甘草等，具有恢复体内生理功能平衡和稳定，抵御、消除或减轻有害物质侵害等功能，从而起到预防肿瘤的作用，使患者长期带瘤生存。据国内报道，益气健脾中药治疗因放化疗引起的骨髓抑制疗效显著，可以调节肿瘤患者的消化功能，提高胃肠道酶的分泌和血清胃泌素水平，加快消化道食物排空速度，促进机体核酸、蛋白质、脂肪的合成代谢，帮助机体恢复稳态。

总之，在癌症的治疗过程中，遵循《黄帝内经》"有胃气则生，无胃气则死"的理论，对一些晚期癌症患者，带瘤生存，提高患者的生存质量和远期疗效有一定的临床意义。

四、癌痛的形成机理有哪些？

癌痛即恶性肿瘤所引起的疼痛。肿瘤疼痛，在古代医籍中早有精辟的论述。《黄帝内经》有"大骨枯槁，大肉陷下，胸中气满，喘息不便，内痛引肩项"的描述，极似晚期肺癌。其形成机理，主要有以下四个方面：

1. 邪毒蕴结　气血不通

肿瘤乃由癌毒所致。癌毒产生之前，人体内业已存在着寒凝、热壅、痰阻、血瘀等一系列病理变化；癌毒产生以后，损伤脏腑功能，影响气血津液运行，从而产生新的寒凝、热壅、痰阻、血瘀。癌毒与寒、热、痰、瘀等邪气相互搏结，停积于脏腑、经络，影响脏腑气机升降，阻碍经络气血运行，导致气机升降失常、气血不通，"不通则痛"。

寒毒凝泣：寒主凝滞，寒邪久积，既可导致癌肿的发生，又是形成癌痛的重要因素之一。《素问·举痛论》云："寒气入经而稽迟，泣而不行，客于脉外则血少，客于脉中则气不通，故卒然而痛。"寒邪和癌毒凝闭阻滞经络，气血运行不畅，故发生疼痛。

热毒壅盛：《金匮要略》云："热之所过，血为之凝滞。"说明热毒壅盛所致癌肿常表现为气血凝滞。《素问·至真要大论》云："诸痛疮痒，皆属于火。"《丹溪心法》云："痛甚者火多。"皆指火热壅盛所导致的疼痛。

痰湿阻遏：丹溪曰："凡人上中下有块者多是痰。"痰湿凝聚是癌肿的本质特征之一。痰湿癌毒停聚，气机阻遏，血行不畅，从而导致疼痛。如《丹溪心法》云："痰因气滞而聚，既聚则碍其路，道不得运，故痛作也。"《医述》引罗赤诚论："素有郁痰，后因血滞，与痰相聚，名曰痰夹瘀血，患处则痛而少移。"指出痰瘀相互影响而致痛，且疼痛固定不移的特点。

瘀毒积滞：瘀血癌毒蕴结，既是癌肿的本质特征，又是癌痛基本病机之一。如《医林改错》云："肚腹结块，必有形之血也。"《血证论》云："瘀血在经络脏腑之间，则周身作痛，以其堵气之往来，故滞碍而痛。"《临证指南医案》云："积伤入络，气血皆瘀，则流行失司，所谓痛则不通也。"指出瘀毒致痛的机理是滞碍气机，阻碍血行。

2. 邪毒蕴结　脉络缩急

癌毒内蕴，或寒毒凝结，或阳虚不温，或阴虚不濡，使经脉屈曲缩蜷，或拘挛牵引，从而发为疼痛。如《素问·举痛论》云："寒气客于脉则脉寒，脉寒则缩蜷，缩蜷则脉绌急，绌急则外引小络，故卒然而痛。"是寒毒凝结使脉络缩急而致疼痛。若癌毒蕴结，机体阳气受损，筋脉失于温养，可出现拘急作痛。癌毒蕴结，阴血不足，脉络失于濡养，亦可使其缩蜷拘挛而发生疼痛。

3. 邪毒蕴结　血脉虚涩

癌症患者癌毒蕴结，客邪留滞，阴血亏少，脉中血流量减少，一方面脉管本身缺少营养，会产生痛证；另一方面全身脏腑组织器官失于濡养，亦可产生疼痛。《素问·举痛论》云："脉涩则血虚，血虚则痛。"《临证指南医案》亦云："营气日虚，脉络枯涩"，"络虚则痛"，"络脉空乏为痛"。均指出血脉虚涩导致疼痛的机理。

4. 邪毒蕴结　阴阳虚损

当癌毒形成之后，进而耗伤正气，气血不足，阴阳虚损，致癌毒更加猖獗，癌肿迅速增大，疼痛日益加剧。阳气虚衰，不仅易使阴寒内生，且易感受寒邪，并招致痰阻、血瘀、水停，从而形成疼痛。阴精亏虚，不仅使机体失养而导致疼痛，而且可使阳气相对亢盛，虚热内生，经脉气血运行失常，从而发生痛证。若阴阳衰竭，还可出现剧烈疼痛，导致严重后果。如《素问·举痛论》云："阴气竭，阳气未入，故卒然痛死不知人。"

五、怎样辨治癌性腹水?

癌性腹水属中医鼓胀范畴，是许多癌症包括肝癌、胃癌、卵巢癌等的并发症之一，其最初对患者基本生活影响不大，如病情发展往往影响生活，导致病情恶化，加速死亡。

1. 气虚湿阻型

症见肚腹胀大，伴头晕身困，饮食减少，食后作胀，精神差，日渐消瘦，小便不利，大便溏薄，舌淡苔白腻，脉细弱。病机为脾气亏虚，运化不健，湿阻中焦，清浊相混。由于脾运不健，湿浊中阻，浊气充塞，故腹胀不坚。气滞中满，脾胃运化失职，则纳差胃胀。气壅湿阻，水道不利，故小便不利。辨证要点为腹胀按之不坚，纳差，舌淡苔白腻，脉细弱。治疗原则为扶正祛邪，治疗方法采取健脾益气利水，方用枳朴六君汤化裁：党参、茯苓、猪苓各30g，白术15g，半夏12g，枳壳、厚朴、陈皮、大腹皮、泽泻、甘草各10g。如兼肝郁气滞者，加柴胡、香附、郁金以疏肝解郁；兼湿阻化热者，加栀子、茵陈、丹皮以清热燥湿；兼气滞血瘀者，加莪术、丹参、元胡以活血化瘀。

2. 阳虚水泛型

症见腹大胀满不适，早轻暮急，面色㿠白，脘闷纳呆，神倦怯寒，四肢青冷或下肢浮肿，小便短少不利，舌质淡体胖，脉沉无力。病机为脾肾阳虚，水寒之气不行，水湿阻滞聚于腹中，因而出现腹胀大。脾阳虚不能运化水谷，故脘闷纳呆，阳气不能敷布内外，则神倦怯寒肢冷，面色㿠白。若水湿下注则下肢浮肿，肾阳不足，膀胱气化不行，则小便短少。辨证要点为面色㿠白，四肢青冷，舌体胖淡紫，脉沉无力。治疗原则为攻补兼施，治疗方法采取温补脾肾、化气行水。偏脾阳虚的用附子理中丸合五苓散化裁：党参、茯苓、猪苓各30g，白术15g，桂枝、炮附子各6g。诸药合用，起到温中扶阳、化气行水之功。偏肾阳虚的方用《济生》肾气丸合五苓散化裁：茯苓30g，熟地24g，山药、山萸肉各12g，丹皮、泽泻各10g，桂枝6g。起温肾化气行水之功。

3. 水瘀互结型

症见腹大坚满，脉络怒张，面色黧黑，唇色紫褐，口渴饮水不能下，大便色黑，小便不利，舌紫红或有瘀斑，脉细涩或扎。病机为痰瘀互结阻于脉络中，隧道不通致水气内聚。由于水瘀阻络，故腹大坚满，脉络怒张，胁腹刺痛。瘀热蕴阻下焦，病邪日久，入肾则面色黧黑，入血则面颈胸臂等处出现血痣，手掌赤痕，唇色紫褐。由于水浊聚而不行，故口渴饮水不能下。大便色黑，乃阴络之血外溢。辨证要点为腹大胀满，脉络怒张，面色黧黑，唇紫，舌紫有痕斑，脉细涩。治疗原则为祛邪，治法采取化瘀利水法，方用二莲二苓葶苈汤化裁：猪苓、茯苓各60g，半枝莲、半边莲各30g，全蝎、蜂房、鹿角霜、葶苈子各10g，商陆6g，大枣10枚。如大便色黑，可加三七、侧柏叶以化瘀止血。

六、怎样辨治癌性发热？

恶性肿瘤患者常伴有发热，有的为肿瘤疾病本身所致，有的为患者并发感染而引起。据有关资料显示，恶性肿瘤死亡的原因以感染占首位，通常在40%～80%。所以，对肿瘤患者的发热，必须严密观察，详细询问病史，及时发现致热原因，采取有效治疗措施以减少死亡。其主要证型及对应方药为：

1. 肝胆郁热

发热心烦，急躁易怒，喜叹息，胸胁胀闷不舒，全身窜痛，口苦，小便黄，便秘，舌红苔黄，脉弦或弦数。治当疏肝清热。方药：丹栀逍遥散加减。牡丹皮15g，栀子9g，当归12g，白芍15g，薄荷6g，柴胡18g，川楝子15g，郁金12g，龙胆草9g，黄芩9g，地骨皮15g，生地黄9g，麦冬12g。

2. 瘀血内阻

午后或夜晚发热，身体常有肿块伴疼痛，面黄或黧黑，唇舌青紫或有紫斑，脉细涩。治当活血祛瘀，退热除蒸。方药：血府逐瘀汤加减。桃仁9g，红花9g，赤芍15g，当归12g，川芎9g，土鳖虫6g，柴胡18g，枳壳12g，大黄6g，牡丹皮12g，栀子9g，黄芩12g。

3. 湿热内蕴

发热缠绵，日晡较甚，忽高忽低，胸脘痞闷，周身沉困，头重如裹，肌肤肿胀，舌体胖，苔黄腻，脉滑数或濡。治拟清热利湿。方药：甘露消毒丹加减。茵陈18g，薄荷6g，藿香12g，连翘12g，黄芩9g，白豆蔻9g，滑石20g，薏苡仁20g，淡竹叶12g，木通6g，车前子15g，白茅根15g。

4. 气血亏虚

稍动则热，头昏眼花，面色无华，心悸怔忡，经少或不行，舌质淡，脉沉细。治拟益气养血。方药：参芪四物汤加减。黄芪24g，党参18g，白术15g，当归12g，白芍12g，生地黄12g，熟地黄12g，枸杞子20g，黄精12g，鸡血藤 18g，阿胶 9g，川芎 9g，何首乌 12g。

5. 气虚阳浮

发热头痛，酸困无力，自汗或盗汗，寡语面黄，夜寐不安，纳差腹胀，便溏溲长，舌淡苔薄白，脉弦。治拟补中益气，甘温除热。方药：补中益气汤加减，黄芪 24g，党参 18g，白术 15g，陈皮 12g，当归 9g，柴胡 20g，肉桂 6g，升麻 6g，地骨皮 15g，银柴胡 15g，金银花 18g，薄荷 6g，甘草 3g。

6. 阴虚发热

午后潮热，五心烦热，颧红盗汗，腰酸腿软，心悸失眠，苔薄或黄，脉细数。治拟滋阴清热。方药：清骨散加减，鳖甲 9g，知母 24g，黄柏 9g，地骨皮 15g，青蒿 24g，胡黄连 15g，秦艽 9g，生地黄 9g，麦冬 15g，玄参 12g，柏子仁 15g，酸枣仁 15g，牡丹皮 12g，羚羊角粉 2g。

七、如何辨治癌症呕吐、便秘?

呕吐是癌症患者常见的一个症状，引起的原因很多。胃肠道癌肿可阻碍胃气下降，致胃气上逆而呕吐；肝胆胰脏肿瘤可导致消化液分泌调节异常，肝气失疏，肝胃不和，脾失健运，胃气上逆而致呕吐；中枢神经系统肿瘤可导致颅压增高，亦可引起中枢性呕吐；化疗药物的毒副作用可导致胃肠功能紊乱而呕吐。中医治疗呕吐应分清寒、热、虚、实。患者诉呕吐物酸味多为实证；苦味多为热证；呕吐物腐烂、吞酸者多为积滞；呕吐物臭味明显，"朝食暮吐，暮食朝吐"者，多为反胃所致；干呕无物、口燥咽干者多为胃热、阴虚。胃寒呕吐者舌淡红，苔白或白腻，脉迟，治以温胃散寒为主，方用吴茱萸汤合香砂六君子汤加减；胃热呕吐者舌红，苔黄腻，脉滑或滑数，治以清胃止呕为主，方用竹茹汤加减，酌选鱼腥草、白花蛇舌草、半枝莲、七叶一枝花、蒲公英等，既可清胃肠热气，又不伤胃气；积滞呕吐者舌苔腻，脉滑，宜消积止呕，方用生姜橘皮汤合保和丸加减；反胃者宜温中健脾止呕，方用丁香透膈散加减；脾虚、湿阻中焦所致呕吐者舌淡红，苔白腻或黄白腻，脉细或细滑，治宜健脾除湿，方用参苓白术散合二陈汤化裁最为适宜；胃阴亏虚、干呕为主者宜益胃养阴降逆，方用益胃汤或麦门冬汤加减。

便秘也是癌症患者常见的一个顽固性症状。其成因为服用止痛药（如吗啡类药物）导致肠蠕动减慢，甚至肠蠕动停止；且患病日久，气虚，中气不足，致大肠传导失职；同时放疗过程中，体内阴虚火旺，阴津亏虚，无水行舟而致便秘。治疗上，如体质强壮、大肠湿热明显者可先予通腑泄热药如大黄、番泻叶等，一来可迅速解决患者痛苦，二来可清利肠道湿热，如湿热已除可改为润肠通便为主；气虚便秘者，舌淡苔白，脉弱，以补气润肠为主，方用黄芪汤（黄芪、火麻仁、陈皮、白蜜）加减；血虚便秘者，舌淡苔白，脉细，以养血润肠通便为主，方用润肠丸（当归、生地、麻仁、桃仁、枳壳）加减；阴虚便秘者舌红少苔，脉细数，治宜滋阴通便，方用增液汤（玄参、麦冬、生地）加味；阳虚便秘者舌淡苔白，脉沉迟，以温阳通便为主，方用济川煎（当归、牛膝、肉苁蓉、泽泻、升麻、枳壳）加减。肿瘤患者便秘问题非常棘手，特别是因肿瘤疼痛而依赖服用吗啡类药物止痛者更为难治。治疗应标本兼治，急则治其标，缓则治其本。如患者身体强壮，正气未衰，胃纳尚佳者，应急下，以达通腑祛邪的目的；目的已达，则应针对便秘的病机，辨证论治，以求长期疗效。如患者正气已衰，虚象显现而出现便秘，不可盲目攻下，以免造成腑气未通，而更损正气，使肿瘤发展更快甚至危及性命，宜扶正为主，佐以润肠通便，注意脏腑、气血阴阳不足的主要方面，在补虚的基础上通便方能取效。

八、何为癌症的康复治疗？

癌症的康复治疗是肿瘤临床治疗的延续，在一定程度上反映肿瘤的治疗水平，包括指导患者的继续治疗、定期随访及有关患者的生活、精神、饮食、适当的体育锻炼的指导。

1. 癌症患者的精神治疗

临床上，大多数癌症患者都有过精神刺激，或存在性格缺陷，尤其是内向型性格的人，平时大多沉默不语，抑郁寡欢，习惯把心事闷在心里而不发泄。当这类人受到精神刺激时，如亲人伤亡、家庭不和、事业不顺利等都会促使本来就不稳定的心理失去平衡，而长期的心理上的不平衡就能削弱机体的抵抗力，从而降低体内的免疫功能，就更加容易遭受到包括肿瘤在内的各种疾病的侵袭。癌症患者的心理状态是复杂的，往往会经历从恐惧到怨愤，从怨愤到失望，最后选择面对死亡的不同态度，或陷入无限的惆怅、悲伤、痛苦和凄凉之中，或坚强地迎战癌症，希望在这场生死搏斗中创造奇迹。

这就要求医务人员和患者家属密切注意癌症患者的各种心理反应，依据不同情况，采取不同的心理治疗方法，帮助患者消除消极情绪，使患者保持良好的情绪和战胜癌症的信心。这样有利于调动机体的积极因素与癌症作斗争，可取得与药物治疗、手术治疗、放疗、化疗等相互辅助的作用。为了达到这些目的，就要求医护人员做到：帮助患者树立战胜癌症的信心，增强患者的求生愿望；采取适当措施，如通过药物治疗、心理治疗、宣教、病友座谈等，解除癌症患者的不良心理反应。

2. 癌症患者的饮食忌宜

临床上经常碰到有些癌症患者对许多荤素食物不敢问津，误认为"发物"，吃了会引起癌症复发。所谓"发物"，对癌症来讲就是诱发肿瘤，促进肿瘤生长的食物，即致癌食品，主要有：各种酒类、色素添加剂、霉变食品、污染食品、烤熏致焦的鱼肉、过多的油腻食物（油炸、脂肪）和辛辣刺激性食物等。

癌症患者的饮食忌宜尤为重要，必须科学践行。简而言之，建议多食米饭及蔬菜，少吃肉类，水果宜煮熟或蒸熟吃。饮食总以清淡、偏凉为宜。注意烹调只宜清蒸，不可油炒或油煎。凡霉干菜、霉豆腐等一切霉变不洁之品；猪头、鹅肉、兔肉、鸡肉、牛肉、羊肉、狗肉、火腿肉等肉类；黄鱼、虾、蟹、黄鳝等水产品类；荔枝、红参、桂圆、奶粉、麦乳精及其制品等热性滋补品；酒、榨菜、辣椒等辛热助阳之品；巧克力、咖啡、糖果等甜腻生湿酿痰之品，均在忌口之列，即使病愈后也应当坚持忌口，以防止癌症复发，切不可麻痹大意。

中医认为肿瘤是肿块，坚硬如石，治疗可配合服用有助病体康复和软坚作用的食品，如米仁、香菇、木耳、海带、紫菜、牡蛎、甲鱼等。中医临床辨证，如有瘀血证候，可选用活血化瘀食品，如山楂等有活血及助消化作用。若放疗期间或放疗后，出现照光反应，可致津液耗损、口干舌燥、舌红少苔，则当食用一些滋阴生津之品，如绿茶、藕汁、荸荠、梨、枇杷、绿豆、西瓜、芦根、芦笋、茅根、杏仁、无花果、蜂蜜、鲫鱼等，忌香燥、辛辣的茴香、桂皮、辣椒等。若化疗期间或化疗后，出现白细胞下降时，宜补充动物肝脏、胎盘、骨髓、瘦肉、鱼类、核桃、甲鱼等有抗癌和升白细胞的食品。患者出现食欲不振、消化不良、便溏等症时，可给健脾开胃之食物，如米仁、萝卜、山楂等，健脾开胃，保护消化机能，减轻化疗副作用。

3. 癌症患者的康复锻炼

对于康复期的癌症患者来说，体育锻炼的目的在于通过有意识的活动，恢复体力，增强机体的抵抗力，使患者早日康复。同时，在锻炼中通过与病友及其他人交往，得到鼓励、支持，使患者摆脱诸如苦闷、孤独、恐惧等不良情绪，从而增强患者的生活信心，为患者继续治疗和康复提供一个良好的心理环境。

癌症患者的康复锻炼，一般分为三个阶段：第一阶段，主要针对那些长期卧床病情刚刚好转的患者，在医生的指导下，躺在床上做些简单的活动，如动动手脚和翻翻身等。目的在于活动一下肌肉、组织、关节等。这个阶段时间比较长，绝对不能操之过急。第二阶段，则是通过第一阶段的锻炼和药物治疗后，病情明显好转，已经不需要整天卧床，其活动量要比第一阶段大，可以在早晨散散步、伸伸臂、弯弯腰等，可增加对早晨冷空气的耐受力，增强体力，为恢复正常活动作准备。第三阶段，可做一些体力消耗大一些的活动，如打太极拳、练气功等。在体育锻炼中，要注意必须在医护人员的指导下进行，锻炼时要掌握好最佳的运动负荷量，要适当地控制好运动强度和运动时间，一般在患者感到疲劳时，就应该及时停止锻炼。

九、癌症患者如何进补？

补药治疗癌症是中医的主要治疗法则之一，即扶正培本法。因为中医认为，癌症的形成与正气虚弱有关，尤其是晚期癌症患者多数处于气血不足、肝肾阴虚、脾胃不运的状态。这样就为补法治疗癌症提供了理论依据。正邪相争及其消长是疾病的变化过程，邪盛正衰标志着肿瘤的进展，正盛邪衰标志着肿瘤得以控制或缩小。因此，在治疗时要以正气为主体，正气是正邪矛盾斗争的主导方面，正气盛衰是决定矛盾转化的关键。扶正是根本，祛邪是目的。

运用补法时，首先应选准补法适应证，辨清真虚假虚，不可贸然误投补药，以免造成虚上加虚，实上加实之弊。其次，要注意配伍，补法中有直接补与间接补，峻补与缓补，滋补与温补之分，要根据病情而定。方中还要注意配伍关系，补气时稍加行气药和补血药，补血时稍加行血药和补气药，气血互生，气率血行。补阴方中稍佐阳药，补阳方中稍佐阴味，阴阳互根，阴生阳长。峻补选药要精，不宜庞杂，剂量要大，不能久服。缓补用于久虚，药力不宜过猛，补方中要配用调理之品，使其物质与功能相济并进。滋补药多属滞腻厚味，易碍脾胃运化功能，在方中加入健脾开胃之品，才能充分吸收。填精补髓补方中寓以凉药，以防助邪化热，热盛伤阴。必须注意的是，补法主要是用来治疗虚证，若无虚证，则不可滥用补药，误病害人。如果辨证不当，投予补药，弊病百出。温补助热，滋补碍胃，峻补化火，缓补留邪，结果可能给患者带来不应有的痛苦。

十、什么是癌前病变？常见的癌前病变有哪些？

某些具有潜在癌变可能性的良性病变，称癌前病变。此类病变若长期不愈则可能转变成癌。医学家们认为，正常细胞转变为肿瘤细胞不是简单的突变，而是一个循序渐进的、由量变到质变的过程。

机体的正常细胞在不同致癌因素的长期作用下，首先表现为数量增加，但细胞形态尚未发生改变，病理上称这个变化为"单纯性增生"。以后，在数量增加的同时，细胞形态也发生改变，称为"不典型增生"。如果继续发展，细胞形态与起源组织的细胞形态差异（又称异型性）逐渐加重，但尚未发展为癌，这个阶段属于癌的前驱阶段，称为"癌前病变"。尽管这时增生的细胞有向肿瘤细胞转变的倾向，但不是所有的癌前病变都会发展为癌。大部分癌前病变停留在此阶段，长期稳定，一部分或自愈或经治疗后消退复原，只有一小部分癌前病变继续发展，最终发展成为恶性肿瘤。

常见的癌前病变部位有：

1. 皮肤黏膜

黏膜白斑，常发生于口腔、食管、外阴及子宫颈处的黏膜，病理改变为鳞状上皮的过度增生及角化；易受摩擦部位的色素痣；老年皮肤角化症；色素性干皮病；皮肤的慢性溃疡，经久不愈的窦道，由于长期的慢性刺激造成鳞状上皮的增生，可能诱发癌变。

2. 乳房

乳腺囊性增生症（乳腺病）由内分泌失调引起，主要表现为乳腺内可摸到大小不等、质地中等、边界不甚清晰的肿物结节，可推动，有时伴有与月经有关的周期性疼痛，病理伴有导管内乳头状增生者易发生癌变；乳腺导管内乳头状瘤，约有6%~8%的病例有发生恶变可能；纤维腺瘤，常为单发、质硬、表面光滑、界限清楚、易推动的肿物，亦有恶变可能。

3. 消化系统

慢性萎缩性胃炎及胃溃疡；结肠、直肠息肉，尤其是有家族史而且多发者，癌变的可能性较大；慢性乙型病毒性肝炎及肝硬化。

4. 生殖系统

包茎、包皮炎；宫颈糜烂，可引起上皮再生，反复发生导致鳞状上皮的非典型增殖，进一步发展为子宫颈癌；葡萄胎可发展为绒毛膜上皮癌；隐睾症。

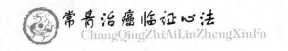

5. 其他部位

身体某些部位的良性肿瘤，在某些因素的作用下也有可能转变为癌。

十一、癌症的早期发现有何重要意义？恶性肿瘤有早期信号吗？

大量临床实践证明，恶性肿瘤的预后，关键在于是否能做到早发现、早诊断，以便采取相应的治疗措施。其中早期发现是早期诊断和早期治疗的前提，而目前肿瘤只有争取早期诊断，才有可能被彻底治愈。如果肿瘤发展到中、晚期，肿瘤组织扩大或已发生转移，即使采取了各种治疗手段，也很难达到根治的目的。相反，如果在早期或相对早期以及发生转移之前就能发现肿瘤，并及时给予合理治疗，相当一部分的患者能取得满意的治疗效果，甚至可以达到根治效果。

所谓早期是指肿瘤尚处初始的生长过程中，病变组织限于正常组织的一小部分，浸润也仅限于黏膜或黏膜下层，没有所属区域淋巴结的转移及远处转移，患者无明显症状或仅有轻微症状。在肿瘤发生的开始阶段，肿瘤细胞局限于始发部位，尚未穿透基底膜，此时称为"原位癌"。随着肿瘤细胞的不断增殖，一部分肿瘤细胞穿透基底膜向深层浸润发展，此阶段称为"早期浸润癌"。从原位癌发展到浸润癌，一般要进过数年甚至十余年，若能在这一阶段得以发现并做出正确诊断，5 年生存率也能提高至80% ~ 90%。例如，乳腺癌若能早期发现并及时手术治疗，则 5 年生存率可高达85% 以上，而晚期发现只能达到50%。子宫颈癌在早期诊断、早期治疗后，5 年生存率可达90% 以上，而晚期生存率仅占45%。其他多种肿瘤，如胃癌、直肠癌、鼻咽癌、肝癌、肺癌等，也是越早发现，越早治疗，效果越好。由此看来，对于肿瘤一定要争取做到早发现、早诊断、早治疗，这是目前提高肿瘤治疗效果的重要途径。

肿瘤的形成需要一个过程，大多数肿瘤患者在早期会表现出某些症状或体征，即使不明显，但也是早期诊断肿瘤的重要线索。对于这些早期信号，应尽早发现并引起高度警惕。那么肿瘤常常会有哪些早期信号呢？

1. 肿块

身体的任何部位如皮肤、颈部、乳房、腹部、骨骼等出现可触及的肿块，一般可大可小，可单个可多发，皮肤颜色如常，不痛不痒。

2. 黑痣或疣的突变

黑痣或疣突然增大，颜色加深，渗液，溃烂，脱毛，出血或变粗糙等，局部可能有些不适感。

3. 溃疡不愈

发生在黏膜和皮肤上的溃疡较长时间不愈合。

4. 呛咳、血痰

不明原因的咳嗽、痰中带血，经治疗不见好转或时好时犯，可伴有轻微的胸痛。

5. 进食不畅

吞咽时食管内有异物感或阻塞感，尤其是第一口咽下时明显，或者感到胸骨后闷痛，此症状有日渐加重之势。

6. 上腹不适

进食后上腹部胀闷，或有不规则疼痛。

7. 大便带血

无明显原因的大便带血、黑便，伴随大便习惯改变，便秘与稀便交替出现，或大便变细、变形等。

8. 无痛血尿、排尿不畅

排尿时发现尿中有血，无疼痛，可伴有排尿困难或不畅。

9. 鼻塞、鼻衄、鼻腔分泌物带血

单侧鼻塞，涕中带血，尤其是鼻涕由口腔吐出带血，有时可伴有头痛、耳鸣、听力减退。

10. 白带增多，异常出血

中年妇女，尤其是闭经前后，突然出现白带增多，有血性分泌物，或有不规则阴道流血。

11. 长期低烧

不明原因的长期发热，排除感染性疾病且治疗无效。

12. 疲乏、消瘦

不明原因的身体衰弱、乏力及体重在短期内明显下降。

以上症状，可能是某些恶性肿瘤的早期表现，也可能是一些常见疾病所引起的，但不管怎样，都应提高警惕，一旦发现，应及时去医院进行检查。

十二、常见的致癌性化学物质有哪些？

人类肿瘤约80%是由于与外界环境接触而引起的，其中大多数是化学致癌物。工业的发展给人类赖以生存的自然环境带来了很大的改变，如"三废"污染及各种新的化学物质的不断合成。目前世界上各种天然的或合成的化学物质有数百万种，而经流行病学调查和动物试验证明，有致癌作用的已达上千种。如按化学结构可分为：

1. 亚硝胺类

这是一类致癌性较强，能引起动物多种肿瘤的化学致癌物质。在变质的蔬菜及食品中含量较高，能引起消化系统、肾脏等多种器官的肿瘤。

2. 多环芳香烃类

这类致癌物以苯并芘为代表，将它涂抹在动物皮肤上，可引起皮肤癌，皮下注射则可诱发肉瘤。这类物质广泛存在于沥青、汽车废气、煤烟、香烟及熏制食品中。

3. 芳香胺类

广泛应用于橡胶、制药、印染、塑料等行业，可诱发泌尿系统的肿瘤。

4. 烷化剂类

如芥子气、环磷酰胺等，可引起白血病、肺癌、乳腺癌等。

5. 氨基偶氮类

主要存在于纺织、食品中的染料，如猩红、奶油黄等，可诱发肝癌。

6. 某些金属

如铬、镍、砷等也可致癌。

以上各种物质，有的是其本身直接有致癌作用，有的则是通过机体代谢后变为致癌物质。

十三、病毒会致癌吗？哪些病毒和肿瘤有关？

大量研究证明，病毒与肿瘤的发生是有关的。病毒对动物的致癌性现已得到肯定，对人类的致癌作用，目前尚在进一步研究之中。尽管很多实验证明，病毒是可以致癌的，但直到现在还没有从人体中已癌变的细胞中找到病毒。专家认为，病毒致癌的机理是由 DNA 构成的 DNA 病毒的遗传物质（DNA）能嵌入到人体正常细胞的 DNA 中（称整合），或由 RNA 构成的 RNA 病毒在 DNA 转录酶的帮助下制造出含有它本身信息的 DNA，并使这种 DNA 混入正常细胞的 DNA 中，从而导致正常细胞 DNA 结构的改变，引发肿瘤。

目前认为，EB 病毒与鼻咽癌、传染性单核细胞增多症、多发性 B 细胞淋巴瘤及伯基特淋巴瘤有关；单纯疱疹病毒与子宫颈癌有关；人类乳头状瘤病毒与舌癌、喉癌，特别是与宫颈癌的发病有关；C 型 RNA 病毒与白血病有关；B 型 RNA 病毒与乳腺癌有关；乙型肝炎病毒与肝癌有关；人类免疫缺陷病毒与卡波肉瘤有关。

十四、癌症与机体的免疫状态有关吗？

机体免疫系统具有识别异常突变的细胞或肿瘤细胞的作用，并将其消灭或破坏，以防止肿瘤的发生，这就是免疫监视机能。机体内的 T 淋巴细胞能识别肿瘤细胞，在接受肿瘤细胞刺激后，转化为能攻击和杀伤肿瘤细胞的致敏淋巴细胞，有着免疫监视机能。胸腺是免疫系统中的重要器官，实验证明，胸腺及与之有关的细胞免疫在抑制肿瘤生长中起主要作用。一部分淋巴细胞只有在胸腺体液因子作用下，才能分化具有免疫活性的 T 细胞。胸腺摘除的动物和胸腺先天性发育不全者，都出现细胞免疫缺陷，而肿瘤发生率也增高。有人测定随年龄增长胸腺逐渐萎缩，胸腺素水平进行性下降，肿瘤发生率也随之增高。除了致敏的 T 细胞外，K 细胞、NK 细胞及巨噬细胞也有杀伤肿瘤细胞的免疫监视机能。由 B 细胞分化而成的浆细胞，产生对各种肿瘤细胞起破坏作用的特异性抗体，在抗癌体液免疫方面同样具有重要作用。例如，肿瘤抗原刺激机体，产生的补体依赖细胞毒抗体，当抗体与肿瘤细胞结合后在补体存在下，可有效地破坏肿瘤细胞；又如抗癌的 IgG 型抗体可以帮助 K 细胞杀伤肿瘤细胞等。

原发和继发免疫缺陷者容易发生肿瘤且多在淋巴组织。继发性免疫缺陷可见于医源性免疫缺陷，如长期应用免疫抑制剂的器官移植者易发生肿瘤，大量化、放疗引起的免疫抑制可能在原有肿瘤被有效治疗的同时产生另一种肿瘤。这可能是由于长期或大量使用免疫抑制药物损害淋巴网状系统免疫监视功能，降低机体对肿瘤细胞或突变细胞的监视作用所致。

现代医学认为，人体约有 10 万亿个细胞，一个人每天可能有数以万计的细胞由于种种外因或内因发生恶变，但被人体强大的防卫免疫系统不断消灭或抑制，一般不会发病。如果由于种种原因如营养不良，身体衰弱，长期过度疲劳，或精神紧张、精神创伤等破坏了免疫系统，免疫功能降低，对肿瘤细胞"监控失灵"，肿瘤细胞乘机大量滋长，其速度超过了免疫系统识别、清除肿瘤细胞的速度，这时，肿瘤就会发生。所以，如何经常保持人体免疫防卫系统的完善、协调和强大，这是肿瘤预防的关键所在。

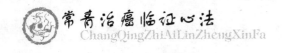

十五、精神、情绪与癌症的发生有关吗?

人的精神、情绪在很大程度上影响着人们的身体健康和日常生活。精神既可以有助于机体健康也可以对人体产生致命的影响。现代医学越来越重视精神因素在疾病发生、发展和转归过程中的作用。

肿瘤是疾病的一种,精神因素和肿瘤的发生也有一定的关系,不良的心理、精神刺激会促使肿瘤发生与发展。临床上常见不少癌症患者在发病过程中有长期不正常的精神状态,如忧愁、紧张、过度抑郁等精神创伤史。严重的精神创伤、精神过度紧张和情绪过度抑郁,可能是肿瘤细胞的活化剂。精神与肿瘤的关系在女子身上似乎更明显,例如,神经质的妇女或因长期抑郁而不能发泄怨气的妇女比那些快乐型的妇女易患乳腺癌。医学家们还发现,在一部分成功切除肿瘤后的患者中,复发或重复患癌的往往是性格压抑而沉重的人。不良的精神、情绪能诱发肿瘤的详细机理目前尚不十分清楚,但可以肯定,精神因素是肿瘤发生的诸多因素之一。保持良好的情绪及心理精神状态对肿瘤及其他疾病都有一定的预防作用,并能促进疾病的好转。因此我们应该讲究心理卫生,调节好自己的精神、情绪,对不良的精神刺激采取积极乐观的态度,做到心胸宽阔,团结友爱,夫妻和睦,乐观向上,使人体内抗癌的积极因素得以调动。

十六、吸烟与癌症有关吗?

众所周知,吸烟危害身体健康,这一事实已为大量的医学研究所证实。吸烟与癌症的发生有着密切的关系也被现代医学所肯定。据统计,吸烟者癌症的发病率较不吸烟者高 7 ~ 11 倍,尤其是肺癌与吸烟的关系更为密切,约有 80% 的肺癌是由于长期吸烟引起的。每日吸烟量越多,吸入的越深,开始吸烟的年龄越小,吸烟年份越长,所吸香烟内焦油含量越高,则诱发癌症的危险性也就越大。吸烟会导致癌症,可能与以下几个方面有关:

1. 研究发现,烟草植物在生长过程中,从自然界能摄取大量的放射性物质,如钋 - 210、铅 - 210。吸烟时在香烟的燃烧温度下钋 - 210 就可挥发,并和其母体铅 - 210 一起随吸烟时的烟进入肺内,在肺内积聚,不断地放射出人眼看不见的射线 α 粒子流,使支气管分叉内的黏膜表面和肺组织不断地受到的照射剂量比不吸烟者大 2.6 倍。由于钋 - 210 在支气管内分布的不均匀性，它将在支气管上皮和肺组织的某些部位产生相当高的照射剂量，这种照射会影响肺组织的代谢，引起基因突变，促发或促进肿瘤的生长。

2. 烟草及烟草燃烧的烟雾中含有多种化学致癌物质，其中以苯并芘为代表的多环芳烃就有十多种。苯并芘是公认的化学致癌物质，和肺癌的发生关系密切。有人估算，每天吸 20 支纸烟，一年就吸入苯并芘 $700\mu g$。

3. 吸烟和大气污染在致癌过程中有协同作用，即吸烟与大气污染同时存在时，具有相互促进导致肺癌的作用。吸烟本身也可以造成空气污染，危及周围人群。

4. 在湿度大的环境中，香烟极易受潮发霉，繁殖大量的霉菌，其中有黄曲霉、黑曲霉、灰绿曲霉、烟曲霉和黑根霉等，不仅使香烟发出难闻的味道，而且有可能会导致某些肿瘤的发生。

5. 吸烟的致癌力和烟的种类关系并不大，即无论是雪茄还是纸烟，无论是过滤嘴还是非过滤嘴，致癌性都差不多。如果在吸烟的同时，再加上喝酒，则会大大增加患肿瘤的危险性。

6. 除肺癌外，呼吸系统、消化系统和泌尿系统的某些肿瘤也和吸烟有一定关系。因为致癌物质可以经肺吸收，造成全身危害，促进口腔癌、食管癌、胰腺癌、膀胱癌等的发生。

因此，吸烟对身体的危害是很大的，尤其是青少年朋友不要染上吸烟的习惯。已经吸烟的同志，为了自己的身体健康，同时也为了维护家人和周围同事的健康，应该尽量戒烟或少吸烟。戒烟为时不晚，同样能起到预防肺癌的作用。一般戒烟后 10 ~ 15 年，患肺癌的危险就和不吸烟者差不多了。

十七、饮酒与癌症有何关系？

人类饮酒已经有几千年的历史，少量饮酒可增强血液循环，使神经系统轻度兴奋，疏利关节肌肉。近期医学研究也证明，少量饮酒可以减少和缓解心血管疾病、肿瘤和某些其他病症。

但是过量饮酒会使一些肿瘤的发病与死亡率增加。国际抗癌研究中心对此作了全面评审，肯定并重申了这一结论。酒类饮料的化学成分极其复杂，除乙醇外还有上千种成分。酒中夹杂的危害物可能有亚硝胺类化合物、霉菌毒素、氨基甲酸乙酯、石棉（由石棉滤料中带入），以及原料果品上附着的残留农药或砷剂。以上这些都是已明确的致癌物，如混入甲醇或乙二醇则更显毒性。

与过量饮酒有关的咽喉癌、食管癌、肝癌中，有的调研发现，吸烟显示协同联合作用。乙型肝炎病毒感染及黄曲霉毒素与肝癌发病关系中，过量饮酒有明显的协同增强作用。过量饮酒会导致遗传毒效应，如外周淋巴细胞染色体畸变、非整倍体及姊妹染色单体交换增加等。此外，怀孕妇女过量饮酒对胎儿有发育毒及致畸作用。

大量饮酒还可加重肝脏的负担，损伤肝脏代谢功能并引起肝肿大。长期大量饮酒甚至会引起肝硬化，酒精损害肝脏时会产生大量的自由基，促成肝癌。酒精通过损坏肝细胞还能降低肝的解毒能力，包括对致癌物的解毒能力。慢性酒精中毒还会降低免疫功能，血中的 B 淋巴细胞和 T 淋巴细胞减少、功能降低，这些因素促进了多种肿瘤的发病。

作为溶剂或辅助剂乙醇能够促发其他致癌物的致癌作用。对于一些已经明确的致癌物，如亚硝胺类化合物、氯乙烯等，乙醇都可增强其致癌作用。酒精本身是表面消毒剂。高浓度的酒精可以使消化道黏膜表面的蛋白质变性，从而增加肿瘤的发病率。

酒在人体的主要代谢产物乙醛是已经肯定的致癌物。绝大多数东方人（包括中国人），由于遗传决定的酶系的关系，饮酒后肝脏及血液内乙醛的浓度较高且持续较久，应该引起注意。

为了预防癌症，应该推广低度酒，提倡不饮或仅适量饮酒；在与明显的已知致癌物接触时（如吸烟时）不宜饮酒。

十八、癌症可引起哪些常见的出血表现？

肿瘤往往可引起出血症状，由于肿瘤生长的部位不同，因此出血的表现也各不相同。

1. 局部表现

（1）呼吸系统：鼻咽癌，常表现为血涕（特别是清晨由口内吐出的带血丝的鼻腔分泌物）或无原因、经常性鼻衄（即出鼻血）。肺癌，常表现为血痰或咯血。由于肺内有大量的微血管，肿瘤生长后其表面血管更为丰富，患者在剧烈咳嗽后常引起部分毛细血管破裂出血，出现血痰。其特征是间断性反复少量血痰，往往血多于痰。若肿瘤侵蚀较大的血管（如支气管动静脉）后可引起大咯血。弥漫型胸膜间皮瘤，常伴有较大量的血性胸腔积液，引起胸腔压迫症状。

（2）消化系统：在肿瘤早期，常因肿瘤穿破黏膜表面，造成破溃、糜烂而导致少量的出血，多无症状，也不为肉眼所察觉，而大便潜血试验可呈阳性反应。食管癌、胃癌、胆总管与壶腹部癌、胰腺癌等发生于上消化道的肿瘤，可引起呕血。如出血量不多，在胃内停留时间较长，由于血红蛋白受胃酸的作用，使呕出的血呈棕黑色。如出血量大，来不及经胃酸作用，则呕出的血为鲜红色或暗红色。另外，部分血液流入下消化道，红细胞经肠道内细菌作用后生成硫化铁，则可排出柏油样黑便。发生于下消化道的肿瘤，如小肠肿瘤、结肠癌、结肠息肉、直肠癌等，常表现为便血。其便血的颜色根据肿瘤的位置及出血在肠内停留时间的不同而各异，表现为黑便、暗红色或鲜红色的稀便。

（3）泌尿系统：如肾癌、输尿管及膀胱癌，常表现为无痛性血尿。血尿可以是肉眼血尿，也可以是镜下血尿。

（4）造血系统：血液病可引起皮下、口腔、齿龈、鼻黏膜的出血及内脏出血，皮下出血表现为皮肤黏膜的瘀斑、瘀点。内脏出血可出现眩晕、耳鸣、恶心、虚汗、心慌、休克等。另外还有致命的颅内出血。出血原因主要是血小板减少、纤维蛋白溶解及弥漫性血管内凝血等。

（5）女性生殖器官：如宫颈癌，早期可表现为接触性出血，即性交后或妇科双合诊检查后少量出血。以后可表现为月经间期或绝经后间歇性少量的不规则出血。子宫内膜癌、恶性葡萄胎及绒毛膜癌常表现为不规则阴道流血，血量一般不多，常连续不止，转移至肺部时可出现血痰、咯血。

（6）乳房：乳腺、乳管内乳头状瘤及乳腺癌有时可以表现为乳头血性溢液。

2. 全身表现

（1）急性出血：可导致体内有效循环血量不足，表现为皮肤苍白、厥冷、头晕、心悸、乏力、出汗、脉数。出血量大时，除以上症状外，还有脉细弱、呼吸加快、血压下降、休克等症状。

（2）慢性失血：少量多次失血的主要症状是贫血、消瘦、乏力、精神萎靡等。

十九、什么是癌症急症？常见的癌症急症有哪些？

癌症急症，是指癌症患者在患病过程中，发生的一切危象或严重并发症。这些急症如果不能及时得到处理，往往会导致严重后果，甚至死亡。所以，临床上一旦发现这些急症，一定要采取紧急措施，进行治疗和处理。及时处

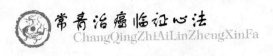

理好癌症急症，不但能使患者转危为安，减轻患者的痛苦，而且也为以后肿瘤的治疗争取了时间，提供了机会。

癌症急症大多是突然意外出现的，也有的是因病情的发展而逐渐加重的。它可以由肿瘤本身而引起，可以因治疗或其他原因所导致。癌症急症有相当一部分是肿瘤的典型合并症。目前对癌症危症及其范畴的认识尚不一致。通常有下列一些病症需要紧急处理：严重感染；反复、大量出血；呼吸道阻塞及呼吸衰竭；上腔静脉综合征（颈、胸、面部静脉扩张，呼吸急促，颜面瘀血、紫绀，上肢浮肿，声带麻痹等，严重时有意识改变等神经系统症状）；颅内压增高症（恶心、呕吐、剧烈头痛和视乳头水肿等）；心脏并发症（心包积液、心律不齐、心肌病和心肌梗死）；脊髓压迫症（疼痛、无力、肢麻及感觉异常、二便失禁）；急性代谢紊乱（高钙血症、低糖血症、低钠血症、低钾血症、镁缺乏症、高尿酸血症等）；急腹症（肠梗阻、腹膜炎、内出血等）；癌性胸腹水；病理性骨折；弥漫性血管内凝血等。遇到这些病症时，应按"急则治其标"的原则，采取积极措施，使患者经过治疗转危为安。

二十、如何预防恶性肿瘤的转移和扩散？

转移和扩散是恶性肿瘤的生物学特征之一，它的发生，往往使癌症患者失去了根治的机会，给患者带来更大的痛苦，也常常是恶性肿瘤引起死亡的原因之一。因此，预防转移与扩散对癌症的防治具有重要意义。关于恶性肿瘤转移与扩散的详细机理，目前尚未完全了解，如何有效地预防转移和扩散，仍是肿瘤学研究的一个难题。但就目前所掌握的知识来看，预防恶性肿瘤的转移和扩散应注意以下几个方面。

首先，由于恶性肿瘤在早期阶段生长缓慢，极少发生转移和扩散，因此早期发现和早期诊断便是预防转移和扩散的最好途径。对恶性肿瘤的手术应强调切除肿瘤和肿瘤周围足够的组织以防肿瘤浸润影响治疗效果。做根治手术应将所有肿瘤组织、周围组织、局部淋巴结等一并送病理科检查。在手术时应加倍小心，防止手术器械等造成医源性种植性转移。对于某些估计可能发生转移的肿瘤，应辅以局部或全身的化疗。

其次，应注意消除一些促进恶性肿瘤转移和扩散的因素，对于已经发现可能是肿瘤的肿块，尤其是已明确其病理性质是属于恶性的，应当竭力避免激惹肿瘤。不要经常触摸，更不能用力挤压，也不能对肿块进行热敷和理疗，以免促使肿瘤细胞脱落而发生转移，就是医务人员在进行检查时也同样要轻柔操作。

另外，由于癌栓与恶性肿瘤的转移和扩散有密切关系，因而能起防止血凝、加强纤维蛋白溶解作用的有关药物和措施，也被认为具有预防肿瘤转移和扩散的作用，现已试用于防止或减少恶性肿瘤的转移。

当然，更为重要的措施应当是加强机体的免疫能力，使机体的免疫监视系统发挥正常作用，争取抗癌的主动权。机体免疫功能的抑制将促使肿瘤的发生、发展和转移，而特异性或非特异性的免疫刺激往往由于机体免疫力的增高而抑制肿瘤的生长、侵袭和转移。所以提高免疫功能，不但能随时清除由瘤体脱落进入血液和淋巴液的肿瘤细胞，而且对于原发肿瘤病灶的治疗也有重要作用。

二十一、影响癌症治疗效果及预后的因素有哪些？

1. 恶性肿瘤的病理类型与分化程度

肿瘤本身的生物学特性对疗效及预后的影响最为重要。从肿瘤的生长方式来说，外生性癌肿对放疗和化疗敏感，预后较好。溃疡型和内生浸润型癌肿对化疗和放疗敏感性差，预后较差。从分化程度来说，同种肿瘤其细胞分化程度越高，恶性程度越低，预后越好，反之预后则差。从肿瘤的组织来源看，来源于上皮细胞组织和腺体的癌，对放疗、化疗敏感，预后相对较好，而纤维、脂肪、骨组织的肉瘤对放疗、化疗不敏感，预后较差。

2. 肿瘤的生长部位、大小及速度

肿瘤长在某种治疗不容易达到的部位，其治疗效果会不理想。若长在某些重要组织器官或其周围，瘤体较大且生长速度快，则预后不佳。

3. 恶性肿瘤转移的情况

恶性肿瘤是否已发生转移以及转移的程度如何，直接影响到肿瘤治疗的效果和预后。如果开始治疗时就已发生淋巴结转移，则会降低患者的5年生存率；倘若已发生了远处转移，特别是转移到脑、肺、肝等重要脏器，则预后更差。

4. 发现的早晚和诊断的正确性

早期发现和诊断是恶性肿瘤能否得到及时治疗的前提，正确的诊断是制定合理、有效治疗方案的依据。这对肿瘤治疗的效果及预后有着很大的影响。

5. 治疗方案是否合理，初次治疗是否彻底

恶性肿瘤治疗的现代概念是综合治疗，即充分利用现有的多种治疗方法，

将它们合理地、有计划地配合起来，充分突出每种治疗手段的优点，发挥最好的作用，达到较为理想的疗效。这就需要制定一个切合实际的、科学的综合治疗方案。无论采用何种治疗方案，如果初次治疗能够达到根治，以后复发的可能性就小，预后当然就好；反之，如果初次治疗不彻底，有残存的肿瘤细胞或组织，则复发的机会增多，预后不良。

6. 患者的健康状况和精神状态

如果患者平时体健，抵抗力强，无其他疾病，则预后良好；如果合并有心、肝、肺、肾的疾病，则预后较差。这正是老年人肿瘤预后不佳，死亡率较高的重要原因之一。此外，保持良好的心理素质、精神面貌，树立战胜疾病的坚定信念，对肿瘤治疗及其预后都会起到很好的作用。

7. 性别和年龄

一般而言，女性的 5 年生存率及治愈率比男性高。而年龄对预后的影响，尚不能笼统地下结论。有人认为肉瘤多发生于青少年，恶性程度高，发展快，预后差。其实也不尽然，青春期前也可发生生长较慢的恶性肿瘤，如黑色素瘤、甲状腺癌等；相反，老年人也有发展很快的恶性肿瘤，如淋巴肉瘤和乳腺癌等。

8. 妊娠

大多数肿瘤在妊娠早期生长很快，而在妊娠的 3 ~ 9 月生长缓慢，生产和断乳后生长又加速，所以尚处于生育期的女性肿瘤患者要严格避孕。

二十二、什么是癌症逆转?

癌症逆转是指恶性肿瘤在某些体内外分化诱导剂存在下，重新分化而向正常方向逆转的现象。恶性肿瘤细胞不论在形态、功能和代谢诸方面都类似未分化的胚胎细胞。胚胎细胞在个体发育过程中能在有关体液因子的调节下，随着胚胎的增长、发育而逐渐演变成各种不同形态、功能和代谢的成熟细胞，这种现象称为分化。当组织恶变成肿瘤后，细胞的多种表型又回到了胚胎细胞的表型，这种现象称为去分化或反分化。在分化诱导剂的存在下，恶性肿瘤细胞被诱导而重新向正常细胞的方向演变分化，表现为形态、生物学或生物化学方面的诸多标志均向正常细胞接近，甚至完全转变成正常细胞，这种现象则称为重分化或再分化，也即逆转。以往报道的肿瘤自然消退现象，有部分原因可能是在内源性分化诱导剂影响下，肿瘤自发性分化逆转，但也可能是宿主自身的免疫功能引起肿瘤细胞的杀伤。杀伤和逆转不同，后者在分化诱导剂的特殊作用下发生，一般不引起肿瘤细胞的杀伤。

二十三、如何预防癌症的复发？

癌症的复发在临床上很常见，不少癌症患者经过各种有效治疗得到痊愈或临床治愈后，但经过一段时间之后，被治愈的肿瘤又重新复发，给正在康复或已获得康复的患者再次带来痛苦和威胁，因此在癌症得到治愈或已被控制后一定要重视预防再次复发。那么怎样才能预防或减少癌症的复发呢？

首先，癌症的治疗应力求彻底，这对早期肿瘤很容易做到，采用根治性手术，合理的放、化疗，有计划地综合治疗等完全可以防止复发。尽管癌症的治疗技术越来越先进，但目前通过一次性或突击性治疗，尤其是对中、晚期癌症，仍然很难做到绝对彻底，即很难避免体内残存一些肿瘤细胞，所以在进行正规治疗之后，一定要跟着进行抗复发治疗。抗复发治疗的目的在于消灭治疗后残存的肿瘤细胞，或抑制原来未能发现的肿瘤的进一步发展。有的学者主张肿瘤经手术、放疗及大剂量化疗，临床症状消失后，还要坚持五年以上的抗复发治疗。一般是在原治愈的基础上，每年四个疗程，每次 30～40 天的化疗。中医中药的治疗在预防肿瘤复发上也显示出突出的作用，至于具体的抗复发治疗，应视患者、病种等实际情况，在医生的指导下进行。

其次，消除或避免促使癌症复发的各种因素，积极治疗与癌症相关的慢性疾病。尽力避免可诱发癌症的各种理化因素及生物致癌因素，对于一些内在因素也应特别注意，如患过乳腺癌的育龄妇女需绝对避孕，以免妊娠促使乳腺癌复发。所有癌症患者都应注意保持心情愉快，精神放松，避免长期、过度的精神紧张和不良刺激。某些慢性病的存在会降低机体的免疫功能，影响患者局部或全身的功能状态，并有可能诱使癌症复发，所以应给予积极治疗。

另外，加强身体素质锻炼，提高机体免疫功能及抗病能力，也是有效预防癌症复发的重要环节。在癌症治愈后的康复过程中，应根据实际情况，开展一些适合患者的锻炼运动，如气功、太极拳、慢跑等。其作用在于促进患者全身功能的恢复，调动全身的积极因素，增强抗病能力，减少癌症复发的机会。

最后，要重视进行定期或经常复查，这是预防复发失败后最重要的补救措施，也是所有癌症患者治愈后应该注意的一点。复查包括患者的自我检查和医院的定期检查。患者自查主要是注意观察原来的病灶部位及其附近有无新生肿物、结节、破溃等表现，有无新的疼痛感觉。此外，还要注意全身变化，有无逐渐加重的乏力、食欲不振、体重减轻、贫血等表现，一旦出现上述情况应及时去医院检查。

尽管复发的肿瘤比原发的肿瘤在治疗上更为困难，但只要做到早发现、早诊断、早治疗，复发癌症也是可以治愈的。

二十四、如何预防癌症的发生？

1. 积极开展宣传，普及防癌常识，做好普查和自我检查。加强大众性的防癌常识普及宣传工作，使人们对癌症有一个正确的认识，懂得早期发现、早期诊断、早期治疗的重要性，了解癌症的发病原因和致癌因素，掌握常见癌症的早期征象和警号及其发生发展规律，对肿瘤高发区的群众及肿瘤高危人群应开展有组织、有计划的防癌普查工作，实施严密监测，指导群众进行经常性的自我检查。若发现有可疑情况应及早就医，教育群众树立无癌早防，有癌早治的观念。

2. 改变生活习惯，改善周围环境，努力消除或避免致癌因素。在我们每个人日常生活中常常会有意无意地接触到一些可能引起癌症的危险因素，所以注意培养良好的饮食习惯及生活方式是非常重要的。如饮食多样化，不偏食，多吃维生素含量丰富的食物，多吃新鲜蔬菜和水果，控制脂肪的摄入，不吸烟，不嗜酒，不吃霉变食物，少吃或不吃腌制或熏烤的食物，不吃过烫饮食，不暴饮暴食，注意饮食卫生，不吃被污染的不洁食物，避免接触生活中有毒有害物质，注意厨房通风，不滥用农药、杀虫剂等，不要长期在烈日下暴晒，提倡晚婚和计划生育，注意性道德、性卫生，预防艾滋病等。

3. 加强环境卫生监测。对于周围环境，如水源、大气、土壤等的污染应积极防止和治理，对长期接触有毒有害物质的工作人员需做好职业劳动保护，尤其是从事化工、制药、印染、冶炼、采矿、制革、核放射等行业的工作人员，在工作时应尽量避免接触有毒有害物质。

4. 积极防治癌前病变。有不少恶性肿瘤很可能是在一些慢性疾患或良性肿瘤的基础上经过某些致癌因素的刺激而引起的。尽管癌前病变不一定都会演变成癌，但及时合理地治疗这些病变对预防肿瘤的发生有着十分重要的意义。如皮肤、黏膜的白斑，溃疡，糜烂，瘘管，黑痣，结节，角化症等；口、唇、舌等磨损，擦伤，裂痕，增生等；消化道的溃疡，息肉，炎症等；子宫颈糜烂，撕裂，息肉，炎症；乳腺囊性增生，乳腺导管乳头状瘤，卵巢囊肿，葡萄胎，隐睾，包茎，病毒性肝炎，肝硬化等。对于这些疾患都应积极预防，尽早治疗。

5. 培养和调动自身的抗癌能力。机体内在因素在癌症的发生上起着重要的作用，为维护机体内环境的稳定与平衡，应注意培养乐观主义精神，保持心理健康，增强防癌抗癌意识，加强身体素质的锻炼，注意个人防护和保健，劳逸结合，提高自身的免疫功能和抗病能力。另外，应用中医中药的强身保健方法进行癌症的预防，应该大力提倡。

二十五、中医如何看待癌症的预防？

中医理论认为，由于人体正气不足，外邪内侵，加之情志不畅，致使机体阴阳失衡，脏腑失和，气血失调，经络阻滞，而引发内邪。无论是外邪、内邪，客于人体，经久不去，积而成之，则为肿瘤。由此可见，正气不足是肿瘤形成的根本原因，"邪气踞之"是恶性肿瘤形成的基本条件。因此扶养和保护正气，避免和减少外邪侵入，阻止和消除内邪的产生，便成为中医对恶性肿瘤预防的重要环节。从预防的角度看，扶正防邪均属于癌症一级预防的范畴。

正气不足，指在先天、后天的某些环节上存在着不足、虚弱，从整体的表现可分为阴虚、阳虚、气虚、血虚。从具体的脏腑而言，又可表现为某些脏腑功能的不足和虚弱，如肺虚、脾虚、肾虚等。当人体存在有某一方面的不足时，则应给予及时补养。如助阳、滋阴、补气、养血、健脾益肺、补肾强精等。中医常采用中药、气功、针灸、药膳、食补、锻炼等具体方法来补养人体之正气。

邪气分内邪和外邪，外邪是指外部环境的一切致癌因素，如六淫之邪、疫疠、瘴气等。内邪是指因体内阴阳失衡，脏腑失和，气血失调而引起的病邪，如郁滞之气、瘀血、热毒、痰湿等。对于外邪应尽量避免侵犯机体，对于内邪则需采用平衡阴阳、调理脏腑、和畅气血等中医方法来消除。如中药可行气化瘀、除湿去痰；针灸可调理脏腑、疏通经络；气功可调畅气机、平衡阴阳等。

另外，情志不遂也是引起肿瘤的原因之一。情志的过度变化和精神刺激可导致气机不畅，脏腑功能失调。如过度的紧张、思虑、忧伤、悲哀、恐惧、恼怒均可影响肝的疏泄功能，导致肝气不舒或肝气上逆等气机不调的现象，久而久之，则会气滞血瘀，脏腑失和，引发肿瘤。因此中医主张调畅情志，

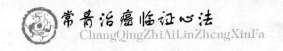

避免过度的精神刺激和创伤，保持积极向上、乐观豁达的态度，这对于预防肿瘤也同样具有重要意义。

二十六、目前认为对癌症有预防作用的食品有哪些？

中国有句古语："智者善食。"人们在日常生活中，如果能恰当地选用防癌饮食，那么对癌症的预防是很有意义的。例如：

（1）瓜果类：西瓜、南瓜、冬瓜、苦瓜、番木瓜、苹果、梨、柠檬、枇杷、橘子、香橼、柑子、橙子、香蕉、葡萄、猕猴桃、无花果、罗汉果、山楂、乌梅、橄榄、草莓、大枣、核桃、杏仁、桃仁、菱角、荸荠。

（2）蔬菜类：大蒜、大葱、生姜、刀豆、甘蓝、芦笋、茄子、萝卜、胡萝卜、豆芽、莼菜、海带、海藻、紫菜、鹿角菜、海芥菜、芹菜、菠菜、香菜、苋菜、西红柿。

（3）食用菌类：银耳、黑木耳、平菇、香菇、蘑菇、猴头菌、发菜。

（4）粮食类：绿豆、黄豆、小麦、荞麦、玉米、高粱、荞麦、薏米。特别是薏米最宜常食。

（5）动物类：乌龟、鳖、泥鳅、海参、海马、鲨鱼、鲫鱼、青鱼、鱼鳔、牡蛎、文蛤、田螺、蚯蚓、蝮蛇。

（6）其他：花粉、蜂蜜、葵花籽、豆腐、醋、菊花、茶叶。

附录

常青名老中医专家及其工作室团队重点癌症相关学术论文选辑

一、中医学预防思想在癌症防治领域的应用与创新

当前，在癌症防治领域，如何充分发挥中医药优势，做好中西医结合的综合防治工作，特别是弘扬和应用中医学预防思想特色，使之达到防患于未然的理想目标，是摆在我们面前的重大课题之一。为此，笔者在参阅文献的基础上，结合自己的临床实践，对肿瘤防治工作的思路与方法提出若干意见。

1. 对中医学预防思想主要学术观点的探讨

中医学的预防思想源远流长，早在两千多年前，《黄帝内经》就有精辟阐述，简而言之，主要包含"未病先防"和"既病防变"两个内容。《黄帝内经》谓："圣人不治已病治未病，不治已乱治未乱……夫病已成而后药之，乱已成而后治之，譬犹渴而穿井，斗而铸锥，不亦晚乎？"生动体现了"早防"、"先防"的学术思想和强调防患于未然的预防观。《黄帝内经》还曰："善治者，治皮毛，其次治肌肤，其次治筋脉，其次治六腑，其次治五脏。治五脏者，半死半生也。"这就十分明确地为后世提示了预防医学的精髓所在：即在未病之前，

就应设法防止疾病的发生，而既病之后，则应着眼于早期治疗以防止疾病的传变。前者是采取各种措施以增强体质和抗御外邪的能力，所谓"正气存内，邪不可干"，"五脏元真通畅，人即安和"；后者乃是见微知著，防微杜渐，务求早期预测，早期诊断，早期预防，早期治疗，以杜绝疾病向纵深发展，所谓"上工救其萌芽"，实乃高明之谈。

2. "未病先防，既病防变"在癌症防治领域的应用

鉴于癌肿的病因目前尚不十分清楚，诸如病毒说、遗传说、基因说、慢病演变说，以及精神因素、饮食因素、环境因素等，似乎均与肿瘤的发生有重要关系。因此，为降低癌症的发病率，预防工作显得尤为重要。中医学"治未病"的许多预防方法至今仍有一定临床意义，如"避其毒气"、"精神内守"、"和于术数"、"谨知五味"、"节欲葆精"等养生之道，均不失为预防癌症的积极措施。

由于不少肿瘤均有癌前期病变，如乙型肝炎、肝硬化与肝癌，萎缩性胃炎与胃癌，食道上皮细胞重度增生与食道癌，宫颈炎与宫颈癌，白斑与皮肤癌等，故癌前期病变进行有效的中医药治疗，防止其癌变，亦是体现中医学"既病防变"学术思想的一个重要内容。中医对于癌前期病变有着深刻认识和治疗经验。如上海曙光医院对萎缩性胃炎开展中医中药治疗，根据胃镜直观、胃黏膜病理变化与胃液分析进行辨证施治。若见胃黏膜红白相间，以苍白为主，腺体减少，有血管显露者，为血瘀证，参用活血祛瘀中药；若有肠腺上皮化生或不典型增生者，加清热消痈之品；若有胃酸缺乏者，合用酸甘化阴之品。经以上治疗，取得了73.08%的好转和痊愈率。笔者自拟蛇草刺猬汤治疗萎缩性胃炎伴肠化100例，总有效率也达到78.5%。从而打破了医学界认为癌前病变不可逆转的定论。因此，我们认为，对癌前期病变进行有效的中医药治疗，截断其病势，阻止其恶变，正是预防为主思想的一个重要内容。对于癌前期病变的治疗，不但现在有大量成功的报道，在浩如烟海的古典文献中也蕴含着许多成熟的经验。《难经·七十七难》说："所谓治未病者，见肝之病，知肝传脾，当先实脾，无令得受肝之邪。此曰治未病焉。"这种"务必先安未受邪之地"的防治原则，用于晚期肿瘤合并症的治疗意义亦是深远的，如晚期肝癌，就要预先实脾健脾以防止消化道出血和腹水的发生。所以，重视对中医学"治未病"学术思想的研究，必然会给癌症防治工作带来新的活力。

3. 关于恶性肿瘤预测预报和早期防治的可行性探讨

"山雨欲来风满楼"，自然界的风暴雨雪等气候变化固有先兆，而任何疾病的发生亦必然有其征兆可寻。中医学认为，"藏于内而象于外"，"有诸内必形诸外"，内在的病理变化，即使是细微隐匿或潜伏缓起，亦必然会纤毫无爽地反映于外在形体色脉。《黄帝内经》谓："见其色，知其命，名曰明"，"按其脉，知其病，名曰神"。可见医者通过察色切脉，四诊合参以见微知著，尽早洞察或筛选病变者斯为高手。当然，如果把中医学见微知著的宏观诊断精华与现代理化科技的微观诊断手段有机结合起来，例如肿瘤相关因子（TSGF）检测等，则必然有可能通过电脑微机的智能处理，监测和反映肿瘤的形成与否及发生发展状态。为此，我们正与有关方面协作，开展中西医结合的应用微电脑技术进行"肿瘤早期预测预报"的研究课题，也十分欢迎中华预防医学会学术部的指导帮助和有志于这一研究的专家同仁大力协同。

4. 应用四诊，开展普查，具有初筛之功和事半功倍的优势

对癌症高发地区和高危人群进行大规模的群体普查，及早发现病人，及时进行防治，这是预防癌症行之有效的方法。由于受到人力、财力、物力等客观条件的制约，给全面普查带来一定的困难。而应用中医传统的四诊合参，以舌诊为主，结合其他方法，联系家族史和慢病史，进行初筛，完全可以见微知著，做到早期诊断、早期治疗（此举关键在于中医诊断技巧的掌握，可由经验丰富的中医专家作培训讲授）。目前国内已有部分地区应用这一方法，不但发现了一大批早期病人（特别是一些亚临床的早期病人），且节省了大量人力和物力，其可行性与科学性显而易见。例如，笔者经过长期的临床探索，发现早期胃癌病人，其舌诊多见中部淡灰干晦枯萎，底里不活，全无生气（面积约1cm×1 cm左右）之败象。经过现代医学纤维胃镜、病理活检等诊断手段对照，其符合率大约在75%～85%，具有较高的早期诊断价值。再如，我国医学工作者在某一肝癌高发区普查中，发现早期肝癌病人的舌质多呈青紫色，舌两边可见青紫暗瘀的不规则线条，称之为"肝瘿线"，与甲胎蛋白（AFP）检测的符合率亦很高，可以作为肝癌早期诊断的指征之一。

在普查中，通过大量正常人群和肿瘤病人的对比验证，除上面所说的舌诊外，还发现腭黏膜征，另外，目诊、唇诊、耳穴诊和经络穴位诊等，对早期肿瘤病人的诊断也有一定价值。由于诊断早，采取有效、及时的彻底治疗，这就增加了癌症根治的机会，给患者带来了希望。因此，发掘和发挥中医四诊的精华特色，应用于癌症的初筛和早期诊断，无疑是一条重要的途径。

5. 中西结合扬长避短是我国防治恶性肿瘤的优势和创新目标

应当承认，目前癌症治疗还离不开手术、放疗、化疗等治疗措施，但是，手术的创伤、放化疗的毒副反应，往往给病人带来很大的痛苦，有相当大一部分中晚期病人，由于不能忍受其毒副反应，而不得不中断治疗。应用中医药与手术、放疗、化疗等相结合的综合防治措施，扬长避短，发挥各自优势，不失为防治癌症的理想方法。中医理论体系的整体观与辨证观，对指导癌症的防治有十分重要的现实意义。对癌症的治疗，笔者认为既应看到癌肿这一"邪"的存在，又应注意到脏腑气血阴阳这一"正"的重要性。因此，采取攻补兼施或驱邪安正，或扶正驱邪，无疑比手术、放疗、化疗等单纯着眼于驱"邪"要优越得多。

实践证明，中医中药不但丰富了临床防治肿瘤的手段与方法，而且对癌症治疗至少具有以下两个方面的优点：①应用中医药扶助正气，调节机体免疫机能，使正气充盛，抗邪外出；或攻补兼施，扶正抗癌，驱邪安正，再配合其他治疗措施，可以使癌症治愈率得以提高，生存期得到延长。例如，对晚期失去手术机会的胃癌患者，我们采用攻补兼施的原则是：如果患者一般情况尚可，可给予祛邪扶正中药加化疗攻癌为主；若在治疗过程中病人白细胞下降，出现正气虚弱表现者，应暂停化疗用扶正兼顾抗癌中药为主，俟病情好转，白细胞回升，再适当加用化疗；若病已恶化，患者正气虚弱不堪，呈恶液质时，则单予中药扶正抗癌，不宜再用化疗。②应用清热解毒、化痰软坚、理气活血、健脾和胃、补气养血、滋阴温阳等治法方药，与手术、放疗、化疗相结合，不但可以使其毒副反应显著减轻，增敏增效，而且能使这些抗癌手段得以顺利完成。

6. 预防和截断转移，在带癌生存过程中，力争全面康复

中晚期癌症病人经过综合治疗或单纯中医治疗，病情得到控制，可以带癌生存。我们认为这类病人尽管体内肿块没有全部消除，但经过中医药的长期治疗，配合气功、太极拳、心疗、食疗、药膳等康复手段，完全可能使患者带癌生存，或延长其生存期，或改善其生存质量，有些病人不但不需卧床，还可以料理家务，或从事轻便工作，不仅能有效防止癌症的转移，同时还为进一步根治争取了时间，故康复措施必须积极，扶正抗转移治疗必须注意合理化和针对性。在坚持辨证施治的前提下，应用食疗药膳等病人欢迎的方法，以扶助正气，激发胃气，促进食欲，提高机体免疫机能，改善全身状况，是预防转移的重要手段之一，必然能显著地延长患者生命。实践证明，这种康复防治措施在晚期癌肿患者身上，比单纯应用抗癌治疗的疗效要优越得多。

综上所述，发掘和弘扬中医学预防思想及学术观点，并在肿瘤防治实践中得到应用和创新，不仅可以丰富现代肿瘤防治学的理论，而且具有举世瞩目的中西医结合的中国防癌特色，这无疑将是我国肿瘤预防学对于世界医学的一大贡献。

（本文由常青撰写，发表于《肿瘤防治杂志》2001 年第 4 期）

二、恶性肿瘤舌脉诊心得及治疗经验探析

在恶性肿瘤防治研究领域，各国正在以攻克三关（病因研究、早期诊断和根治方法）为目标竞相争雄，我国有中西医两法的攻癌路子，诚得天独厚。十余年来，笔者根据肿瘤临证实践，对中医诊断学之两粒明珠——舌诊和脉诊进行了点滴探索，从中找出了一些有规律性的诊断依据，以此指导癌症初筛和早期诊断，力求有机而精巧地把辨病和辨证、分型施治与专方专药结合起来，藉以提高对癌症的疗效，具有显著的临床意义。兹就管见所及作一探讨。

（一）恶性肿瘤舌诊心得

1. 舌诊在恶性肿瘤诊断上的理论机制

（1）从经典著作探讨肿瘤舌诊的机制（此略）。

（2）从肿瘤形成和发展的病理变化与舌象指征的形影相关看依据。鉴于癌症的形成和发展，多与气滞血瘀、痰瘀凝结、火毒内蕴及脏腑功能失调等因素有关。根据"有诸内必形诸外"的原则，笔者体会望舌可作为观察癌肿是否形成、癌肿形成后内在病理状况的重要诊断依据或初筛线索。其理由如下：

①气血凝滞与舌象变化："气为血之帅，气行血自行"，故若气机郁结，血必瘀滞，日久便有可能导致肿瘤的形成。如《医宗金鉴》谓："乳癌由肝脾两伤，气郁凝滞而成"。又如《医林改错》指出："肚腹有块，必有形之血。"均说明气滞血瘀符合某些癌症的发展机制。联系到舌象，因"舌为心之苗"，而"心主血脉"，"舌为脾之外候"，而"脾乃中气之源"，可见肿瘤气滞血瘀之病理变化必见外候于舌象，故察舌可知气血盛衰和气血凝滞的内在情况。证之于肿瘤临床，若舌质淡白无华则示气血虚衰，往往多见于虚寒型胃癌早期或其他癌肿之呈恶病质者；若舌质绛紫干枯或舌体内缩而苔黄腻燥者，则多系癌热炽盛致气阴两伤、气血壅滞之象，可见之于结肠癌晚期热灼津伤、肿块梗阻、腑气壅闭之邪盛正虚者；若舌质紫暗或有瘀斑则为血瘀之征，如在乳腺癌、子宫癌及肝癌之血瘀气滞型可见。

②痰瘀凝结与舌象变化：痰瘀凝结作为肿瘤的病因病机之一，在临床上

屡见不鲜。正如朱丹溪所说：凡"人身上、中、下有块者，多是痰"，"痰之为物，随气升降，无处不到"。如乳岩、痰核以及马刀挟瘿等症，多属现代医学的癌瘤范畴，而中医悉称之为"痰"。联系舌象，由于"舌为脾之外候"、"舌为心之苗"，而"心属火"与"肾水相济"，且足少阴肾经挟舌本，故脾气、心火、肾水的生理情况以及病理变化所形成的痰瘀凝结，均可从舌象反映出来。证之于肿瘤临床，若舌质瘦薄色红或绛而干燥，苔薄腻或黄腻者，多系肝郁脾虚而多痰之体，复加癌热炽盛，消烁肾阴，以致火亢烁津为痰，日久则痰瘀凝结而为癌瘤。如在乳腺癌之肝郁脾虚、水亏火旺型之病例可见。

③火毒内蕴与舌象变化：《黄帝内经》谓："诸痛疮疡，皆属于心。"刘完素认为："疮疡者，火之属。"丁甘仁则认为："症由情志抑郁，郁而生火，郁火挟血瘀凝结，营卫不从。"可见，五志过极之火以肝郁化火为甚，是以血遇火而凝，久必堵塞经络而凝结为块。联系舌象，因"舌为心之苗"而"肝脉络舌本"，且苔为胃气所生，故内在郁火所致血瘀凝结的病理变化必然从舌象中反映出来。证之于肿瘤临床，若舌质红绛，苔焦黄或黑，干燥起刺，甚至舌缩不伸者，则多系癌热炽盛，真阴消烁之邪盛正虚型危象，一般在晚期结肠癌瘀热内滞阴津枯竭者可见；若舌红无苔如镜面且干枯无华者，则多系郁火形成而热灼阴伤之象，一般在胃窦炎恶变转化为胃癌之胃阴不足型可见。

④脏腑功能失调与舌象变化：李杲在《脾胃论》中特别强调，一切内伤之病与脾胃虚损有关。《景岳全书》积聚篇则谓："凡脾肾不足及虚弱失调之人，多有积聚之病。"可见脾肾之气不足是百病之源，也是肿瘤发生发展的因素之一。因此，如果脾肾、心肾、心脾之功能失调，则必然在舌象上得到充分的反映。这是因为"脾气通于口"，"舌为心之苗"，以及肾经挟舌本之故。证之于肿瘤临床，若舌质淡嫩苔白滑者，则多系阳虚无以运化水湿而致水邪内聚之象，如在虚寒夹湿型胃癌可见。若舌淡而根腻厚或舌淡紫而湿润者，则多系肾虚下焦不运或脾肾亏损正气不能化津而致癌肿者，如在元阳不足型之膀胱癌可见。

（3）现代医学关于舌的生理解剖，证实舌的血管和神经分布极其丰富，乳头反应灵敏，故机体的一般情况均可在舌上（包括舌下系带部分）迅速反映出来。如食道癌、胃癌或结肠癌患者，在早期则多有舌苔增厚之象；若因癌肿发展之郁热伤津者，则多表现为舌面干燥或出现裂纹；因癌肿而致恶病质者，则可见舌质淡白无华或底里不活之干灰色败象；他如早期积块型肝癌其舌边可呈暗紫瘀斑和舌下系带的粗细延伸；中晚期毒盛正虚者，可见舌光剥红绛而干燥无津，等等。

从上可见，舌诊对于肿瘤的临床诊断，不仅仅在理论机制上有其充分依据，而且在肿瘤的病因病理与舌象的关系上，以及舌本身的生理解剖及病理变化方面，均不失为观察机体内部疾患，包括癌肿变化的一面"镜子"。笔者认为，研究和掌握这面特殊的"镜子"，对于提高肿瘤诊断技巧、指导肿瘤辨证用药，均具有重要的临床价值。

2. 关于恶性肿瘤的舌象辨析及临床意义

《临证验舌法》云："内外杂症，无一不呈其形，着其色于舌。据舌以分虚实，而虚实不爽；据舌以分脏腑、配主方而主方不误，危急疑难之顷，往往症无可参，脉无可按，而惟以舌为凭。"根据笔者体会，此论同样符合肿瘤病之临床实际。肿瘤病，多属疑难重症，只有在临证时，深得察舌要领，才可为癌肿的临床诊断和治疗提供依据或线索。兹就个人实践，对肿瘤的舌象辨析及临床意义归纳如下：

（1）判断正气之盛衰：肿瘤患者脏腑气血的盛衰，可印证于舌。如舌质红润为正气充盛，苔薄白而微润是胃气旺盛，一般可见之于癌肿初萌之早期正气未伤者，也可见于癌肿经过恰当治疗后肿块缩小而胃气来复正气日盛者；如舌质淡白无华边有齿印者，则为气血虚衰，一般可见之于癌肿已呈恶病质，表现为脾肾阳虚或胃阴大伤，一般可见之于消化道癌肿之火毒内蕴、气阴耗灼、纳少津枯者。

（2）分辨病位之深浅：舌苔的厚薄常足以反映癌肿病位的深浅。若苔薄者，则多为疾病的初期，病位尚浅；若苔厚者，则多为癌肿日重，病位已深。如由 X 线拍片诊断为肺癌的患者，若见苔白薄而质润者，则表明尚在早期而病浅；若见苔厚腐腻而质晦暗者，则表明已进入中晚期而病深。就舌质而言，若舌质红绛而干燥者，则为热入营血而病位更深，如肝癌晚期，热毒耗灼脏腑而肝阴心血俱伤者。

（3）区别癌肿之性质：不同的癌肿性质在舌象上能反映出不同的变化，如黄苔多为热，一般可见之于胃癌或肠癌之邪实正盛而郁热内结者；白苔多是寒，一般在肺癌或胃癌之虚寒型者可见；腐腻苔多属食积瘀浊为病，如食道癌、胃癌或肺癌之正虚邪实而食积瘀浊难化者；舌质有瘀斑或瘀点者，则属瘀血为患，如乳癌、肝癌或膀胱癌之气滞血瘀型者。

（4）推断病势之进退：由于舌苔的变化反映着正邪的消长与病位的深浅，故察舌辨苔可以推断癌肿病势的进退。这在火毒内蕴为主要病因病机的癌肿病例中，尤有特殊临床意义。如舌苔由白转黄变黑者，多是癌肿由轻变重，由寒化热；如舌苔由润变燥，多是火毒内蕴而津液渐伤；如舌苔由燥转

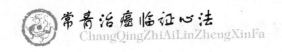
润，由厚变薄者，则往往是胃气来复，津液滋生及癌肿缩小、邪退正复之佳兆。

（5）初筛癌肿之依据：《形色外诊简摩》指出："舌苔无论何色皆易治。舌质既变，即当察其色之死活。活者，细察底里，隐隐犹见红活，此不过血气之有阻滞，非脏气之败坏也；死者，底里全变，干晦枯萎，毫无生气，是脏气不至矣，所谓真脏之色也，故治病必察舌苔；而察病之吉凶，则关乎舌质也。"此论诚字字中肯，而且也符合肿瘤临床诊断之实际。根据个人实践，笔者体会到，多数癌肿患者的舌象具有共同特点，即全舌呈晦滞无华、舌中段可见淡灰色干晦枯萎（面积约 1cm×1cm 左右）底里不活之象（于本文医案部分则以"舌见败象"作为称代）。这种"败象"，正如《形色外诊简摩》所说："是脏气不至，所谓真脏之色也。"临床所见则多为中晚期之癌肿患者，但对于诊断上的"晚中求早"，则还是有其重要的临床价值。有不少患者，在就诊中医之前，往往未经西医专科检查或理化诊断，而病人根本不知已患癌肿，但实际上内在的慢性病灶已经恶变。这时，如能掌握舌诊要领而见微知著，对舌见败象者参之以现代医学之 X 线、化验及病理切片等诊断方法，则往往能求得早期确诊或"晚中求早"（相对性早期诊断）。当经过精确辨治后，如"败象"消失而代之以舌质红活有津或呈淡红活润者，则表明药证相符，乃是病有转机，或肿块缩小甚至消失之邪退正复的佳象。就食道癌而言，在初期则多见舌质偏红而舌苔薄腻，此乃患者痰气交阻的病理变化所致。如进一步发展，则为痰瘀互结，甚或津枯热结，故中期舌质多为质红或带青紫，甚则红绛或呈镜面舌。至晚期则往往质红无泽，或光剥无苔，或舌淡无华而在舌中段呈淡灰色干晦枯萎底里之败象，此为"脏气不至"之重症。与食道癌相同，这种败象，对于胃癌的临床初筛性诊断也有相当价值。例如旧有胃溃疡等病史的患者，当舌呈上述败象时，则应提高对胃癌的临床警觉，在注意保护性医疗的前提下，应及时建议患者进行胃肠 X 线钡透或行胃镜检查，加以参照，而由上述中西医两法合诊而获得吻合并求得确诊者，则不乏临床实例。

（二）恶性肿瘤脉诊心得

1. 脉诊在恶性肿瘤诊断上的理论机制

《素问·脉要精微论》说："微妙在脉，不可不察，察之有纪，从阴阳始。"《灵枢·小针解》谓："按其脉，知其病，命曰神。"《素问·经脉别论》更指出："气口成寸，以决死生。"可见脉诊在诊断疾病，辨别病机，指导立法，观察疗效和推断预后等方面，均有其独特作用。笔者认为，在肿瘤诊断上，脉诊亦当属医者之先务。鉴于癌肿形成和发展的内在病理状况，大都从切脉而得。故如能深得脉诊要领，则对于提高癌症临床诊断技巧及指导辨证用药，均有裨益。

2. 癌肿的脉象辨析及临床意义

根据笔者临床经验，若从判断疾病的顺逆来看，则脉证相应者为顺，不相应者为逆。例如癌肿早期，病属有余之症，若见脉洪、数、实谓脉证相应，为顺，表示邪实正盛，正尚足以抗邪；若反见沉、细、弱则谓脉证相反为逆，说明邪盛正衰，易致邪陷转移。若新病，如癌肿早期，脉见沉细微弱，说明正气已衰；久病，如癌肿中晚期，反见浮洪数实，则表示正衰而邪不退，均属逆证。因此，脉诊可以揭示癌肿患者邪正的盛衰，同时也可为治疗及预后提示依据。再者，癌肿患者的脉象往往以弦、滑、细、虚四种为多见。这与癌肿患者机体内部的病理改变密切相关，弦、滑两脉反映了机体内部气血瘀滞及痰火壅盛；而细脉多属气血两亏，当严重贫血或晚期患者则多见虚脉。另外，就癌肿病变过程而言，一般在未转移之早期，脉宜有余；已转移之晚期而见到有余之脉，为毒气正盛，当用攻毒为主；已转移之晚期而见到有余之脉，这是正气滞而毒气盛，则当清火以化毒。已转移之晚期而见不足之脉，是正气已虚，宜补正为主。若未转移之早期而见到不足之脉，此乃正气虚而毒气陷，则当补正以抗毒。

3. 舌脉诊在癌肿治疗上的应用心得

（1）作为确定治疗原则的重要依据：肿瘤病因不同，临床表现各异，在病程中又有个体差异之不同。即或同一患者，在肿瘤发展过程中，病情也不断变化，故治疗时必须正确处理其标本关系，"急则治标，急救留人而后治其病则病可治，缓则治本，治病留人而本治标自愈"。就癌肿的扶正祛邪而言，得病初期常表现为"正盛邪实"的证候群，其舌脉象则多为舌红或紫绛（而其舌质之底里尚可呈活润有津之象），苔薄腻或黄腻，脉弦滑或滑数，这是火毒郁结、痰湿内蕴、气滞血瘀而正气尚盛、胃气未败之象，故立法攻邪为主，扶正为辅。晚期则表现为正虚邪实，其舌脉象多表现为，舌红绛质干燥而瘦，或舌淡白而底里死晦不活；苔厚腻而燥裂，或光剥而无苔；脉虚细而带滑，或脉沉而带弦，或脉细涩而欲绝。故晚期立法当扶正为主，候正气渐复而酌情扶正攻邪。

（2）作为临证处方用药和加减化裁的指南：癌肿患者多表现为气滞血瘀、痰结湿聚、火毒内盛，或气血两虚、阴虚火旺、正虚邪实等类型。故在针对病机而立法处方用药时，也常以舌脉象作为指南。如气滞型为主的癌肿患者，其舌苔常薄白或薄腻，而脉象多为弦细而涩，故治当理气散结降逆为法。临床可用流气饮或旋覆代赭汤加减；如血瘀型为主的癌肿患者，其舌质往往紫暗而可见黯斑，脉象则多为细涩，故治当活血逐瘀佐以理气为法，临床可选用抵当汤或化瘀回生丹加减；如痰结湿聚型为主的癌肿患者，其舌苔多腻而脉多濡滑之象，故法当利湿燥湿、化痰软坚，临床可选用海藻玉壶汤或小陷胸汤加减；如以阴虚火旺型为主的肿癌患者，其舌质多为红绛而燥，舌苔黄燥或光剥，而脉象则常为细数或弦细带滑，故治当养阴清热解毒为法，临床可选用犀角地黄汤或增液承气汤加减；以气血两虚为主的癌症患者，则往往是晚期阴虚血脱者，其舌质多呈淡白无华或底里不活干枯淡灰，而脉象常见沉细虚涩，故治当益气养血为先，继以扶正抗癌为法，临床可选用十全大补汤或香贝养荣汤加减。

（3）作为辨别疗效和预后的标尺：根据笔者实践，凡是对癌肿进行精确辨证施治后前来复诊的患者，往往不需病家告诉药后情况，就可从察舌切脉中判定前方疗效的十之八九。例如，若患者之舌质由淡白晦暗或灰败干枯之死象，转为底里鲜活而质润，由苔腻而转为苔松，由舌质紫而转红，或由舌绛而转红润；其脉由弦数而转缓滑，或由虚细而转有力，或由涩而转细滑，皆属好转之佳象，说明前方药证相符，病有转机，预后良好。反之，如舌质依然淡白晦暗，或淡灰干枯不活，或紫绛干枯底里不活；脉象依然弦数，或虚细欲绝，均表明舌脉皆呈死象，病属凶险，此乃病入膏肓，药力不逮，或邪盛正衰，癌毒广泛转移，病情急剧恶化，皆属预后不良。此时此刻，医者更需聚精会神，细察舌象之微，深究寸口之变，明辨善恶，分清标本，抓住时机，审慎治则，精选方药，急救留人，并参之以中西医两法，以冀挽危救逆于千钧一发，则庶几可望变"不治"为"可治"，延长寿命，带癌生存。

（三）治疗经验探析

有鉴于上，笔者对于肿瘤之诊治，首重舌脉，但并不排除整体指导下辨证和辨病相兼的原则。即从局部以窥整体，察外候以测内变，并将舌脉诊融贯于整个诊断、治疗和用药的全过程之中。至于如何使晚期危重癌瘤患者能化险为夷，尚有一个活法圆机问题，个人体会，必须注意五个关系：一是应抓住其病理本质，达到审证求因、"治病求本"之目的；二是应重视辨证与辨病的结合，以把握其肿瘤的病位、病机和病性，根据患者个体差异和病机不同，分型论治，达到"药中肯綮"之目的；三是应分别局部与整体的关系，如当整体情况处于较佳状态时，治疗则偏重于局部病变的攻伐，而晚期患者全身虚弱，或者肿瘤已经广泛转移之时，则必须侧重整体机能的维护，特别是应着眼于调理脾胃，补气益血，通过保"后天之本"，增强患者抗癌能力，以达到延长生命之目的；四是应审慎掌握标本缓急，做到施治投药恰到好处，特别是当恶性肿瘤出现标本错杂之时，治疗上常须标本兼顾，并妥施"急救留人"或"治根固本"之法，若病急而乱投抗癌成方，则无异"刻舟求剑"，贻误病情，抑或适得其反，势所必然；五是应在辨证施治的基础上，恰如其分地融专病专方和单验偏方于一炉，合中西两法于一统，即正确的综合治疗方案，亦为实行活法圆机之关键。笔者认为，只要对每一个肿瘤患者，能够建立合理综合的治疗方案，有机地注意以上五个环节，并在临证中掌握舌脉象特征作为每一环节的主要依据，才能在肿瘤施治中"活法圆机"，取得较好疗效。

（四）病案举例

1. 陆某，男，54岁，绍兴县陶堰镇农民。1978年12月18日就诊。

首诊：患者脘腹作胀，饮食难下，食后不久，即行呕出，已罹患月余。面色萎黄，倦怠乏力，两足浮肿，脉来沉细尺弱，舌淡无华而舌中脾胃区已呈1cm×1cm左右淡灰色底里不活之"败象"。此属脾阳不振，胃气上逆，癌变可疑，乃建议X线胃肠钡透（待报告）。先拟温中健脾、和胃降逆并抗癌之法，投理中汤并旋覆代赭石汤加减，并酌加抗癌专品。

淡附块10g，潞党参15g，焦冬术15g，云茯苓12g，旋覆花10g（包），代赭石30g，法半夏12g，炒九香虫10g，蜣螂虫10g，鸡内金10g，藤梨根30g。3剂。

二诊：复诊见放射线X线钡透报告，提示"胃癌"，建议进一步胃镜及病理切片检查，但患者因经济困难拒绝，要求纯中药治疗。而服上方后，察其舌质则由败象转为淡红润活，舌中段底里不活之变亦显有缩小，且脉转细缓，可见前方药证相符，病有转机。再参以患者喜告药后胃脘觉舒、食后不呕和纳谷转香等情，更证明主客观指标均属好转征兆，亦表明初诊时根据舌脉象之变而初筛为胃癌之准确性。前法既已奏效，毋庸更张法度，乃守原意续进5剂。

按：本例系脾阳不振，胃气上逆型胃癌。在临证时，主要通过察舌切脉而获得初筛，经X线钡透，证明吻合而确诊。又根据舌、脉、症而辨证、立法、处方，辨别疗效和预后。因药证相符，故叠进上方出入共90余剂，患者自觉症状消失。复查钡透摄像，已无胃癌征象。至今起居自理，并能参加一些轻便劳动。

2. 吴某，女55岁，绍兴市退休职工，1975年3月20日就诊。

一诊：患者经杭州某院手术探查，病理切片确诊为胃未分化腺癌，未作手术根治术而坚决要求中医专科治疗。症见形瘦如柴，倦怠乏力，胃脘胀痛，灼热嘈杂，口燥渴饮，舌红光剥，中呈"败象"，脉象虚细而数。此乃正虚邪盛，癌热炽盛而胃阴已伤之象，治当扶正为主，抗癌为辅，拟养阴益胃、清热抗癌之法。

霍石斛、鲜生地、麦门冬、太子参、藤梨根、重楼各30g，鸡内金、蜣螂虫、干蟾皮各10g，生晒术12g。5剂。

二诊：药后舌转红润，且中段"败象"范围缩小，脉来细缓，患者自诉食欲增加，胃脘觉舒。此乃正复邪抑，胃气来复，胃阴滋生之佳象，前法奏效，当仍守原意，适当加重抗癌专品，原方加蛇舌草30g，嘱服7剂。

按：该例患者，从舌象之质红光剥无苔且中段呈干灰"败象"而断为热盛伤阴型胃癌，经养阴益胃、清热抗癌之法，获得良效，连续治疗1年余，自觉症状消失，饮食起居复常。随访5年，迄今能从事家务劳动。

（本文由常青撰写，发表于《浙江中医杂志》1981年第12期）

三、自拟消瘤饮治疗消化道中晚期癌肿45例疗效观察

近年来，笔者运用自拟方消瘤饮，治疗消化道中晚期癌肿45例，取得了较好的疗效。现小结于下。

（一）一般资料

本组共45例，男31例，女14例；年龄38~71岁，平均年龄56岁；病程最长15年，最短半年，平均3.5年。均系省肿瘤医院或县、市以上医院确诊的病例。其中胃癌21例，大肠癌10例，肝癌10例，食道癌4例。经过手术治疗8例，化疗10例。

（二）治疗方药

消瘤饮药物组成：藤梨根10g，莪术、田七、八月札各15g，守宫2条，制大黄10g，鸡内金、灵芝、黄芪、无花果、墓头回各30g。

（三）治疗结果

1. 疗效标准

①临床治愈：自觉症状及体检阳性征象消失，恢复一定劳动能力，具体分三级：一级，连续观察 6 年以上无复发者；二级，连续观察 3~5 年无复发者；三级，连续观察 1~3 年无复发者。

②显效：症状基本消失，癌灶缩小一半以上，其他体检有明显好转。具体分二级：一级，观察半年至 1 年不再发展者；二级，观察 3~5 个月不再发展者。

③有效：症状有所改善，病情基本稳定，观察在 1 个月以上者。

④无效：症状及实验室检查无改善，病情继续发展者。

2. 治疗结果

临床治愈 2 例，显效 5 例，有效 22 例，无效 16 例。其中胃癌 21 例，治愈 1 例，显效 3 例，有效 10 例，无效 7 例；大肠癌 10 例，显效 1 例，有效 7 例，无效 2 例；肝癌 10 例，治愈 1 例，显效 1 例，有效 3 例，无效 5 例；食道癌 4 例，有效 2 例，无效 2 例。又，中药疗效与手术、放疗、化疗的关系，纯中药治疗治愈 1 例，显效 1 例，有效 15 例，无效 10 例；手术后中药治疗治愈 1 例，显效 2 例，有效 2 例，无效 3 例；化疗合中药治疗显效 2 例，有效 5 例，无效 3 例。

以上服药时间最短 1 个月，最长 18 个月。观察生存期最长 10 年以上 1 例，5~7 年 1 例，3~5 年 5 例，1~3 年 1 例，半年至 1 年 5 例。

病案举例

例 1 陈某，女，49 岁，1974 年 8 月初诊。患者经某三甲医院行手术探查，病理切片确诊为胃未分化腺癌。因慑于手术，遂用化疗。其后形瘦如柴，饮食难下，眩晕乏力，胃脘胀痛，嘈杂口干，日甚一日。3 月后竟卧床不起，遂求治于中医。察其舌质光红而干，舌中脾胃区呈底里不活之败象，脉弦细而数。证属气阴两衰，热毒聚胃之胃癌晚期重症，治拟养阴益气、运脾清胃。用消瘤饮为主，加石斛、生地黄等，连续服药达半年，自觉症状消失，体重增至 49kg，每餐可进 3 两，即上班工作，直至退休，迄今随访仍健在。

例 2 张某，男 51 岁。患者 1970 年 11 月，由某省会医院确诊为结肠癌晚期，经住院行化疗加中药治疗，至 1971 年 3 月初，因全身转移、病情恶化，抢救两周无效，遂回绍准备后事，家属邀治。症见药食难下，大便秘结已达半月，形瘦如柴，腹胀坚硬，语微如丝，口渴欲饮而张口艰难，舌体瘦小而内缩，舌尖红绛而苔厚腻焦黄燥裂，脉象沉芤而数。证属火毒内盛，燔灼脏腑，煎枯津液，兼以癌性腹水秽浊蓄结郁滞而致腑气不通，邪盛正竭，危及生机。宜急则治标，甚者独行，先攻而后补，并结合西药补液，治拟攻下抗癌、养阴增液为法，药用生大黄、八月札、西洋参、生地、霍石斛、玄明粉、枳实、藤梨根、墓头回、守宫、蜣螂虫、鸡内金，2剂。服后秽浊俱下，遂觉腹部舒软，腹痛大减，而药食已能徐徐咽下，危候得解，生机已留，改扶正伐癌之扶正汤合消瘤饮交替续进月余，自觉症状大部分消失，胃纳增至每天8两，体力明显增加，并能下床步行。后续服补虚消癌、和胃理肠之剂半年，随访观察存活2年零3个月，生活自理一如常人。后因它病失治而终。

例3 李某，男，46岁。患者于1989年6月，因血吸虫病肝硬化伴发肝癌，在上海某医院行肝右叶部分切除术，继用化疗，于1990年9月因白细胞严重减少而停用。随后不久渐即病情恶化，面色黯红带黑，形瘦如柴，肝区胀痛，大便干结，小便短黄，肝掌明显，纳钝，口苦乏力，而呈恶液质临危状态，遂由家人抬至求诊。其脉弦细而缓，舌黯红而舌边紫斑累累，呈热毒蕴结，肝阴耗伤，脾运无权之肝癌晚期危证，急以解毒化瘀，养肝运脾，通腑利胆之法。药用消瘤饮加平地木、龙葵、广金钱。1周后，黄退痛止，二便得调，纳增达每餐3两，可步行复诊。后续以消瘤饮合扶正汤交替使用，观察至今已半年余，健在上班。AFP转阴。

（四）讨论与体会

曾观察恶性肿瘤患者百余例，由于病情均已进入中、晚期，大多数患者不能耐受化疗或放疗，因而病情很难控制，生存期很短，生存质量亦差。如此，笔者试图从中医中药上寻找突破口。从中医观点看，本病多由气血偏虚，肝脾失调，腑气不畅，痰瘀热毒内聚日久所致，遂拟订了以抗癌消瘤扶正健脾为主的消瘤饮，选用墓头回软坚解毒、清热燥湿、止血消肿；藤梨根解毒散结、健脾和胃；莪术活血祛瘀，软坚散结，有消瘤之功；守宫散结软坚，可以毒攻毒；八月札理气活血，消瘤散结；田七活血祛瘀兼有扶正益气、提高机体免疫机能的作用；大黄清热通腑，活血化瘀，荡涤消化道积聚，达到六腑以通为用之目的；鸡内金健脾开胃，助消化，使病人服药后，不伤脾胃；灵芝、黄芪、无花果扶正健脾抗癌。全方具有解毒抗癌、软坚消结、扶正健脾之功，经临床应用，不但显著改善症状，延长患者的生存期，且无副作用，不伤脾胃，病人乐于服用。

（本文由常青撰写，发表于《浙江中医杂志》1992 年第 11 期）

四、简论中医对肺癌的认识及规范化治疗

近年来，国内外一些学者运用中医药治疗肺癌取得了比较可喜的成果，但民间常依赖所谓单方偏方加以治疗，故其不良反应及毒副作用层出不穷，以致影响或干扰肺癌病人的生存质量，失去根治机会，同时也鉴于目前全国统编中医本科教材中，尚缺乏对肺癌的规范化证治章节，为此笔者参阅文献，结合个人师从全国名老中医药专家学术传承指导老师常青教授治癌经验，从进一步深化中医对肺癌的认识出发，提出肺癌的中医药规范化诊疗问题，以完善并升华这一课题。

1. 关于中医对肺癌的认识

本病在中医学中，多归属于"息贲"、"肺痈"、"肺疽"、"肺痿"等范畴。早在《黄帝内经》、《难经》中就有类似肺癌证候的描述。近年来，中医学对于肺癌的病机多责之于人体正气虚损，脏腑功能失调，外邪阻滞于肺，长期郁积胸中，则肺气失宣，血行凝滞而形成肿块所致。我们在临床中，通过扶正与祛邪结合，中医药与放化疗或手术相结合，对肺癌患者不仅可显著改善症状，提高生存质量，而且能够延长存活期，提高远期疗效，展示出中医、中西医结合治疗肺癌的优势。

2. 关于病因病机

本病的发生主要是由于正气虚损，阴阳失调，使人体脏腑功能发生障碍，机体抵抗力降低，外邪乘虚而入，一旦停留于肺而邪积胸中，则致肺气失于宣肃，脾气失于健运，气机不畅，络脉受阻，血行凝滞，湿蕴痰聚，从而导致肺癌。故本病是一个因虚而得病，因虚而致实，整体属虚而局部属实的全身性疾病。故其病因病机可归纳如下：

（1）毒邪袭肺：外界邪毒侵袭于肺，宣肃失司，气血瘀滞，渐成瘤块。

（2）痰毒凝聚：脾失运化，湿浊内生，痰凝毒遏肺络，久而形成瘤块。

（3）肝郁邪乘：肝郁气滞或木火刑金，再加外邪、毒气入体，则可引起肺脏气阴亏损，痰毒踞之，日久则滞而成瘤。

（4）正气虚弱："邪之所凑，其气必虚，"正气内虚乃为肺癌之主要原因。若适逢外受邪毒，或长年吸烟，或吸入有害物质，或长期慢性炎症，均可致肺阴灼伤，气机阻塞，血行阻滞，而成积块。

· 265 ·

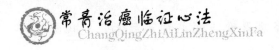

3. 关于诊断要点

（1）临床表现

①呼吸系统症状：常见咳嗽、咳痰，但多为阵发性干咳或伴少量黏痰，甚则痰中带血或少量咯血，而晚期可有致命性大咯血。若癌肿有胸膜转移者则可出现尖锐胸痛，并多有呼吸困难。支气管不全阻塞时，可出现局限性哮喘声及水肿。

②全身性症状：非特异表现有疲乏、食欲不振和体重减轻等。肿瘤坏死或并发感染时可有发热，或引起骨关节疼痛，或肥大性骨关节瘤，以及男性乳房发育症等。

③转移性症状：如向脑、胃、肝等转移均可产生相应的症状；如肺癌压迫喉迫神经则可引起声音嘶哑。

（2）实验室检查

①X射线检查，包括 CR、CT、MR 等检查。

②痰细胞学检查。

③纤维支气管镜检查并活体组织检查。

④肺同位素扫描。

⑤活体组织检查。

⑥实验室肿瘤指标测定。

4. 关于治疗方法

笔者体会，单方偏方缺乏可重复性，也违背中医辨证论治整体观和活法圆机之原则，并不可取。为此本病应在中医理论指导下，根据个体化原则，分清邪正虚实和病因病机，予以立方遣药，要根据局部与整体相结合的原则，使辨证施治与辨病治疗、扶正治疗与抗癌治疗密切结合。又因本病大多以本虚标实为特点，而本虚多为肺肾阴虚或脾肺气虚，标实多由痰浊及毒热瘀血为患，故临证施治务求掌握证型病机而药中肯綮，这是提高临床疗效之关键。笔者在临床上通过不断深化并规范辨证论治，将肺癌分为以下 6 型：

（1）阴虚毒热型

主症：咳呛气逆，痰少质黏，咯吐不利，或痰中带血，或少量咯血，心烦少寐，潮热盗汗，口干便干，咽燥声哑，舌质红或暗红，苔薄黄或少苔或光剥苔，脉细数。

治法：滋阴解毒。

方药：沙参麦冬汤合百合固金汤加减（《医方集解》方），笔者经验用药如下：

南沙参，北沙参，天麦冬，地骨皮，桃杏仁，川贝，象贝，炙鳖甲，全瓜蒌，半枝莲，白花蛇舌草，石见穿，徐长卿，山海螺，鱼腥草等。

（2）肺脾气虚型

主症：咳嗽气短，痰多色白，神疲乏力，胸闷纳少，腹胀便溏，动则汗出，舌质淡，边有齿痕，苔白腻，脉细缓或濡滑。

治法：益气健脾，化痰消瘤。

方药：香砂六君子汤化裁（《中国医学大辞典》方）。

笔者经验用药如下：

太子参，茯苓，黄精，黄芪，白术，法半夏，橘皮，橘络，制香附，砂仁，炙甘草，白花蛇舌草等。

（3）痰浊壅肺型

主症：痰多咳重，气喘痰鸣，胸闷纳呆，便溏虚肿，神疲乏力，胸痛发憋，舌质暗或胖淡，苔白腻或黄腻，脉弦滑或滑数。

治法：化痰祛浊，解毒清肺。

方药：导痰汤合葶苈大枣泻肺汤化裁（《济生方》）。

笔者经验用药如下：

苍术，白术，云苓，生米仁，姜半夏，制南星，桃杏仁，葶苈子，半枝莲，白花蛇舌草，龙葵，猫爪草，大枣等。

（4）气血瘀滞型

主症：咳嗽不畅，气急胸痛，如锥如刺，便秘口干，痰血暗红，唇暗舌绛，舌有瘀斑，苔薄黄，脉弦细或细涩。

治法：理气活血，化痰解毒。

方药：桃红四物汤合五灵散化裁（《济阴纲目方》）。

笔者经验用药如下：

桃仁，红花，赤芍，三七粉，杏仁，川贝，象贝，猫爪草，干蟾，石见穿，茜草根，铁树叶等。

（5）肺肾两虚型

主症：咳嗽气短，动则喘促，咳痰无力，胸闷腹胀，面色苍白，腰膝酸软，身倦乏力，自汗便溏，肢凉畏寒，脉沉细无力，左寸及尺脉弱，舌质偏淡，苔白或白腻。

治法：肺肾两补，扶正消瘤。

方药：理中汤合四神丸化裁（《内科摘要方》）。

笔者经验用药如下：

太子参，白术，云苓，女贞子，补骨脂，制南星，淫羊藿，山海螺，冬虫夏草，蜂房，僵蚕，附子等。

（6）气阴两亏型

主症：胸背部隐隐作痛，咳声低弱，神疲乏力，五心烦热，自汗盗汗，舌质红苔少，脉沉细数。

治法：益气养阴，清肺解毒。

方药：四君子汤合清燥救肺汤化裁。

笔者经验用药如下：

太子参，白术，茯苓，沙参，麦冬，石斛，芦根，鱼腥草，猫爪草，半枝莲，生甘草等。

此外，肺癌证型复杂，且合并症多，故应随证加减。兹将笔者经验介绍如下：

若痰中带血可酌加藕节、白茅根、仙鹤草、旱莲草、蜂房、三七、白及、花蕊石、地榆、云南白药等。

若自汗气短可酌加人参、冬虫草、浮小麦、五味子、煅龙牡、生黄芪等。

若高热不退可酌加大青叶、青蒿、黄芩、丹皮、生石膏、紫草、羚羊角、牛黄清热散、紫雪散等。

若胸背疼痛可酌加延胡、白屈菜、苏木、乳香、没药、全蝎、威灵仙等。

若大便干结可酌加大黄、生地、玄参、知母、郁李仁、火麻仁、番泻叶等。

若胸腔积液可酌加葶苈子、桑白皮、生米仁、败酱草、水红花子、商陆、车前草、猪苓等。

若颈部肿核可酌加猫爪草、山慈菇、夏枯草、土贝母、生蛤壳、穿山甲、水蛭、僵蚕、斑蝥、西黄丸、小金丹等。

5. 典型病例

俞某，男，65岁，退休教师，2006年10月确诊为左上肺鳞癌，行化疗6次后，发现结肠局部转移，而求诊于常青教授。刻诊：咳嗽，痰中带血丝，气短，乏力，纳呆，大便干秘，盗汗恶风，舌暗边有瘀斑，苔薄白润，脉细滑弦结，证属本虚标实，气阴两虚，而痰瘀阻肺，拟益气养阴、化瘀涤痰，佐以培土生金，旨在扶正抗癌。

处方：生晒参9g，莪术、白术各30g，枫斗12g，川贝、象贝各15g，姜半夏15g，原三七30g，生米仁30g，白英30g，蛇舌草30g，煅花蕊石30g，白及片15g，炒二芽各15g，全瓜蒌15g，生大黄（后入）10g。7剂。

二诊：药后便通血止，胃纳转香，脉转细滑，原方去三七、大黄、瓜蒌，加白头翁、蛇六谷各30g，其后病情日益好转，体重随之增加，复查肿瘤指标均在正常范围，患者大喜，乃告之：注意谨防感冒，适当锻炼，调摄心情，谨记饮食宜忌。至今临床治愈已1年，已能参加社区居委会工作。

（本文由常胜撰写，常青指导，发表于《实用中医内科杂志》2009年第9期）

五、常青教授在胃癌前病变诊治中对症治疗经验探析

就胃癌而言，中、重度不完全性结肠型肠上皮化生和异型增生称为胃癌的癌前病变，常在慢性萎缩性胃炎基础上伴随发生。常青教授把病理诊断的重症萎缩性胃炎及中、重度不完全性结肠型肠上皮化生和异型增生作为胃癌的先兆病症，并积极治疗，认为胃癌前病变的治疗目标不仅在于改善患者症状，提高患者生活质量，更在于改善、逆转和力争消除病理改变，治疗未病，防止胃癌发生。常青教授在诊治胃癌前病变时，注重在辨病与辨证基础上进行必要而恰当的对症治疗，常可收到事半功倍之效。导师在胃癌前病变诊治时的对症治疗，主要运用于以下两方面：一是辨主症，解决主要矛盾；二是察兼症，兼顾次要矛盾。

（一）辨主症，解决主要矛盾

胃癌癌前病变依据其主症的不同，可分别归属中医学"胃脘痛"、"胃痞"、"痞满"、"嗳气"、"嘈杂"、"反酸"等范畴。如胃癌前病变以胃胀为主症时，常反映肝胃不和，气机郁滞为主要病机，治疗需以疏肝理气、和胃止痛为主；胃癌前病变以胃痞为主症时，常反映病机寒热夹杂，湿阻热郁气滞，治疗当以辛开苦降、寒热并调为重点；胃癌前病变以胃脘隐痛为主症时，常反映中虚失养，胃络不和为病机之侧重点，治疗重在补虚养胃，和中缓急。可见疾病主症的不同与变化，常常提示病机侧重点的转化，治疗的重点与方法也常常随之改变。治疗胃癌前病变要善于抓主症，要重视研究不同主症在同一疾病中产生的机制，使辨证论治更加有的放矢。还要重视研究每一主症的表现形式、轻重变化及其与疾病病理演变的关系，把握了胃癌前病变的主症及其提示的主要病机，治疗就有了大方向，有利于提高辨证的准确性，提高对疾病的辨治能力。当然，在重视主症对病机侧重的提示作用之时，必须证症结合，着力解决主要矛盾。如前述胃癌前病变以胃脘隐痛为主症时，常反映中虚失养、胃络不和为病机之侧重点，治疗重在补虚养胃、和中缓急，

在具体临证时，则必须进一步辨别虚在脾还是胃，是气虚、阴虚还是阳虚。如果患者舌质光红少苔，多按胃阴不足论治；若见患者舌质淡胖，边有齿印，则可辨为脾胃虚弱或虚寒证。

再者，在辨病辨证基础上，针对疾病主症或重要症状，加用某些特异性较强的药物或方剂，进行必要的对症治疗，"头痛医头，脚痛医脚"，使症状得到缓解或消除，有利于加强治疗的针对性，减轻病人痛苦，坚定患者治疗的信心，提高临床疗效。如对于胃癌前病变之胃脘痛一症，常青教授常用元胡、八月札、鸡矢藤疏肝行气，化瘀止痛；胃胀则习以川朴花配代代花，辛而不燥，行气消胀；嘈杂、反酸者必合左金丸；便溏泄泻者，每加海螵蛸、地锦草等，进行专症专药加减治疗。

根据药理研究，对某些病理改变或指标，加用针对性较强的药物，实际上也多是对症治疗。值得一提的是，参考中药药理作用用药，必须注重运用中医理论，在辨证论治的原则下配合使用。《医学源流论·方药离合论》指出："方之既成，能使药各全其性，亦能使药各失其性……若夫按病用药，药虽切中，而立方无法，谓之有药无方。"若一味按药理作用堆砌药物，则难以适应病证的具体情况与患者个体差异，且可能虚虚实实，产生一定的毒副作用。如根据胃镜和病理检查结果，对肠上皮化生，或有 Hp 感染者，常青教授在辨证用药为主的同时，适当加入 2~3 味针对性用药，较为常用的药如蒲公英、白花蛇舌草、藤梨根、仙鹤草、莪术、黄芩等。若将中药药理作用与其性味功用结合起来，在辨证论治原则指导下选择适当的辨病对症专药不失为有效之举。例如脾胃虚弱或脾胃虚寒者，当健脾和胃，温中补虚，选用仙鹤草、莪术为宜；湿热中阻或寒热错杂者，当清热化湿，辛开苦降，若见便秘者，用蒲公英配海螵蛸较好，兼便溏者，投黄连、黄芩为佳。切不可盲目根据实验研究的药理作用，来堆砌药物，以犯有药无方之弊。不注意辨证用药，对改善病情往往无补，甚至适得其反。

（二）察兼症，兼顾次要矛盾

在明确疾病基本病机的前提下，辨证论治时，需注意对兼症的识别与治疗，因为兼症虽非矛盾主要方面，但次要矛盾的解决有助于主要矛盾的解决，况且兼症可以在一定条件下上升为主要矛盾。对兼症的治疗，除了常规的对症治疗外，常常需要通过辨兼证，加减用药。及时、恰当地处理好兼症，能使治疗既突出重点，又兼顾一般，从而为胃癌前病变辨证论治的顺利开展创造良好的条件。例如胃癌前病变兼胁痛症状者，提示肝胃同病，治胃须顾肝，常青教授常在辨证论治之时，加用元胡、柴胡、甘松之类以疏肝和胃；"胃不和则卧不安"，"卧不安"则又常常加剧"胃不和"，因此对于胃癌前病变兼寐劣症状者，常青教授常加夜交藤、合欢皮、甘松，若苔腻者，则用制半夏、北秫米，以安神和胃，心胃同治。

胃癌前病变诊治中的对症治疗对于防治未病，降低胃癌发病率，增强治疗的针对性和全面性具有现实意义，值得我们重视和研究。然而，症状毕竟是疾病的现象，机械地见症治症，不但难以取得良好效果，而且具有一定的盲目性，有时甚至贻误病机。因此常青教授强调胃癌前病变的对症治疗，必须结合辨病和辨证，在明确疾病诊断与基本病机的基础上，作必要的对症处理。

（本文由童舜华撰写，常青指导，发表于《浙江中医药大学学报》2011年第2期）

六、常青论治中晚期胃癌特色探析

常青主仕医师系全国名老中医药专家学术经验继承工作指导老师，浙江省名中医，从医40余载，学验俱丰，屡起沉疴，擅长内妇科疑难病症的治疗，尤对恶性肿瘤具有独到经验。笔者幼承庭训，院校毕业后又有幸师从常师，深受教诲，领悟良多，现就常师论治中晚期胃癌临证特色作一探析。

1. 善调后天重脾胃，"难病取中"挽重危

常师认为，中晚期胃癌属疑难重症，病机错综复杂，然中虚邪实为其主要病理特点。病程中"积之成也"，往往先由正气不足，而后邪气踞之，邪踞之后则重伤正气，使病情加重、发展，从而形成恶性循环。故其正虚为本，邪实为标。正如《脾胃论》所云："元气之充足皆由脾胃之元气无所伤，而后能滋养元气，若胃气之本弱，饮食自倍，则脾胃之气既伤，而元气亦不能充。"常师指出，正虚当以后天脾胃虚为关键，强调脾胃功能之盛衰对于恶性肿瘤之形成发展和康复至为重要。若脾胃功能正常，正气强盛而邪不可干，则肿瘤细胞必受抑制；若脾胃虚弱而百病丛生，则肿瘤必然进展或转移。常师临证善用李杲之经典方化裁创新，将补中益气汤、半夏枳术丸等加入其自拟的扶中消瘤方中而随证加减，多收桴鼓之效。临证凡遇各种胃癌转移复发之重危症，亦屡屡以健脾和胃、振奋中州为首务和敲门砖，使许多重症胃癌患者先达到药石可进、六腑为用、五脏乃安之目的，然后才可伺机抗癌，或标本兼顾，或甚者独行，不仅提高了中医治癌的疗效，而且有稳中求速之妙。由于这一经验在肿瘤临证中屡试不爽，故常师简称为"难病取中"法。我体

会，许多中晚期胃癌患者，之所以常能使其转危为安，实与其健脾和胃、补中益气、抑肝扶脾、安胃畅腑和扶中消瘤等"难病取中"法独到经验的精当运用息息相关。

2. 抢夺先机"治未病"，截断扭转防转移

常师在长期临证中一直十分强调与推崇"上工不治已病，治未病"之古训，认为为了力求高效防治胃癌，更应立足于"治未病"而统筹始终。仲景"见肝之病，知肝传脾，当先实脾"的经典之言，应当在胃癌治未病过程中举一反三推而广之，临证应以"疏肝和胃实脾整肠"为先务和要务，这种必先安未受邪之地的经验，是常师贯穿于整个胃癌治疗始终的基本法则，成为截断进展，扭转转移，防控癌痛和力争带癌优质生存的有效抓手。

3. 调节五脏安中洲，重取阳明"和"为期

常师认为，胃者五脏之本，"五脏相通，移皆有次"。五脏之邪皆可犯胃致病。若脾运失常，则可致胃的受纳腐熟功能异常，从而出现纳少便溏、恶心呕吐、脘腹痞满等症；如肝气郁结，木不疏土，可致痞满不食等症；若肝气横逆，直犯胃腑，则生脘腹胀满、恶心嗳气和痛连胁背等症；若肾之阴阳失调，又可致中虚失运，或胃燥失纳而胃中灼热、大便秘结，或脾肾阳虚而脘痞便溏等；若肺脏受邪，肃降无权，则胃气壅而上逆，可见呕恶、脘胀等症；若心火亢盛，乘于脾胃之位，则生心悸呃噫诸症。可见五脏病变，均可导致胃癌的形成与发展，故常师每以"调五脏，和脾胃"、重取阳明以"和"为期指导用药，从而较好地提高了中晚期胃癌的临床疗效。

4. 辨证审机识标本，扶正抗癌巧定夺

常师每每强调要正确运用"正气内存，邪不可干"和"邪之所凑，其气必虚"的经典理论，恰当把握正邪的孰轻孰重和孰主孰次。他说：正气之内涵及其作用与现代医学所说的"免疫系统"、"防御能力"等甚为一致。"正虚邪实"是癌症发生、发展的根本原因，脾胃为后天之本，是扶养正气之基本场所，因此抚养后天之本至为重要。胃癌发生后，后天之本已损，而正气已虚，邪气更实。故当谨守"有胃气则生，无胃气则死"之旨，始终贯穿"扶正养胃，益气健脾"之大法，无论在胃癌早中晚期或手术放化疗后，均强调应以"不断扶中和胃"为其本，"适时祛邪抗癌"为其标。至于如何适时抗癌，我们遵循国医大师何任教授的教诲，通过临证实践，有两点体会：一是应在早中期胃癌病人或未作过手术、放化疗而正气尚可者，才可酌投抗癌峻烈之中药。二是应在通过正确扶正，胃气来复、气血较充的前提下，才可适时予以强力抗癌之品。如动物药守宫、干蟾皮、蜈蚣、全蝎、穿山甲及蜣螂虫等，植物药白花蛇舌草、蜀羊泉、龙葵、三叶青、蛇六谷、藤梨根、猫人参、七叶一枝花、猫爪草、马钱子、望江南、黄药子、大黄、商陆、半枝莲和红豆杉等，均应中病中标即止；若须长期服用，则应辨证配伍，相须相使，标本同顾，正邪兼理，方为妥帖。

5. 扶正施补因病异，巧用对药增功力

（1）扶正施补用药经验：治疗胃癌，常师善用"益气健脾养胃扶中"之药，以此贯穿治疗始终，如生晒参、党参、太子参、怀山药、黄芪、白术、茯苓、米仁、川朴花、刺猬皮、鸡内金、红枣、甘草等；若手术或放化疗后，骨髓抑制，血细胞下降，免疫力低下者，除上述中药外，常选加补肾生血养阴和胃之品，如枸杞、黄精、首乌、淫羊藿、鹿角片、西洋参、枫斗、龟甲、鳖甲、南北沙参、天麦冬、鸡血藤、女贞子、灵芝、绞股蓝及仙鹤草等。

（2）抗癌对药施用特色：常师治疗胃癌的对药运用亦颇具创意，如治疗胃癌疼痛常用八月札配鸡矢藤。鸡矢藤系茜草科多年生草本之藤，味微甘涩性平，气味带臭，具有祛风化湿、清热解毒和消肿止痛之功。八月札又名预知子，系木通科植物木通的未成熟果实，味苦性平，功能疏肝理气，散结止痛，善消瘰疬。两药合用则理气活血、消瘤散结而疼痛自除。又如健脾消瘤每投白术配莪术，莪术破血祛瘀，行气止痛，白术健脾益气，和中除湿，两药同用，既理气行气，又补气益气，既破血祛瘀，又健脾利湿，扶正祛邪，标本同治，适用于脾虚血瘀或血瘀湿阻之胃癌。再如治疗胃癌瘀热多用藤梨根配刺猬皮。藤梨根为猕猴桃科植物猕猴桃之根，味酸涩性凉，功专清热解毒、化湿止血、消瘤散结、健脾和胃，用于各种癌肿，尤以胃肠癌肿最为合拍。刺猬皮为脊椎动物刺猬的外皮，味苦性平，功专行气止痛、化瘀止酸，常用于胃痛伴泛酸出血者。二药同用，一清一养，补养结合则胃疾自愈。

6. 病案举例

宣某，女，54岁，2006年5月3日初诊。患者于2006年3月25日，因上腹部隐痛伴嗳气，食欲减退，经当地医院胃镜检查及病理切片确诊为胃癌，并于3月28日行胃癌手术治疗。术后病理示：低分化腺癌。化疗3次，但毒副反应严重，白细胞下降至 1.8×10^9/L 而终止化疗，2月后复查肿瘤指标，CEA、CA125、CA199均大幅升高，锁骨上淋巴结肿大，并出现癌性腹水，乃慕名求诊于常师。症见消瘦乏力，面色萎黄，纳呆恶心，脘胀腹大，舌质淡黯有齿印，苔腻润而根厚，舌下系带粗曲紫黯，脉呈细数弦滑而尺弱。常师认为，此属中气虚损、肝胃失和、痰瘀邪毒互结中焦，形成"大实有羸状，至虚有盛候"之重症。病机错杂，病情险恶，故宗"难病取中"之旨，乃拟健脾和胃扶中助运为先务，佐以消瘤导滞之品，以力挽狂澜。药用：炒白术、莪术、猪苓、茯苓各30g，生米仁60g，八月札、苏藿梗各15g，旋覆花（包煎）10g，川朴花30g，制守宫4条，龙葵、蛇舌草各30g，半枝莲60g，刺猬皮15g，鸡内金15g，生甘草10g。7剂后复诊，患者喜告脘腹痞胀显著好转，饮食转香，乃去旋覆花，加藤梨根60g，续进7剂。三诊后则脘腹胀满消失，纳食大增，察其神色脉舌均有明显好转，B超复查腹水消退大半。患者信心倍增，此后以上方为基础予以不断扶正，随证施治，伺机重投抗癌之品而持续治疗半年，体重增加至65kg，饮食起居一如常人，复查肿瘤指标CEA、CA125、CA199等均在正常范围，已恢复上班。

（本文由常胜撰写，常青指导，发表于《中医杂志》2010年第7期）

七、辨治癌性发热

发热是恶性肿瘤常见症状之一，其病因主要有合并感染、肿瘤组织坏死分解产生致热源。中医病机可概括为正虚邪实，毒瘀互结，郁而发热。由于发热只是病人的一个症状，临床上试图应用某些专方专药治疗，往往难收寸效。只有通过辨证，根据肿瘤患者正气强弱、肿瘤病理状况、发热热型等分型论治，方能收到一定效果。笔者将其分为实证、虚证、虚实夹杂三型进行治疗。

（1）实证发热：当肿瘤生长迅速，而人体正气较强盛时可见此型。身热稽留不退，体温多在38℃以上。其病机主要是毒瘀互结，正邪抗争。治宜解毒散瘀、通络和营法，用黄连解毒汤加味：黄连5g，黄芩12g，焦栀子10g，水牛角30g（或羚羊角6g，另炖兑入），蒲公英30g，七叶一枝花15g，柴胡6g，赤白芍各9g，红藤30g。大便秘结或不畅者，加酒大黄10g；湿热较重者，加生米仁30g，青蒿10g，茵陈、过路黄各30g。

（2）虚证发热：肿瘤患者正气严重受损，邪盛正衰，或手术、放疗、化疗后可见此型。热势可高可低，大多在37℃～38℃，发热时间较长。其病机主要是气津受戕，营阴亏耗。治宜益气养阴，扶正抗癌。用人参养荣汤加减：西洋参9g，生晒术12g，云茯苓10g，生黄芪15g，杭白芍15g，全当归10g，地骨皮15g，青蒿15g，银柴胡10g，山海螺30g，白花蛇舌草15g。阴虚甚者，酌加生地黄15g，麦冬12g，太子参15g；盗汗者，加豆衣15g；气虚甚者，加生晒参12g，怀山药15g；热度较高时，可加用片仔癀口服，或醒脑静注射液静滴。

（3）虚实夹杂发热：此型临床多见，热势可高可低，也可以是间歇性或弛张性。其病机多责诸正邪交争，气郁血虚，营卫不和。治宜扶正抗癌、疏郁养血、调和营卫。用丹栀逍遥散合桂枝汤加减：川桂枝 6g，杭白芍 12g，炙甘草 6g，大枣 12g，柴胡 9g，丹皮 9g，地骨皮 15g，黄芩 9g，当归 12g，广郁金 12g，夏枯草 15g，金荞麦 30g。

总之，癌性发热当根据不同情况，以解毒、化瘀、滋阴、甘温除热、疏郁、调和营卫数法并用，并顾及人体正气、胃气及肿瘤病灶等。切不可过用发散或苦寒之剂，以免耗气伤阴败胃，反使病情加重。

（本文由常青撰写，发表于《中医杂志》1994 年第 1 期）

八、辨治化疗引起的血细胞下降

抗癌化疗药物大多有比较明显的骨髓抑制副反应，尤以白细胞减少最明显，其次为血小板和红细胞减少，常见于化疗过程中或疗程结束后，究其原因，系药毒伤及肾中元阴元阳，影响肾精生髓造血功能使然。临床上以热毒伤阴、气血两衰、脾肾阳虚、肾精亏损、脾不统血等 5 种证型较多见。由于各种证型常常互相关联，不宜截然分开，故在处方中补精生血、补气养血与益气摄血等治法兼用，以补肾填精之品为组方主药。兹将临证辨治要点约述如下：

化疗所致白细胞减少多属热毒伤阴，甚或气血两衰。临床表现以阴虚为主要见证，常继发感染，发热而兼见倦怠乏力，舌质干红，脉细或细数等。治当滋阴养血、扶正抗癌，基本方药用：生地 30g，黄精 15g，菟丝子 12g，鳖甲胶 10g（烊冲），鸡血藤 15g，当归 12g，首乌 12g，女贞子 10g，红枣 12g，白花蛇舌草 15g。若气阴两虚明显者，酌加太子参 30g，黄芪 12g，紫河车 15g，西洋参 6g。

化疗所致红细胞减少多累及脾肾之阳，甚或阳损及阴，临床表现主要为面色苍白，胸闷气短，腰酸怕冷，心悸乏力，舌胖苔白，脉沉或沉弱等。根据肾藏精，主骨生髓之说，治法以益肾壮阳、补血养血为主。基本方药：紫河车 15g，鹿角片 15g，淫羊藿 15g，鸡血藤 15g，当归 15g，枸杞子 15g，怀山药 15g，红枣 15g。

化疗所致血小板减少，多为脾虚血失统摄或阴虚血热妄行，临床表现以衄血或皮下青紫为主，舌有紫斑或紫点，脉涩弱或细数。前者以健脾益气摄血为主，药用：黄芪 30g，别直参 5g（另炖兑入），仙鹤草 15g，参三七 6g，藕节 30g，炙升麻 6g，红枣 30g。后者以养阴清热、凉血止血为主，药用：西洋参 10g，山海螺 30g，地骨皮 15g，丹皮炭 10g，墨旱莲 15g，生地炭 15g。

骨髓受损，造成全血细胞减少，应根据"有形之血生于无形之气"和"肾藏精"理论，取健脾益气、补肾填精之法，药用：别直参 6g（另炖兑入），西洋参 10g，炙黄芪 15g，枸杞子 15g，淫羊藿 15g，焦冬术 10g，紫河车 12g。

（本文由常青撰写，发表于《中医杂志》1994 年第 4 期）

九、癌痛的辨证审因及治疗对策

治疗癌痛贵在标本兼顾，合理有效，而"三阶梯"方案中的阿片类麻醉药虽能暂时缓解疼痛，但其副作用却颇为明显。为妥善解决癌痛且能止痛抗癌并举而一箭双雕，本文拟从中医辨证审因角度探索癌痛之机理，结合笔者临证心得，提出相应治疗对策。

1. 癌痛的辨证审因

综观古今之说，对癌痛机理大多责之于"不通则痛"。然而由于癌症病变错综复杂，临床所见癌痛远不止"不通则痛"一说。它如正虚邪实、气血乖和而心神失宁所致癌痛，当为"不宁则痛"；又如外因触动，邪扰脉络，瘀滞加剧所致癌痛，应属"不和则痛"；再如病久正虚，复加劳损，经络失养所致癌痛，宜责之"不荣则痛"……可见，引起癌痛之诱因及病机各不相同或各有侧重，则治疗必当因机而异方臻妥贴。现将癌痛的辨证审因归纳如下：

（1）外邪触动：若遇风寒或风寒夹湿，久留不去可致气血瘀阻，与癌患体内宿瘀痰浊搏结则更致瘀阻加剧而引起癌痛。其特征则可兼见痛呈游走，且遇同类外因触动而更甚。

（2）火热炽积：若热遏气机，煎凝津血，腐灼脏腑经络而引起癌痛。其特征为灼痛或伴局部肿胀，并可兼见便秘、口渴、衄血等症。

（3）痰饮聚结：若肺脾肾及三焦失调，或火毒灼津炼液，均可致痰凝饮聚，痹阻气血，互搏不通而导致癌痛。其特征则是疼痛重着，日轻夜重，或见目下烟黑等症。

（4）气机郁结：若因七情乖和，或"怒则气逆"，或"思则气结"，或"惊则气乱"，必致气机郁闭逆乱，血凝津滞，络脉不和而引起癌痛。其特征除局部癌灶胀痛外，可兼胸腹胀闷或痛无定处等症，且每遇情志刺激则更甚。

（5）血行瘀阻：除气滞而致血瘀外，出血本身留瘀亦可阻遏脉络而导致癌痛。其特征则为痛如针刺，且痛处不移而入夜更甚。

（6）阳气虚亏：若阳虚生寒，功能衰退，则为寒凝气滞而导致癌痛。其特征是疼痛得温则减，遇寒加重，且喜按喜揉。

（7）阴血失养：若劳损失血，或火毒伤阴，或过服辛燥，或放化疗耗津灼液，均可导致脏腑经络失养而形成"不荣则痛"。其特征是疼痛绵绵，遇热痛甚。

以上探讨仅是纵向归纳，其临床往往病机错杂，或互为影响，或交相并见，且各种致痛诱因均与癌毒结蕴相关，故论治癌痛务应辨证审因，求本明标，"癌毒为本，诱因为标"，这是区别于一般疾病疼痛病机的不同之处。

2. 治疗对策及方药运用

癌痛的治疗对策应以合理有效为前提，故须审因论治，兼顾标而切中病机，力求抗癌止痛并举，扶正祛邪合施，以期既消除或减轻癌痛，又使之在改善生存质量的过程中，争取临床治愈。略陈七法：

（1）祛风散寒，消瘤止痛法：临床所见风寒诱因引致癌痛，其病位并不一定浅在肌肤，而是每多内外合邪相引而直接犯脑入骨或循经侵脏蚀腑。故本法组方常选祛风通络、散寒止痛加消瘤散结之品。如虫类之蝎蚣、僵蚕、蜂房、白花蛇，以及川乌、羌独、荆防、寻骨风、川芎、麝香之属。但有辛燥太过之虞，故凡阴虚火旺者慎用。

（2）清热通络，散结止痛法：症见局部灼热疼痛，痛处不移，触之加剧，若伴发热口渴出血者，可选用夏枯草、蚤休、蒲公英、紫花地丁、黄药子、天葵子、赤芍、羚羊角等。但有伤胃劫阴流弊，故当辅以运脾养胃之品。

（3）补虚养正，和营止痛法：针对肿瘤属慢性消耗性疾病而多为本虚标实的特点，宜遵《黄帝内经》"虚则补之"之旨，养正而积自散，分别补益气血津液及五脏之虚，以燮理阴阳，荣络和营，调整机能以缓解疼痛。但应补而不滞，并与软坚散结之品合施，以扫正消瘤。药如黄芪、石斛、当归、芍药、花粉、绞股蓝、猫人参等。

（4）活血化瘀，剔络止痛法：凡症见固定性刺痛，舌质紫暗或见瘀斑，脉细涩者，当宜此法。现代研究表明，活血化瘀类药物及虫蚁之品，不仅善于通经剔络而止痛，而且多具程度不一直接抑杀癌细胞的作用。临床可选用莪术、水蛭、蜈蚣、全蝎、乳香、没药、三七、延胡索、鸡矢藤、桃仁、红花、益母草、马鞭草之类，并宜酌配引经药以直达病所。

（5）理气开郁，通络止痛法：适用于气机逆乱而攻窜胀痛，痛无定处者，或气机闭塞，经络不通而局部胀痛者。可用本法以理气开郁、通络止痛，药用青皮、陈皮、枳实、槟榔、川楝子、延胡索、八月札及昆布、山慈菇之类。"气为血帅，气行血行"，故临床尚可酌加黄芪、桃仁、红花等，以增益气活血之功而相得益彰。

（6）祛痰涤痰，行瘀止痛法：若症见痛而重着，头晕目眩，脘痞嗜睡，或局部痰核积聚而成块者，可用本法。药用昆布、海藻、生南星、生半夏、白芥子、瓜蒌、天竺黄、贝母、猪苓、苡仁、黄药子、三七、虎杖等。

（7）清心宁神，活血止痛法："诸痛疮疡，皆属于心"，癌痛与心火密切相关，故宜活血止痛与清心安神并施，以增止痛抗癌之效。药用夜交藤、柏子仁、穿心莲、牛黄、合欢皮、丹参、百合、莲心、琥珀、丹皮之类。

3. 讨论与体会

（1）中药止痛较之西药，具有副作用小而维持镇痛时间长等特点，并可针对癌症本身进行标本兼顾整体治疗，达到止痛抗癌而一箭双雕。笔者临床体会：凡能坚持3~6个月应用中药辨证抗癌治疗者，即使已是晚期，其癌痛发生率或痛的程度，明显低于同类癌痛不服或暂服中药者。

（2）明辨癌痛病因病机及各种诱因，是提高止痛疗效的前提，故临床不宜囿于单一"不通则痛"之说，应将"不荣则痛"、"不宁则痛"、"不和则痛"及"久痛入络"、"久痛必瘀"、"毒聚热灼"、"外因触动"等因素作综合分析，辨标本缓急，抓主要矛盾，庶可追根溯源而药中肯綮，从而收到"不止痛而痛自止"或"既止痛抗癌而又臻于全面康复"的实效。

（本文由常青撰写，1998年11月发表于《浙江省中医药防治肿瘤学术交流会论文集》）

十、癌肿疼痛的内外合治

癌肿疼痛系指肿瘤压迫，侵犯有关组织神经所产生的疼痛，为癌肿常见症状之一。由于疼痛严重地影响病人休息、睡眠，给病人在精神上和肉体上带来极大痛苦，因此，解除癌肿疼痛对改善晚期癌肿患者的生存质量、延长生存期都具有十分重要的意义。笔者近几年在肿瘤专科门诊实践中，对癌肿疼痛的治疗作了初步探索，现整理成文，就正于同道。

（一）病机浅识

多数癌肿病人，早期癌体尚小，一般无转移，因而疼痛的发生率较低。

至晚期，病灶较大，不断向附近的组织器官浸润性生长，且往往有骨髓等远道转移，所以疼痛的发生率很高。如颅内肿瘤可因颅内压增高引起头痛，开始是间歇性，早晨较易发作，以后逐渐加重，发作次数也日益增多；骨肉瘤或骨肿瘤形成骨性溶解时，即发生病变骨部疼痛；肝癌由于癌块增长使肝包膜膨胀，可发生右上腹部持续性疼痛，常可累及肩背部，如发生肝包膜下出血，肝静脉癌栓及肝癌破裂时可发生剧痛；胃癌病人初期表现为上腹部饱胀及持续性、无明显节律性的疼痛，当癌肿扩展至周围组织而侵犯神经时，常发生持续性上腹部剧痛，且可放射至腰背部。

笔者认为，癌肿疼痛的发生主要是邪毒内蓄，气滞血瘀，不通则痛。早期以气机阻滞，络脉瘀阻为主，常表现为痛无定处，攻窜胀痛，痛势尚可忍受；晚期则以邪毒内蓄、气滞血瘀为主，常表现为局部灼热，疼痛固定不移，触之痛剧，或见固定的针刺样疼痛，舌质暗，舌有瘀斑等。

（二）治疗方法

现代医学治疗癌肿疼痛的方法，有局部治疗、使用镇痛药及阻断疼痛的传导途径等。局部症状可将局部肿块予以放疗、化疗或用手术来控制局部肿瘤，解除对局部压迫引起的疼痛；半身放疗对全身广泛骨转移引起疼痛疗效较好；切断颈髓前外束方法，可阻滞神经传导，也能取得止痛效果。目前，WHO 提出了应用药物镇痛的阶梯式治疗方案。第一阶段应用阿司匹林、扑热息痛等非阿片类镇痛剂，以后根据疼痛程度逐步升级；第二阶段为使用弱作用阿片类麻醉药（如可待因、达尔本等）；第三阶段为使用强阿片类麻醉药（如吗啡、氢吗啡酮等）。三个阶段都可同时配合应用一些辅助药，如镇静剂、解痉药等。

从 WHO 推荐使用的癌痛梯级方案中可看到，阿片类麻醉药是主要的止痛药物，它虽能暂时缓解癌性疼痛，但易引起成瘾性，且需求量愈来愈大，间隔时间越来越短，未能从根本上解决问题。

笔者临床治疗癌性疼痛，常用活血化瘀、解毒消肿、软坚散结、理气止痛等方药配伍应用，此外，还采取局部外敷法，使药物直达病所。外用药物常用药性较猛、浸润性强的药物。

内服止痛方：柴胡 15g，枳壳 15g，郁金 30g，延胡索 30g，炒白芍 30g，生甘草 10g，蜈蚣 4 条，制南星 10g，制半夏 10g，鸡矢藤 10g，肉桂 6g，生大黄 15g。

方中柴胡、枳壳、郁金、延胡索疏肝理气活血止痛；芍药、甘草缓急止痛；南星、半夏、蜈蚣解毒化痰散结止痛；肉桂、大黄寒温并用，燮理阴阳；鸡矢藤为治痛之要药。诸药合用具有理气化瘀、散结止痛之功效，尤以治疗消化道肿瘤（如肝癌、肠癌、胃癌等）所致的疼痛疗效更好。

外用止痛药：取冰片 50g、95% 酒精 500ml，制成溶液，外擦疼痛部位。取冰片芳香走窜止痛，酒精助药力活血通经，达于病所而止痛。

（三）病案举例

例 1 陈某，男，46 岁，绍兴县加会镇工人，1990 年 9 月 28 日初诊。

患者于 1989 年 6 月因血吸虫病肝硬化伴发肝癌，在上海某医院行肝右叶部分切除术，继用化疗，于 1990 年 6 月因白细胞严重减少而停止化疗。至 1990 年 9 月初病情恶化，面色黯黄偏黑，形瘦如柴，肝区胀痛难忍，大便干结，小便短黄，肝掌明显，纳纯乏力，呈恶液质临危状态，遂由家人抬来求诊。B 超显示肝癌象。AFP 阳性。脉弦细而迟，舌黯红而两边紫斑累累。为热毒瘀结，肝阴耗损，脾运无权，元气丧败，晚期肝癌之危证。乃急投解毒化瘀、疏肝柔络、运脾益元、通腑散结之法，药用自拟消瘤饮合柔肝止痛方加减内服 [柴胡 10g，八月札 15g，川楝子 15g，醋延胡 15g，生白芍 30g，生甘草 10g，守宫、蜈蚣各 3 条，生大黄 15g，枳壳、郁金各 15g，鸡矢藤 30g，猫人参 90g（先煎），神仙对坐草 30g，炒鸡金 30g]。外用止痛剂外擦疼痛部位，一日数次，酌情施用。1 周后，黄退痛止，二便得调，纳增至每餐三两，可步行复诊，继则攻补兼施交替辨证用药，观察至今一年半，AFP 转阴，已恢复轻便工作。

例 2 张某，男，51 岁，杭州某银行职工。1971 年 3 月 15 日初诊。

患者于 1970 年 11 月，由杭州某医院确诊为晚期结肠癌，行化疗加中药治疗，至 1971 年 3 月初因全身转移，病情恶化抢救无效而处于临死状态，遂回家准备后事。家属邀治，诉饮食梗塞不下，大便秘结已达半月。形瘦如柴，腹胀坚硬，疼痛难忍，舌体瘦小并内缩不得伸，舌尖红绛而苔厚腻焦黄燥裂，脉呈沉细弦芤而数，呈严重恶液质之临死状态。中医辨证属火毒内炽，燔灼脏腑，煎灼阴津，兼以癌性腹水及肠内秽浊蓄结郁滞，形成癌肿梗塞，腑气不通，气机无以升降出入，邪盛正竭生机危殆之急象。其病机虚实夹杂，病势急迫而标证突出，故亟须抓住生机之关键为急务以急救留人，乃取甚者独行，结合西药补液，投增液攻下、消瘤抗癌之重剂，药用玄明粉、生大黄、八月札、川楝子、醋延胡索、枳壳、西洋参、霍石斛、守宫、䗪螂虫、鸡矢藤、炒鸡金、藤梨根等，并外用止痛液揉擦腹痛处。服药 2 剂，大便秽浊俱下，遂觉腹部舒软，腹痛大减。遂药食则能徐徐咽下，胃气来复而危候得解，后经自拟扶正消瘤汤合整肠悦脾汤交替施用，腹舒不痛而纳增如常人，生活自理达一年零二个月，后因它故而终。

（四）讨论与体会

1. 中医治疗痛症一般强调分部位、辨虚实、审寒热、明气血、定缓急，分型论治，但对癌肿疼痛上述辨证论治的方法往往难以奏效。笔者常在辨证施治基础上，应用专方专药、内外合治的方法，应用大剂重剂，使能药中病机、直达病所。在具体应用中，根据病情需要，有时还适当加用一些解痉和镇静剂、非阿片类镇痛剂等起到协同作用，使止痛效果更加显著。

2. 正确处理好镇痛与抗癌的关系，十分重要。癌肿疼痛是因癌致痛，因此采取抗肿瘤治疗本身就是最好的止痛方法。对早期癌肿病人的轻微疼痛一般不需特别治疗，待癌肿病势得以控制后，其痛自然缓解。晚期癌肿剧痛病人，当疼痛作为主要突出的症状时，则应充分重视，采取有效的止痛方法，不但可缓解疼痛，改善患者的生存质量，而且能保存正气、延长病人的生存期，因此，显得十分重要。

（本文由常青撰写，发表于《浙江中医学院学报》1992 年第 6 期）

十一、常青主任医师治癌对药特色举隅

浙江省名中医常青主任医师，行医四十余载，临床擅长治疗肿瘤、中风等疑难重病，笔者有幸师从，得益匪浅。现撷取其治癌对药之经验，作一简介。

1. 鸡矢藤配八月札止肝癌疼痛效佳

肝癌因其恶性程度高，自然生存期短，是目前最为凶险的癌肿之一。属中医"肝积"、"癥瘕"等范畴。而肝癌患者的肝区剧痛，则往往成为影响病人生存的重要因素。为此，常师屡屡教诲，临床应把缓解肝癌疼痛作为重点考虑，主张用鸡矢藤配八月札为止痛之首选药物，再酌情按癌痛证型选配猫人参、莪术之属而取效。

典型病例：患者，男，42 岁，农民，1998 年 4 月初诊。患者素有慢性肝炎史，于 1998 年 1 月始觉右胁下疼痛，当地治疗未效，日趋加重而慕名求诊。经腹部按诊其右胁下肿块坚硬刺痛拒按，面色黧黑，消瘦乏力，语声低微，纳谷闭钝，舌质黯红边有瘀斑，脉弦细而涩滞。CT 检查提示肝癌。证属

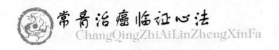

正虚毒凝，气滞血瘀。药用鸡矢藤30g，八月札5g，虎杖30g，石见穿30g，三七30g，莪术、白术各15g，鸡内金15g，猫人参90g，生甘草9g，7剂。1周后复诊，右胁疼痛消失，纳谷转馨，乃予上方加减连服四月余而诸恙悉平，复查CEA和TSGF，均在正常范围，因肝区不再疼痛而已能参加轻便劳动。

2. 野荞麦根合猫爪草消肺癌痰瘀力宏

肺癌属中医"息贲"、"肺积"等范畴。其发病机理常因先天不足，肺虚阴亏，情志失调，饮食劳倦，邪毒上受等所致。对于本病的治疗，常师多从清肺散结、涤痰行瘀入手，每每重用野荞麦根合猫爪草为首选而取效。

典型病例：患者，男，48岁，工人，1999年5月初诊。患者曾在他院因慢性支气管炎而住院，后经X线造影及CT检查，诊断为肺癌。1个月后病情日趋严重而慕名转院来诊。初诊脉症：胸痛彻背，口吐脓血痰，口干咽燥，乏力盗汗，呈进行性消瘦，舌红苔黄燥，脉细滑而数，证属热毒淫肺，阴虚火灼，痰瘀凝结之重症。即投野荞麦根60g，猫爪草30g，天花粉30g，地骨皮30g，川象贝各10g，山海螺30g，黛蛤散30g（包煎），芦茅根各30g，天麦冬各30g，三七30g，赤白芍各30g，生甘草6g等以消瘤化瘀、养阴清肺。7剂后胸痛显减，察舌转红活有津，病有转机，乃予本方增伍滋养肺阴之品，续服1年余而获临床治愈，复查CEA、TSGF均在正常范围，生活已可完全自理。

3. 藤梨根配刺猬皮疗胃癌瘀热功专

胃癌属中医"噎膈"、"反胃"等范畴。常师认为胃癌多以"中虚毒聚"，"肝胃不和"及"胃痛久而屡发，必有凝痰聚瘀"等为病理特点，应循"养正积自散"和"胃喜柔喜润及宜降宜化"等古训，建立治疗法则，临证多喜重用藤梨根伍刺猬皮为主药，并酌配扶脾和胃消瘤之品，屡获良效。

典型病例：患者，男，45岁，干部，2002年12月初诊。患者经上海某院胃镜检查，病理切片诊断为胃癌，经手术并化疗1个月后，病情转重，显著消瘦，乏力纳钝，口干嘈杂，情绪抑郁，脉沉细而结，舌质干红而底里不活，苔薄黄而腻，证属中虚毒聚，肝胃失和，乃急投藤梨根配刺猬皮为主剂以扶脾和胃化瘀消瘤，药用藤梨根90g，刺猬皮30g，八月札15g，蛇舌草30g，莪白术各15g，北沙参30g，鸡内金15g，三七30g，生甘草9g。半月后自觉症状明显好转，纳谷转香，口舌有津，体重增加。其后一直服用该方出入达1年余，复查CEA、TSGF均在正常范围，恢复工作。

4. 白僵蚕伍天南星清脑癌风痰效显

脑癌多因肝风夹痰上聚脑部日久而成，往往造成占位性剧痛并影响视力。

常师善用动物药，尤喜白僵蚕配天南星以息风涤痰、化瘀剔络而取效。

典型病例：患者，男，63 岁，退休，2003 年 4 月初诊。患者于 2002 年 6 月在沪作 CT 检查诊断为脑癌而手术，术后半年头痛复作，并日趋加剧如裂，右眼视力显降，遂求诊于常师。按脉沉弦而滑，舌质黯红尖现瘀斑，苔薄黄而腻，证属肝风夹痰瘀入络凝脑，不通则痛。乃用白僵蚕 30g，生南星 10g（先煎 1 小时），川芎 15g，威灵仙 30g，莪术 15g，天花粉 30g，羚羊角 6g（同煎），露蜂房 10g，密蒙花 10g，野葡萄根 30g，生甘草 9g。服用 7 剂后，诉头痛已除，视力也较前明显好转。续服上方加减共半年余，复查 TS－GF 和 CEA 等均在正常范围，临床症状消失而恢复轻便工作。

（本文由常胜撰写，常青指导，发表于《浙江中医学院学报》2005 年第 4 期）

十二、常青教授治疗肝癌经验撷菁

浙江省名老中医药专家常青教授，潜心研究消化道癌症四十余年，学验俱丰，屡获救死延生之效，笔者有幸师从，获益良多，现撷取其治疗肝癌的学术经验，作一简介：

1. 临床资料

（1）一般资料：本组 30 例，观察自 2000 年以来的肿瘤专家门诊肝癌病例，其中男 20 例，女 10 例，年龄最小 32 岁，最大 65 岁。病理诊断：块状型 19 例，结节型 6 例，弥漫型 3 例，小癌型 2 例。30 例患者皆经确诊并住院治疗（其中 18 例系非手术适宜者而单纯服用中药治疗，另 12 例系手术后因不耐化疗或毒副反应严重而应用中药治疗）。

（2）临床表现：早期可无明显症状和体征，多通过普查或甲胎蛋白检测而发现，亦有以转移灶所引起的症状为最初表现者。一般常见症状为间歇性或持续性疼痛、胃纳减退、恶心、呕吐或腹泻。晚期患者可呈恶液质状态，全身衰弱，黄疸并有上消化道出血，腹水，肝昏迷或肿瘤破裂出血等。舌质往往表现为干黯而红或青紫、绛紫，边有瘀斑、瘀点，其苔腻润或黄腻为多，脉象则以弦、细、滑、数、涩等为主。

2. 治疗方法

（1）分型论治：常师一般将肝癌分为肝郁脾虚、气滞血瘀、肝肾阴虚和湿热毒瘀四型，分别用疏肝化积、健脾和胃、活血化瘀、消癥散结、滋水涵木、清化行瘀、解毒抗癌等法随证化裁进退。

（2）基本方药：自拟扶正柔肝消癌汤，主要药物组成：柴胡、八月札、莪术、白术、原三七、虎杖、猫人参、半边莲、半枝莲、茵陈、生米仁、白花蛇舌草、鲜铁皮石斛、平地木、绞股蓝、鸡内金、生甘草等。

（3）随证化裁：疼痛加延胡索、香附、郁金、川楝子、鸡矢藤；腹水加福泽泻、车前子、茯苓、猪苓、腹水草；胸水加桑白皮、葶苈子、龙葵；黄疸加虎杖、绵茵陈、金钱草、垂盆草、叶下珠、田基黄；热毒甚加龙胆草、黄芩、银花、羚羊角、水牛角；短气乏力加生晒参、黄芪；阴虚热甚加西枫斗、沙参、青蒿、龟甲、鳖甲、地骨皮、粉丹皮、银柴胡、秦艽；呕血便血加白茅根、仙鹤草、白及、藕节炭、地榆炭、墨旱莲、原三七、血见愁、炒蒲黄；神昏谵语加犀角（用代用品）、郁金、大生地、石菖蒲；腹胀加大腹皮、川朴、广木香；痞块加炙鳖甲、生牡蛎、炮山甲、昆布；恶心呕吐加姜半夏、竹茹、旋覆花、代赭石、刀豆子；纳钝加焦六曲、炒鸡金、炒二芽；便干加生大黄、郁李仁；腹泻便溏加白头翁、地锦草、苍术、白豆蔻；寐劣加灵芝、枣仁、茯神等。

3. 疗效观察

通过上述辨证论治和整体恒动并加专方专药治疗的病人，多数可达到疼痛显著减轻，黄疸和腹水消退迅速，肝功能日趋正常而获得"带瘤生存"目的。有的原本被判定只有3~6个月左右生存期的病人多能延至1~3年，有的甚至更长并能生活自理或恢复轻便工作。其中健在的患者中，经治5年者4例，2~3年者6例，另有半年到2年者15例，总有效率达83%。

4. 典型病例

谢某，男，34岁，杭州市萧山区人，有乙肝病史十余年，2002年11月因肝区不适去某三甲医院检查，被确诊为"原发性肝癌"，即行手术治疗，并化疗2次出院。但5个月后，病情复发加剧，乃慕名求治。症见形瘦如柴，肝区疼痛，上腹痞胀，面色黧黄，口苦乏力，胃纳闭钝，寐劣多梦，舌质红绛而光剥无苔，脉细数而两尺无力。复查AFP达9780μg/L。系肝郁脾虚，热毒肆疟，气阴衰损，血瘀络滞，乃急予疏肝化瘀、运脾育阴，佐以抗癌解毒。药用：生晒参30g，西枫斗30g，炙龟甲、炙鳖甲各24g，莪术、白术各30g，半边莲、半枝莲各30g，猫人参60g，延胡索30g，鸡矢藤30g，八月札30g，虎杖30g，田基黄30g，白茅根30g，焦三仙各15g，鸡内金15g，生甘草10g。病人服用上方半月后，复诊：诉肝区疼痛明显减轻，胃纳大有好转，面色转华并体力渐复，已能起床活动，惟化验肿瘤指标仍略偏高，故在原方基础上加大清肝解毒及活血化瘀之品，治疗3个月后，除右上腹偶感隐痛外，自觉症状显著改善，精神、体力、食欲恢复正常，体重增加达到60kg，并能操持家务，复查肿瘤全套指标均已基本正常。乃再宗原旨辨证化裁，同时辅以太极拳及食疗和心理疗法，半年后自觉诸恙若失，AFP 降至 $3.10\mu g/L$，其余各项化验指标亦在正常范围而恢复工作。该例前后服药治疗已达 5 年，其间定期复查 AFP、CEA 和 B 超等，均无异常发现，迄今生活质量良好而无复发，已恢复正常工作。

5. 体会

（1）常师临证治疗肝癌每每强调务必辨证施治、整体恒动、把握标本和活法圆机。笔者体会，此四则是最大限度提高临床疗效的关键。夫肝癌属于中医学的"积聚"、"癥瘕"、"黄疸"、"鼓胀"、"胁痛"等范畴，其病机当为本虚而标实。本虚即脾肾亏损，或气血不足为主，标实则为气滞、血瘀、湿热、痰毒、郁热互结于肝而为癌患。若病至晚期，则邪侵日深，元气大亏，尚可出现肝肾阴竭，甚至生风动血之危症。临床所见肝癌大多已为中晚期，能够实施根治切除术者只是少数且效果又不理想，而对放、化疗亦甚不敏感，且毒副反应又多难耐受，故内科保守治疗乃为多数病人的选择。有鉴于此，常师创新传统见肝治肝常法，主张在肝癌治疗的全过程中，力求发挥中医整体恒动的治疗优势，调整紊乱的脏腑功能，纠正气血阴阳的失衡状态，把握病位、证型、症状、体质和动态等五个环节，以期对放、化疗起到增敏减毒作用，并尽力改善其症状，从而及时或抢早防控肝癌的转移和复发，减轻或消除各种临床症状。在治疗的整体恒动中，通过不断扶正以增强病人的抗病免疫能力，伺机祛邪以加速消除病灶，恢复机体动态平衡，从而获得最佳的治疗康复效果。

（2）常师常谓"善治未病"是体现肝癌防治并重的要着。夫"见肝之病，知肝传脾，当先实脾"，肝癌病位在肝，病机与脾密切相关，而随病程进展则还会影响胆、胃、肾、肠、脑等脏腑的功能。所以不能一味"见肝治肝"，而应及时或抢早兼顾他脏以防控传变。圣人"不治已病治未病"，对于肝癌来讲尤为重要，这其实也包括了防止肿瘤术后复发转移等重大的关键问题。

（3）常师十分重视肝癌患者的饮食宜忌，认为因病制宜，辨证施食，是肝癌防治与康复成败的重要一环。凡热毒伤阴者，必忌辛辣烟酒、炙煿煎炒，凡湿热夹瘀者当忌油腻生冷、凝滞闭气之品。每每告诫总宜清淡解毒、养阴活血、益气健脾、和胃之药食为主。如龟、鳖、木耳、山甲、昆布、淡菜、米仁、灵芝、石斛及新鲜果蔬等甚是相宜，我随师临床所见，这一经验确是提高肝癌疗效的法宝之一。

（4）常师时时告诫：癌症患者的养生当以养心为上。而且稳定的精神情绪和对中药治疗的信心，是医患联手克癌制胜的基础。因为七情所伤，尤其是长期的抑郁或恼怒，与各种肿瘤的发生发展有着明显的内在联系，而肝癌则尤其如此。有的患者在中药治疗已获得很好疗效的情况下，却可因种种不良心态或意外精神创伤而出现病情的反复，所以在应用中医中药治疗肝癌过程中，必须始终贯穿疏肝宁心、清虚静泰的精神摄生法，并通过不断扶正、适时祛邪和随症加减以活法圆机，才能取得最佳疗效。故临证必须时时重视患者情绪的稳定与否，否则必会导致治疗上的困难，甚至变可治为不治。本例患者之所以取得良好疗效并迄今 5 年未见复发，正是基于常师善治未病、综合治疗而获得之佳效，值得临床重视。

（本文由常胜撰写，常青指导，在 2008 年全国中医药肿瘤大会上交流）

十三、常青从肝论治妇科肿瘤特色及验案探析

常青主任中医师系全国名老中医药专家学术经验继承工作指导老师，浙江省名中医，教授，博导，从医近 40 余载，学验俱丰，临证擅长内妇科疑难病症的治疗，尤对爕理妇科肿瘤独具匠心，笔者有幸师从，体会良多，现就常师论治妇科肿瘤的特色经验介绍如下。

1. 探究因机　从肝论治

肿瘤多由脏腑阴阳气血失调，痰、湿、气、瘀、毒等搏结日久，积渐而成。常师认为，妇人以血为本，而肝主藏血与疏泄，因此妇科肿瘤多与肝有关。所谓肝主疏泄，即肝气具有疏通、畅达全身气机，进而促进精血津液的运行输布、脾胃的升降、胆汁的分泌排泄以及情志的舒畅等作用。只有肝的疏泄功能正常，才能调畅气机，使全身脏腑经络之气的运行畅达有序。而气能运血，气行则血行，肝气的疏泄作用又能促进血液的运行，使之畅达而无瘀滞。若肝失疏泄，气机郁结，则血行障碍，血运不畅，血液瘀滞停积而或为瘀血，或为癥积，或为肿块。同时，气能行津，气行则津布，肝的疏泄作用又能促进津液的输布代谢，使津液无聚湿成水生痰化饮之患。若肝失疏泄，气机郁结，亦会导致津液的输布代谢障碍，形成水湿痰饮等病理产物。肝还能促进脾胃的运化功能，若肝失疏泄，肝木克土，导致脾胃运化失司，饮食不能转化为水谷精微，亦可导致湿浊痰饮内生。由上可知，肝失疏泄，可导致气郁血瘀，而痰湿浊瘀邪毒内蕴，若诸邪搏结日久，则必渐成肿瘤。

2. 统筹治则　遣方精当

基于上述对妇科肿瘤病因病机的认识，结合"肝体阴用阳"、"肝得阴血则柔"的生理病理特性，常老每每强调，治疗妇科肿瘤，当总以疏肝养血、运脾和胃、行瘀化浊、清热解毒、消瘤散结、扶正抗癌为总纲。常老常用妇科肿瘤经验方的方药组成主要为：柴胡10g，八月札30g，赤药、白芍各30g，莪术、白术各30g，生米仁60g，三七30g，穿山甲6g，山慈菇15g，猫爪草30g，蜈蚣3条，半枝莲60g，白花蛇舌草60g，蜀羊泉60g，生甘草15g等。方中以柴胡、八月札疏解郁结之肝气，白芍滋养肝之阴血，白术、米仁健脾和胃、清化湿浊，赤芍、莪术、三七、穿山甲活血化瘀、消癥散积，山慈菇、猫爪草、蜈蚣清热解毒、化痰散结，半枝莲、白花蛇舌草、蜀羊泉清热解毒、抗癌消肿，生甘草调和诸药。全方扶正祛邪、燮理阴阳、消瘤解毒而标本同治。若肝之阴血虚亏，可酌加石斛、生地、玄参、天花粉等滋养阴血之品；若肝气郁结较甚，可酌加佛手、川楝子、香附疏肝解郁；若湿浊较重，可酌加茯苓、猪苓、土茯苓渗利湿浊；若瘀血凝滞为甚，可酌投虎杖、茜草根等加强活血散瘀之功；若肿瘤较大，可酌加石见穿、肿节风、猫人参等加强消瘤散结之功；若肿瘤恶性程度较高，可酌加红豆杉、三叶青、墓头回等强力抗癌药物。同时，常老临证无论诊务多忙，总是不厌其烦地告诫妇科肿瘤患者，务必舒畅情志，切忌恼怒悲郁，做到饮食"三清"（清淡、清蒸、清养），忌食辛辣油炸及海味发物，注意休养生息，构建全方位的体疗、食疗等养生抗癌体系，再加上长期坚持辨证用药，方可实现延长寿命，改善症状，提高生活品质，并最终力争达到临床治愈的目标。

3. 验案探析

案1　陈某，女，43岁，越城区教师，2011年11月13日初诊。发现左乳肿块1月余（B超示左乳纤维瘤），伴纳钝腰酸，舌暗红苔厚腻，脉弦细滑。诊断为乳核（肝郁血虚、浊瘀凝结），治拟疏肝和血为主，佐以化浊行瘀、消瘤散结。处方：柴胡10g，八月札30g，白芍30g，赤芍30g，白术30g，生米仁60g，莪术30g，穿山甲6g，山慈菇15g，蜈蚣3条g，藤梨根60g，鸡内金10g，炒川断30g，生甘草15g。方中柴胡、八月札疏肝行气解郁，白芍滋养肝之阴血，白术、生米仁健脾化湿，赤芍、莪术、穿山甲行气活血、化瘀散结，山慈菇、蜈蚣清热解毒、化痰散结，藤梨根清热解毒消瘤，鸡内金健胃消食，炒川断补肾壮腰，生甘草调和诸药。上方加减服用2个月后，患者经来，胸部胀痛明显减轻，B超复查左乳纤维瘤较前缩小2/3。继服原方1个月，自觉诸羔若失，复查B超左乳纤维瘤完全消失。

案2 冯某，女，46岁，中兴路经商。2011年9月5日初诊。乳腺癌术后，化疗6次，查CEA及CA15-3均高。原有胆结石、胆囊炎。面色萎黄，神疲乏力，头眩脘痞，两胁胀痛，舌暗胖边有瘀斑，脉弦细涩。诊断为乳癌（复发转移趋势），证属气阴两伤、毒瘀内结，治拟疏肝养血、化浊散瘀、清热解毒、扶正抗癌、标本同治。处方：柴胡10g，八月札18g，佛手10g，白芍30g，三七30g，茜草根30g，藤梨根60g，半枝莲60g，白花蛇舌草60g，石斛12g，绞股蓝30g，虎杖根30g，金钱草30g，炒鸡内金24g，厚朴花30g，天麻9g，生甘草15g。另配服复方斑蝥胶囊2粒，3次/日。方中以柴胡、八月札、佛手疏肝行气解郁，白芍滋养肝之阴血，三七、茜草根、虎杖根活血散瘀，藤梨根、半枝莲、蛇舌草清热解毒抗癌，石斛、绞股蓝补益气阴，金钱草、鸡内金清热利湿、利胆消石，厚朴花宽中消痞，天麻止眩，生甘草调和诸药。复方斑蝥胶囊以助扶正抗癌之功效。上方加减连续调理3月余，自觉诸恙显著减轻，脉症好转，复查各项肿瘤指标，均已降至正常范围。现已上班工作。值此接近临床治愈之际，常老叮嘱患者，务必继续坚持心理、饮食和起居调养，同时，尚应按疗程不断继服辨证论治中药以巩固临床治愈之疗效。

案3 杨某，女，28岁，未婚，电力局职工。2007年10月初诊。患者卵巢癌术后，因呈严重恶液质态，且不耐化疗，慕名求诊于常老。当时患者极度消瘦，奄奄一息，由其家人抬至诊室。面色黯黄，水米难进，腹胀便溏，月经停潮，舌淡黯，苔厚腻，脉沉滑而数。诊断：癥瘕。证属脾肾两虚，气血重亏，癌毒浊瘀蕴蓄厥阴，肆虐周身。常老认为，本患者属正虚邪盛而病机错杂，治宜"难病取中"之策，当以固护中焦脾胃为先，兼以疏肝养血、化浊散瘀、扶正抗癌而标本同治。处方：苏梗15g，藿香15g，白术60g，薏苡仁60g，茯苓30g，焦三仙各15g，八月札18g，白芍30g，三七30g，藤梨根60g，半枝莲30g，蛇舌草60g，生甘草15g。方中苏梗、藿香、茯苓运中化浊，重用白术、薏苡仁健脾开胃、保护胃气，焦三仙消食化积，八月札疏肝抗癌，白芍养肝柔肝，三七活血散瘀，藤梨根、半枝莲、蛇舌草清热解毒抗癌，生甘草调和诸药。全方以固护后天为核心，兼以疏肝化浊、散瘀抗癌，标本同治。服药1周后，纳食转佳，二便渐调，常老认为胃气来复，病有挽救之机，仍守原法为主，遵循"存人为先，缓消瘤肿"之旨，在扶正振中的同时巧兼祛邪，随证加减消瘤散结抗癌之品，调理数月，精神状态明显好转，能自行前来复诊。随后患者坚持服用中药，继续调理3年，现体重已增加15kg，且有正常月经来潮，期间多次复查肿瘤指标均在正常范围，子宫附件

B超提示卵巢所剩包块逐渐缩小,目前唯存不均质小包块1枚,自觉已无其他任何不适,已重返工作岗位,现仍坚持隔周来院一次,加减服用常老经验方,以资巩固。

（本文由寿越敏撰写,常青指导,发表于《浙江中医杂志》2012年第12期）

十四、张景岳"扶阳祛邪"学说在现代中医肿瘤学的运用与创新

张景岳是明代绍兴籍人,是我国历史上伟大的医学理论家和杰出的临床家。已故沪上名医姜春华教授称"景岳张氏为仲景后第一人",指出其"学术淹贯,博通《黄帝内经》,兼综各科而具独特见解","且以《周易》与《黄帝内经》之辩证法而论治学,更为千古一人者"。全国名老中医药专家学术经验传承指导老师常青主任医师,素重视景岳学术思想的研究,并以此指导肿瘤临床实践,取得满意疗效。现就景岳"扶阳祛邪"学说与常青导师带瘤生存学术见解以及扶正消瘤汤的创制作一简介。

1. "真阳"为性命之本与肿瘤患者带瘤生存的实现

张景岳毕生研究《黄帝内经》和《周易》,指出《黄帝内经》"凡阴阳之要,阳密乃固","阳气者,若天与日,失其所则折寿而不彰,故天运当以日光明",与《周易》"首乾重阳"的学术思想,均十分重视人身之真阳,视其为性命之本和造化之原。故在《类经附翼·大宝论》中强调"天之大宝,只此一丸红日,人之大宝,只此一息真阳"。在天"凡万物之生由乎阳,万物之死亦由乎阳,非阳能死物也,阳来则生,阳去则死矣"。在人"凡通体之温者,阳气也;一生之活者,阳气也;五官五藏之神明者,阳气也"。"得阳则生,失阳则死"。故人之性命系于阳气,"阳惟畏其衰,阴惟畏其盛",大凡肿瘤病人而同此哲理,以其多发于中老年人,这与人体阳气亏损卫护功能下降,气、血、津液运行能力减退有着重要关系,而手术的耗气伤血,化疗副作用的损耗脾肾之阳等更为明显。对于这类病人,维护真阳就意味着维持生命而延长生存。故临床上真阳的充盛更能调动机体免疫力,以抑制肿瘤生长,使其更长时间处于"静止"或"休眠"状态。我们在肿瘤临床上观察到:常氏带瘤生存这一学术经验与世界卫生组织指出的"肿瘤属于慢性病,是与高血压糖尿病一样终身相伴的疾病"的观点不谋而合。

2. 重阳不离真阴与肿瘤患者生活质量的维护

张景岳重阳不同于温补派薛己、赵献可、孙一奎等之处,在于他重阳而不离真阴,这与其对命门的认识有极大关系。张景岳《类经附翼·求正录·

三焦包络命门辨》中批判了自《难经》而下千余年"左肾右命门"的观点，提出命门在两肾之间，并与两肾密切联系，"为水火之府，为阴阳之宅，为精气之海，为死生之窦"，从而打破了单纯认为命门为阳或命门藏君、相之火的观点，将命门视为真阴、真阳共居互化的场所。命门之火为一身阳气的总动力，命门之水为精血之海。更引伏羲八卦中坎卦之象，强调真阳为水中之阳，亦即"水即火之源"，阳以阴为基。命门阳气乃是"气化于精，藏于命门"，基于此而认为填养精血正可以充养元气。张景岳提出，"人自有生以后，惟赖后天精气以为立命之本"，"精强神亦强，神强必多寿，精虚气亦虚，气虚必多夭"。他认识到"以精气分阴阳，则阴阳不可离"。"真阳"虽为性命之本，但需要精血来充养化生。我们认为，肿瘤病人由于肿瘤的消耗，使人体有形成分快速耗损，而手术或放化疗也同样消耗着人体的有形成分，若人体有形成分减少，消瘦、低蛋白血症、贫血等接踵而至，则人体各项生理功能必将受损，生活质量自然受到影响。同时真阳化生无源，久之还可损及真阴，从而进一步影响真阳生成。"阳衰则阴盛"，此时肿瘤患者必精神萎靡，喜卧懒言，甚则久卧病榻，阴邪泛滥，直至阳去而亡。所以常青导师强调临证必需谨察阴阳之虚，深谙阴阳互化之理，"阴中求阳"，"阳中求阴"，阴阳并调，以平为期，力求改善肿瘤患者的生活质量。

3. 景岳"邪气观"及补泻疗法与肿瘤患者抗癌治疗时机的掌握

张景岳论邪气依然以《黄帝内经》为依归，强调"正气存内，邪不可干"，"邪之所凑，其气必虚"。他认为"夫邪正不两立，一胜则一负，凡邪气胜则正气败，正气实则邪气退"，因此提出诊治任何疾病，"必当先察元气为主，而后求疾病"，即使虚实夹杂，邪正相搏，也不能盲目用攻。他提醒说，疾病之实固为可虑，而元气之虚尤应重视，治疗当及早用补，"凡临证治病，不必论其有虚证无虚证，但无实邪可据而为病者，便当兼补以调营卫精血之气，亦不必论其有火证无火证，但无热证可据而为病者，便当兼温以培命门脾胃之气"。可见张景岳主张扶正为先，他在《景岳全书·杂证谟·积聚》中讲到："治积之要，在知攻补之宜，而攻补之宜，当于孰缓孰急中辨之。凡积聚未久而元气未损者，治不宜缓，盖缓之则养成其势，反以难制，此其所急在积，速攻可也。若积聚渐久，元气日虚，此而攻之，则积气本远，攻不易及，胃气切近，先受其伤，愈攻愈虚，则不死于积而死于攻矣。此其所重在命，不在乎病，所当察也。故凡治虚邪者，当从缓治，只宜专培脾胃以固其本，或灸或膏，以疏其经，但使主气日强，经气日通，则积痞自消。斯缓急之机，即万全之策也。"常青导师认为，带瘤生存病人自属积聚久、元气虚者，治疗当刻刻以扶正为主，正进则邪退，患者阴阳平和，正气充盛，肿瘤必定受抑制而不能肆虐，肿瘤抑制而正气充盛，人体自可保持良好的生存状态，尽量长地维持这种状态，正是带瘤生存的治疗目标。在这时期中祛邪之法只在邪实明显，严重影响正气时才短时间应用，以迅速抑制病情发展，缓解之时仍以扶正为治。随着带瘤生存观念的进一步普及，中医治疗将成为这一治疗领域的一朵奇葩。而张景岳扶阳祛邪的学术思想与带瘤生存在对象特征、治疗目标、调治手法上有着诸多一致之处，二者交融必将产生新的火花，将使古老学术再展新枝。

4. "扶阳祛邪"学说与常氏扶正消瘤汤的创制

景岳论病以正虚为主，重视邪因虚生之理。调治则首重"真阳"，不忘"真阴"，立足于命门水火而阴阳并调，形成了独具风格的"扶阳祛邪"学说。例如张氏于积聚之病，认为："凡脾肾不足及虚弱失调之人，多有积聚之病。盖脾虚则中焦不运，肾虚则下焦不化，正气不行，则邪滞得以居之。若此辈者，无论其有形无形，俱当察其缓急，皆以正气为主。"如正虚邪实者，一味祛邪，则"元气更虚，邪将更入，虚而再攻，不死何待……藏腑体虚，而误攻其内，必至亡阳，犯者必死……若元气大虚，则邪气虽盛，亦不可攻。"

有基于上，我们在肿瘤辨证中体会到，肿瘤之形成虽有痰瘀气结、气滞血瘀、经络闭阻、寒邪客内、热毒蕴结等诸多病机，实则当以"邪之所凑，其气必虚"概之。吾师常青教授熟谙先贤景岳之理，故法张氏补泻并进而补重于泻，结合数十年来治疗肿瘤之经验，而创"扶正消瘤汤"一方，直指其要。方中药物有：生黄芪30g，白术30g，淫羊藿20g，仙茅10g，石斛15g，生薏苡仁30g，猪苓30g，白花蛇舌草30g，藤梨根30g，八月札15g，田三七15g，鸡内金15g，生甘草10g。方中重用生黄芪、白术益气扶正培本，淫羊藿、仙茅温阳益元，石斛阳中求阴而阴阳并济，白花蛇舌草、藤梨根、八月札、田三七清热解毒、消瘤散结而理气化瘀，薏苡仁、猪苓涤荡水腑、化浊抑癌，鸡内金扶脾健胃消结，生甘草健脾生津而调和诸药，全方共奏扶阳育阴、健脾和胃、清热解毒、化瘀消瘤之功。《黄帝内经》认为，"邪之所凑，其气必虚"，"正气存内，邪不可干"。肿瘤的形成多由正气内虚、客邪留滞所致，而肿瘤一旦形成，必耗气伤血，因病致虚。扶正培本结合解毒消瘤法能调节人体阴阳，增强机体免疫功能，有效地防止肿瘤的发生和发展。"扶正消瘤汤"的创制，既发皇景岳"先培脾胃，以固其本……以疏其经，但使主气日强，经气日通，则积痞自消"之意，又有统管各方、不失重点之唯物辩证思想。此方用于各种恶性肿瘤证属阴阳气血亏损之正虚邪实者颇佳，若配合化疗、放疗，可减毒增效；配合手术前后应用，则有增强免疫、促进康复之功，故有扶正抗癌、养正散结等一箭双雕及标本兼顾之妙。

病案举例：宣某，女，54岁，2006年5月3日初诊。患者于同年3月25日，因上腹部隐痛伴嗳气、食欲减退，经当地某三甲医院胃镜检查并病理切片确诊为胃癌，于3月28日行胃癌手术治疗，术后病理切片示低分化腺癌。化疗3次，因毒副反应严重，白细胞下降至 1.8×10^9 而终止化疗，2月后复查肿瘤指标CEA、CA125、CA199均超高，锁骨上淋巴结触及肿大，并出现癌性腹水而复发转移，乃慕名来常师处求诊。症见消瘦腹胀，纳呆泛恶，面色萎黄，神疲乏力，舌淡黯，苔厚腻，舌下系带粗曲紫黯，脉沉细数带滑而尺弱。证属脾肾阳虚，火不生土，中气败损，肝胃不和，且痰瘀邪毒互结中焦重危之象，治疗亟当扶阳祛邪、健脾和胃为主，略加消瘤导滞之品，以力挽狂澜。急投自拟扶正消瘤汤加减，药用：淫羊藿20g，淡附块10g，炒白术30g，石斛15g，川朴花30g，莪术、猪苓各30g，生米仁90g，海螵蛸30g，藤梨根30g，田三七15g，炒鸡金15g，生甘草10g。7剂后复诊，患者喜告脘腹显著转舒，纳谷知味，乃去淡附块，加白花蛇舌草、龙葵各30g，续进7剂后，脘腹胀满消失，纳食大增，神色转华。B超复查腹水消退大半，患者信心倍增。此后以上方为基础随证加减服用半年，体重增加至53kg，饮食起居一如常人，复查CEA、AFP、CA125、CA199等肿瘤指标均在正常范围，已恢复正常工作。

（本文由童舜华、常胜、俞俊蕙撰写，常青指导，发表于2009年
全国首届越医论坛）

十五、再论治未病观应对恶性肿瘤的实践与创新

当前，在癌症防治领域，如何充分发挥中医药优势，做好中西医结合的综合防治工作，特别是弘扬和应用中医学"治未病"学术思想和诊疗特色，使之在治疗上达到防患于未然的理想目标，是摆在我们面前的重大课题之一。为此，笔者在参阅文献的基础上，结合自己跟随全国名老中医专家常青教授的临床实践，对防治肿瘤工作中"治未病"的若干新思路与新方法作一探讨。

1. 对中医学"治未病"主要学术观点的探讨

中医学的预防思想源远流长，早在两千多年前的《黄帝内经》就有精辟

阐述，简而言之，主要包含"未病先防"和"既病防变"两个内容。《黄帝内经》谓："圣人不治已病治未病，不治已乱治未乱。……夫病已成而后药之，乱已成而后治之，譬犹渴而穿井，斗而铸锥，不亦晚乎？"生动体现了"早防"、"先防"的学术思想和强调"防患于未然"的预防观。《黄帝内经》还告诫："善治者，治皮毛，其次治肌肤，其次治筋脉，其次治六腑，其次治五脏。治五脏者，半死半生也。"这就十分明确地为后世提示了"治未病"以及预防医学的精髓所在：即在未病之前，就应设法防止疾病的发生，而既病之后，则应着眼于早期治疗以防止疾病的传变。前者是采取各种措施以增强体质和抗御外邪的能力，所谓"正气存内，邪不可干"，"五脏元真通畅，人即安和"；后者乃是见微知著、防微杜渐和截断转移，务求早期预测、早期诊断、早期预防、早期治疗，以杜绝疾病向纵深发展，所谓"上工救其萌芽"，是其义也。

2. "未病先防，既病防变"在肿瘤防治领域的应用

（1）鉴于癌肿的病因目前尚不十分清楚，诸如病毒说、遗传说、基因说、慢病演变说，以及精神因素、饮食因素、环境因素及物理化学因素等等，似乎均与肿瘤的发生有重要关系。因此，为降低癌症的发病率，强调"治未病"对肿瘤显得尤为重要。随着现代医学模式的转变，中医学"治未病"的许多治病防病法则至今更加彰显了突出的临床意义，如"精神内守"、"和于术数"、"谨知五味"、"节欲葆精"和"避其毒气"等治病防病养生之道，均不失为预防癌症的重要措施。

（2）由于不少肿瘤均有其癌前期病变，如乙型肝炎、肝硬化与肝癌，萎缩性胃炎与胃癌，食道上皮细胞重度增生与食道癌，宫颈炎与宫颈癌，白斑与皮肤癌等。故对癌前期病变进行有效的中医药治疗，防止其癌变，亦是体现中医学"既病防变"学术思想的一个重要内容。中医对于癌前期病变的治疗有着丰富的经验，如对萎缩性胃炎运用中医中药治疗，可根据胃镜直观、胃黏膜病理变化与胃液分析进行辨证施治。若见胃黏膜红白相间，并以苍白为主，或腺体减少，有血管显露者，则为血瘀证，当参用活血祛瘀中药；若有肠腺上皮化生或不典型增生者，则宜加清热消痈之品；若呈胃阴缺乏者，则合用酸甘化阴之品。笔者曾自拟蛇草刺猬汤治疗萎缩性胃炎伴肠化100例，总有效率就达到78.5%。使该病的不可逆转不再成为定论。因此我们认为：对癌前期病变进行有效的中医药治疗，截断其病势，阻止其恶变，正是治未病学术思想在肿瘤防治上的一个重要内容。正如《难经·七十七难》说："所谓治未病者，见肝之病，知肝传脾，当先实脾，无令得受肝之邪。此曰治未病焉。"这种"务必先安未受邪之地"的防治原则，对于晚期肿瘤见有复发合并症者更是意义深远。如晚期肝癌，就应预先"实脾健脾"，以防止消化道出血和腹水的发生。不言而喻，重视对中医学"治未病"学术思想的研究和临床创新，将必然会给癌症防治工作带来新的活力。

3. 对于肿瘤的预测预报和早期防治的可行性和必要性

"山雨欲来风满楼"，自然界的风暴雨雪等气候变化固有先兆，而任何疾病的发生亦必然有其征兆可寻。中医学认为，"藏于内而象于外，有诸内而必形诸外"。故内在的病理变化，即使是细微隐匿或潜伏缓起亦必然会纤毫无爽地反映于外在的形体色脉。《黄帝内经》谓："见其色，知其命，名曰明"，"按其脉，知其病，名曰神"。可见医者通过察色切脉，四诊合参，以见微知著，尽早洞察或筛选病变者斯为高手。为此，笔者认为，如果把中医学见微知著的宏观诊断精华与现代理化科技的微观诊断手段有机结合起来，例如肿瘤相关因子（TSGF）检测和中医四诊合参等有机结合，就有可能通过电脑微机的智能处理，监测和反映肿瘤的形成与否及发生发展状态。我们期待通过"肿瘤早期预测预报"这一研究课题的实现，对癌症防治抢"三早"、抗转移、防复发发挥独特作用。

4. 应用四诊，见微知著治未病，对于开展肿瘤普查，具有独特简捷的初筛之功

（1）对肿瘤高发地区和高危人群进行大规模的群体普查，及早发现病人，及时进行防治，是预防恶性肿瘤行之有效的方法。由于受到人力、财力、物力等客观条件的制约，给全面普查带来一定的困难。而应用中医传统的四诊合参，以舌诊为主，结合其他方法，联系家族史和慢病史，进行初筛，完全有可能见微知著治未病，从而协力做到西医同行所重视的早期发现、早期诊断和早期治疗（此举关键在于中医诊断技巧的掌握）。不但可发现一大批早期病人（特别是一些亚临床的早期病人），且能节省大量人力物力，其可行性与实用性显而易见。例如，笔者经过长期临床探索，发现早期胃癌病人，其舌诊多见中部淡灰色干晦枯萎、底里不活，全无生气（面积约 $1 \times 1cm$ 左右）之败象。经过现代医学纤维胃镜、病理活检等诊断手段对照，其符合率大约在 75% ~ 85% 之间，具有较高的早期诊断价值。再如，我国医学工作者在某一肝癌高发区普查中，发现早期肝癌病人的舌质多呈青紫色，舌两边可见青紫黯瘀的不规则线条，称之为"肝缨线"，与甲胎蛋白（AFP）检测结果的符合率亦很高，此可以作为肝癌早期诊断指征之一。

（2）在普查中通过大量正常人群和肿瘤病人的对比验证，除上面所说的舌诊外，还发现腭黏膜征及目诊、唇诊、耳穴诊和经络穴位诊等，对早期肿瘤病人的诊断也有一定价值。由于诊断早，采取有效、及时的彻底治疗，这就增加了癌症根治的机会，给患者带来了希望。因此，发掘和发挥中医四诊在治未病中的精华特色，对癌症的初筛和早期诊断，无疑是一条重要的途径。

5. 发挥中医治未病优势，并使中西医结合扬长避短，应当是我国防治恶性肿瘤的优势和特色

（1）虽然目前癌症治疗还离不开手术、放疗、化疗等治疗措施，但是，手术的创伤、放化疗的毒副反应，往往给病人带来很大的痛苦，有相当大一部分中晚期病人，不存在手术指征，并且由于不能忍受放化疗的毒副反应，不得不中断治疗。笔者认为，应用中医药与手术、放疗、化疗等相结合的综合防治措施，完全可以扬长避短，发挥各自优势或优势互补，则不失为防治癌症的理想方法。从中医"治未病"的学术思想出发，我们既应看到癌肿这一潜在"邪"的存在，又应注意到脏腑气血阴阳这一"正"的潜在重要性。因此，中医治未病过程中采取攻补兼施或驱邪安正，或先扶正后驱邪，都无疑比手术、放疗、化疗等单纯着眼于驱"邪"要优越得多。所以中医理论体系的整体观、辨证观与"治未病"等学术精华，对指导癌症的防治有着十分重大的现实意义。

（2）关于中医"治未病"学术思想与放化疗的有机结合问题。应用中医药扶助正气，调节机体免疫机能，使正气充盛，抗邪外出，或攻补兼施，扶正抗癌，驱邪安正，再配合其他治疗措施，可以使癌症治愈率得以提高，生存期得到延长。例如，对晚期失去手术机会的胃癌患者，我们采用攻补兼施的原则是：如果患者一般情况尚可，可给予祛邪扶正中药加化疗攻癌为主；若在治疗过程中病人白细胞下降，出现正气虚弱表现者，应暂停化疗用扶正兼顾抗癌中药为主，俟病情好转，白细胞回升，再适当加用化疗；若病已恶化，患者正气虚弱不堪，呈恶液质时，则单予中药扶正抗癌，不宜再用化疗。中医清热解毒、化痰软坚、理气活血、健脾和胃、补气养血、滋阴温阳等治疗方法，与手术、放疗、化疗有机相结合，不但可以使放疗、化疗的毒副反应显著减轻，并增敏增效，而且能使这些抗癌手段得以顺利完成。

6. 创新"治未病"手段，通过预防和截断转移，使患者在带癌生存过程中，获得全面康复

中晚期癌症病人经过综合治疗或单纯中医疗法，病情得到控制，可以使一些癌症患者带癌生存。我们认为，这类病人尽管体内肿块没有全部消除，但经过中医药的长期治疗，配合气功、太极拳、心疗、食疗、药膳等养正康复手段，完全可能使患者带癌生存，或延长其生存期，或改善其生存质量，有些病人不但不需卧床，还可以料理家务，或从事轻便工作，不仅能有效防止癌症的转移，同时还为进一步根治争取了时间，故养正康复"治未病"措施必须积极，扶正抗移"治未病"措施必须始终坚持。此外，在坚持辨证施治的前提下，应用食疗、药膳等病人欢迎的寓医药于食饵的方法，以扶助正气，激发胃气，促进食欲，提高机体免疫机能，改善全身状况，也是"治未病"和预防转移的重要手段之一。实践证明，这种在"治未病"观念下的康复防治措施在晚期癌肿患者身上，比单纯应用抗癌治疗的疗效要优越得多。

综上所述，发掘和创新中医学"治未病"学术思想，并在肿瘤防治实践中得到应用和升华，不仅可以丰富和创新现代肿瘤防治学的理论，而且有利于形成中西医结合的中国防癌特色，这无疑将是中国特色肿瘤防治学对于世界医学的一大贡献。

7. 典型病例

王某，男，61岁，农民，有乙肝史20余年，于2006年1月因纳差消瘦乏力就诊于当地人民医院，被确诊为原发性肝癌，因已无法手术而求诊于常教授。刻诊：AFP＞5000ng/ml，重度黄疸，纳差口苦，尿赤便秘，舌苔黄腻，质暗红，脉沉弦。乃先予清热解毒，通腑泄浊，佐以运脾扶正。处方：莪术、白术各30g，茵陈30g，虎杖30g，郁金15g，丹参15g，半边莲、半枝莲各30g，龙葵30g，八月札20g，猫人参90g，蛇舌草30g，鸡内金15g，生米仁60g，生大黄15g，7剂。

二诊：药后胃纳转佳，大便已畅，小便转清，乃以原方为基础，加入炒二芽、生晒参、怀山药等扶正健脾之品，截断"知肝转脾"之虑，连续治疗半年后，复查各项肿瘤指标均已正常，患者精神状态及食欲、体力一如常人，已恢复轻便劳动。

（本文由常胜撰写，常青指导，2009年2月发表于《中国中医药现代远程教育》杂志）

十六、《中国中医药报》"名医名方选录"

常青（1942～），浙江省绍兴市人，国家级名中医。早年毕业于浙江中医学院（今浙江中医药大学），现为绍兴市中医院肿瘤研究所专家顾问组组长兼肿瘤研究所所长，绍兴文理学院中医疑难病研究所所长，浙江中医药大学兼职教授，中华中医药学会肿瘤分会委员，全国名老中医药专家学术经验继承工作指导老师。

从事中医临床及教学、科研近 50 年，医术精湛，治学严谨，具有深厚的中医理论基础和学术修养。善于使用经方并创制新方，临床擅长辨病与辨证相结合治疗内科、妇科疑难病，尤对肿瘤、中风、哮喘及崩漏之诊治有独到之处，著有《实用中风防治学》、《辨证论治肿瘤经验集粹》和《常青内妇科临证经验》等。

扶正消瘤汤

组成：生黄芪 30g，莪术、白术各 30g，绞股蓝 30g，霍石斛 12g，生米仁 60g，猪苓 15g，白花蛇舌草 30g，藤梨根 60g，野葡萄根 30g，八月札 15g，田三七 15g，鸡内金 10g，生甘草 10g。

功效：益气养阴，健脾和胃，消瘤散结。

主治：各种恶性肿瘤证属气阴两虚、正虚邪实者。若配合放化疗可减毒增效，配合手术前后应用，有增强免疫，促进康复，预防复发之功。

用法：每日 1 剂，水煎 2 次，分 2 次服。

方解：本方黄芪、白术健脾益气扶正培本；绞股蓝提高免疫功能以扶正抗癌；霍石斛、生甘草滋阴生津，清热和中；白花蛇舌草、藤梨根、野葡萄根、莪术、八月札、三七清热解毒，消瘤散结，理气化瘀；米仁、猪苓化浊抑癌；鸡内金扶脾健胃消积。全方共奏健脾和胃、益气养阴、清热解毒、化瘀消瘤之功，具标本同治等一箭双雕或多靶点之效。

加减：口干咽燥加沙参、麦冬；恶心呕吐加清半夏、淡竹茹；疼痛加延胡索、蜈蚣、鸡矢藤；吞咽困难加蜣螂虫、急性子、威灵仙、石见穿；肿块坚硬加山慈菇、黄药子、夏枯草、蜈蚣、穿山甲；火毒亢盛加羚羊角、赤药、猫人参、生大黄等。癌患部位不同，则酌加引经药，以促药力直达病所。

临床运用：中医认为，"邪之所凑，其气必虚"，"正气存内，邪不可干"。肿瘤的形成多由正气内虚，然后客邪留滞所致，而肿瘤一旦形成，必耗气伤血，因病致虚。肿瘤在体内被控制好转或恶化转移，均取决于正邪斗争及消长之结果。扶正培本结合解毒消瘤法能调节人体阴阳，增强机体免疫功能，有效地防止肿瘤的发生和发展。本方既可用于晚期癌症及某些早中期特需患者（如患者畏于手术等而坚决要求者）的单一中药治疗，也可配合放化疗及手术，以达到减轻毒副反应，增强免疫，改善患者体质及各种症状，使之延长生存期并提高生存质量，进而伺机蓄力剿灭癌患，以力争临床治愈。

（本文原载于《中国中医药报》2009 年 5 月 22 日"名医名方栏目"）

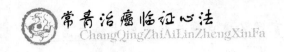

十七、常青治疗胃未分化腺癌经验方

[组成] 石斛、鲜生地黄、麦门冬、太子参、藤梨根、蚤休各30g，蜣螂虫、鸡内金、干蟾皮、生白术各10g，八月札15g。

[用法] 水煎服，每日1剂。

[功效] 养阴益胃，清热抗癌。

[案例] 吴某，女，55岁。1975年3月20日初诊。病理切片确诊为胃癌（胃未分化腺癌），未作手术。形瘦如柴，倦怠乏力，胃脘胀痛，灼热嘈杂，纳食乏味，口燥欲饮，舌红光剥，中呈败像，脉象虚细而数。此乃邪盛正虚，癌热炽灼而胃阴已伤之象，拟养阴益胃、清热抗癌之法。用上方5剂后，舌转红润，且舌中段败象范围缩小，脉象亦转细缓；食欲增加，胃脘觉舒。此乃正复邪却、胃气来复、胃阴滋生之佳象。原方加白花蛇舌草30g，7剂。连续治疗1年余，自觉症状消失，随访5年，已能从事家务劳动。

[按语] 癌热炽灼，正衰毒壅，是本例的病机关键。诊治时，以养阴益胃、清热抗癌贯彻始终，疗程达1年有余。足见对癌症治疗，应以病机为中心。案中所指舌中段有"败象"，系本例报告人的临床经验。他根据《形色外诊简摩》"舌质……底里全变，干晦枯萎，毫无生气，是脏气不至……真脏之色"的论述，结合实践，体会到"多数中晚期癌肿患者的舌象具有共同特点，即全舌晦滞无华，舌中段一小块呈淡灰色，干晦枯萎，底里不活"。此即案中所称之"败象"。据常氏经验，"不少患者就诊前，未经西医专科检查或理化诊断，不知道患癌肿，这时如发现有败象……可得早期确诊"。若治疗后败象消失，代之以舌质红活有津或淡红活润者，则表明药证相符，病有转机，有癌肿缩小或控制之佳象。

（本文刊登于1997年9月出版的《中华名医名方薪传》）

十八、甲状腺癌的辨证与治疗

甲状腺癌为颈部常见的癌肿，起初甲状腺某一叶发生孤立肿块，以后在其周围可摸及小而硬的转移性淋巴结，至晚期可发出声音嘶哑及呼吸困难等压迫症状。本病在中医学文献中属于"内瘿"、"石瘿"等范畴。若颈部已有明显转移灶者，则属"失荣"、"瘰疬"之类。据国内资料统计，在15～44岁年龄组中，女性甲状腺癌的发病率仅次于宫颈癌和乳腺癌而高居第三位。

男女的比例为 1:3。近年来该病之发病有增高趋势，当引起重视。本文着重从中医肿瘤学角度介绍本病的辨证治疗和摄生。

（一）关于病机及证候分类

甲状腺癌的病因研究，国内外至今尚未完全阐明，中医学则认为本病多因情志不舒、肝郁气滞、痰湿及瘀血日久凝聚所致。临床亦发现，患过甲状腺肿及在儿童期接受过甲状腺区放射线照射，或同位素碘与低碘饮食致甲状腺肿者，均易发生甲状腺癌。

根据病理学及生理学特征，甲状腺癌一般分为乳头状癌、滤泡状癌、未分化癌和髓癌等四种类型。从中医肿瘤学及证候学角度而论，我认为甲状腺癌可分肝郁气滞、痰凝瘀聚及阴虚肝火等三型。临床据此而分别采取中西医结合治疗，或放疗，或内分泌疗法，或中药辨证施治。诚然，若能有机结合，则可发挥我国医学得天独厚的抗癌治疗优势。

（二）关于中西医结合治疗的构思及方略

结合近三十年的临床与实验研究，中西医结合治疗本病（或其他癌症），对于提高远期疗效，确有特色，并为国内外学者所瞩目和肯定。我认为甲状腺癌的治疗，应主张辨病与辨证相结合，局部治疗与整体治疗相结合，抗癌治疗与扶正治疗相结合，综合治疗与护理调理相结合，以最大限度地获取远期疗效。

（三）关于中医分型及治法

根据甲状腺癌的病因病机及证候特点，我在临床上常分三型辨证施治，简介如下：

肝郁气滞型：多见情志抑郁，胸闷不舒，心悸汗多，口干经乱，肿块质硬，吞咽可移，脉弦或滑，舌暗苔薄。治以疏肝理气、化痰散结为主，药用：制香附 10g，八月札 15g，海藻、昆布各 15g，夏枯草 30g，象贝 15g，黄药脂 10g，山慈菇 15g，水红花子 15g，生黄芪 15g，生米仁 30g。

痰瘀凝聚型：局部肿大突起，既往可有甲状腺瘤或肿病史，增大迅速，质硬不平，吞咽移动受限，推之不移，或压迫食管则吞咽呼吸困难。舌质紫黯脉弦滑。临床常见于恶性程度高或甲状腺癌晚期者。治宜化痰软坚，消瘤行瘀，药用：川贝、象贝各 10g，生半夏 10g，生牡蛎 30g，昆布 30g，莪术 15g，黄药子 30g，夏枯草 30g，乌元参 30g，猫爪草 30g，蜈蚣 3 条，小金丹 2

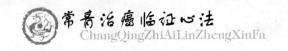

粒（吞），桃仁 10g。

阴虚肝火型：多见于术后或放疗后复发，余毒未净。症见心悸乏力，多汗口干，音哑眩晕，气短纳钝，舌质淡红或干红少苔，脉细或弦细带数，治宜养阴清热，平肝消瘤，药用：北沙参 30g，麦门冬 15g，五味子 6g，女贞子 30g，乌元参 30g，夏枯草 30g，黄药子 30g，野菊花 30g，藤梨根 40g，夜交藤 30g，生甘草 9g。

（四）关于精神调摄及饮食宜忌

"百病生于气"，本病尤应达观以调畅情志，切忌郁忧烦恼，宜清淡新鲜饮食并多食蔬菜水果及海带，忌葱韭大蒜烟酒刺激之物、海鲜发物及一切煎熏之品。此外，余尚用药粥辅助疗法，限于篇幅，恕不赘述。

（本文由常青撰写，于 2008 年在"中国中医药肿瘤暨全国
中医药名医学术思想研讨会"交流发表）

十九、张景岳阴阳并调学术思想与中医带瘤生存思维的临床探析

恶性肿瘤治疗一直是中医药学治疗疾病的一个重要领域，近现代中医治疗肿瘤经历过由祛邪为主向以扶正为主的转变，初兴时一味地强调清热解毒、化痰散结、活血化瘀，后来在临床实践中逐渐转向强调扶正为主，结合适时祛邪的治则。这显然符合当前肿瘤已被世界卫生组织定义为慢性病的精神，中医药如何在肿瘤治疗领域运用"带瘤生存"的治疗思维，全国名老中医药专家学术经验继承工作指导老师常青教授在数十年的行医过程中，通过潜心研究绍兴籍名医张景岳的学术思想，并不断总结发展自身治疗肿瘤的经验，以张景岳"扶阳祛邪"学术思想为指导创制了"扶正消瘤汤"作为"带瘤生存"治疗思维的尝试，取得了丰富的经验和肯定的疗效。本人有幸师从常青教授，在其指导下学习张景岳强调正虚、重视阳气、阴阳并调的学术思想，获益匪浅，现将体会作一探讨交流。

1. 带瘤生存的提出

（1）当今肿瘤治疗的挑战与愿景：现代医学对于肿瘤的认识与治疗实践经历了三个阶段：18 世纪 Looran 等提出"肿瘤是局部病变"，这使手术成为肿瘤的最佳治疗手段；到了 1858 年，Lirchow 提出"癌是细胞疾病"，从而开启了放、化疗等杀伤细胞方法治疗肿瘤的时代；20 世纪 80 年代，人们认识到肿瘤是全身性疾病，要求清除播散的癌细胞和改善全身状况齐头并进。殆至

目前，肿瘤治疗的经典模式仍认为"治愈癌必须把最后一个癌细胞杀死或清除"，可惜事与愿违，"积极"的抗肿瘤治疗及新药的不断研发，在肿瘤治疗的近期缓解率虽取得了进步，可远期生存率却难有起色。这使"生命不息、战斗不止"的"积极"治疗观念越来越遭到质疑。同时大量死于其他慢性病的老年人尸检发现存在肿瘤。面对事实，"无瘤生存"几乎永远只是理想！1994 年加拿大 Sichippor 教授借鉴现代分子生物学和传统观念，对 50 多年收集的肿瘤临床、实验室和流行病学资料做了系统分析，提出肿瘤认识的新模式：①癌是一个发展过程而不是形态学实体，个体瘤的形成来源于机体内的单个细胞，但肿瘤细胞一直不断地对局部做适应性调节，并进行纯系繁殖。②癌细胞的结构大部分正常，其恶性特征是由于少数基因和环境改变的结果。③癌变过程的特点是调控失常而不是充分的自主性。④癌变过程有潜在逆转可能。⑤杀伤治疗产生的副作用是破坏机体的正常反应性，使本已失衡的机体调控作用更加恶化。基于以上认识，Sichippor 教授提出：①机体的反应性，对癌症的治疗最为重要，由它来决定宿主最后的命运。②癌的自然增长速度是可变的。③有效的治疗并不需要肿瘤的完全消退。

（2）带瘤生存的提出：面对大量类似 Sichippor 教授的观点及越来越多新的研究成果，世界卫生组织将肿瘤定义为慢性病，是与高血压、糖尿病一样终生相伴的疾病。所以肿瘤治疗亟待转变观念，要把关注点从肿瘤本身转移到以病人为中心，争取最佳的生活质量上。在这样的背景下有识之士提出了"带瘤生存"的概念。

2. 对张景岳主要学术思想在肿瘤防治领域的应用与创新

张景岳是我国历史上最著名的医学家之一。其通过对《黄帝内经》和《周易》的深入研究，垂四十年之功著成《类经》和《景岳全书》等巨著。在当时即被医界誉为"医门之柱石"。他将《黄帝内经》学术思想结合临床实践，提出"阳非有余"、"阴常不足"的论点，论病以正虚为主，调治则首重"真阳"，不忘"真阴"，立足命门水火，阴阳并调，形成了具有自己独特风格的学术思想，被已故沪上名家姜春华教授誉为"仲景后第一人"。为近现代中医内科包括肿瘤在内诸多重难病症的辨证治疗，树立了理论与实践的典范。现将常青教授在肿瘤防治领域继承发展张景岳学术思想的经验归纳如下：

（1）强调正气，谨慎祛邪：张景岳从"正气存内，邪不可干"，"邪之所凑，其气必虚"出发，提出"夫邪正不两立，一胜则一负，凡邪气胜则正气败，正气实则邪气退"，认为诊治任何疾病，"必当先察元气为主，而后求疾病"，即使虚实夹杂，邪正相搏，也不能盲目用攻。他提醒说，疾病之实固为可虑，而元气之虚应尤甚，治疗当及早用补，"凡临证治病，不必论其有虚证无虚证，但无实邪可据而为病者，便当兼补以调营卫精血之气"。他在《景岳全书·积聚》中论治积证时提出："若积聚渐久，元气日虚，此而攻之，则积气本远，攻不易及，胃气切近，先受其伤，愈攻愈虚，则不死于积而死于攻矣。此其所重在命，不在乎病，所当察也。故凡治虚邪者，当从缓治，只宜专培脾胃以固其本，或灸或膏，以疏其经，但使主气日强，经气日通，则积痞自消。斯缓急之机，即万全之策也。"常师认为，肿瘤之病起病缓而隐，不易察觉，发现时大多已中晚期，或病人经"积极"治疗，正气耗伤，故大多数病人属"积聚久，元气虚"之人，对这些病人应刻刻以护正为要。世界卫生组织定义肿瘤为慢性病，现代医学对慢性病的治疗即要求大多数时间采取较为保守的治疗措施，只在疾病急性发作时才用较猛烈的手段控制其发展。故中西医学都认为肿瘤治疗不应把杀灭或清除肿瘤细胞放在首位，而应以扶正为主，视疾病需要与否及正气情况，谨慎应用祛邪方法。常师在"扶正消瘤汤"中以大剂生黄芪、鲜石斛、焦冬术、绞股蓝等益气养阴，健运中州以保生机，正体现了"有胃气者生、无胃气者死"的要旨。

（2）扶助阳气，抑瘤延生：张景岳以阴阳分人体，凡气与阳，一切人体的精神状态和功能活动皆属其"阳"的范畴。其扶阳思想源于《黄帝内经》"凡阴阳之要，阳密乃固"，"阳气者，若天与日，失其所则折寿而不彰，故天运当以日光明"和《周易》"首乾重阳"的学术思想，认为人身之真阳，是性命之本，造化之原。他在《类经附翼·求正录·大宝论》中说："天之大宝，只此一丸红日，人之大宝，只此一息真阳。"在天"凡万物之生由乎阳，万物之死亦由乎阳，非阳能死物也，阳来则生，阳去则死矣"。在人"凡通体之温者，阳气也；一生之活者，阳气也；五官五藏之神明者，阳气也"，"得阳则生，失阳则死"。所以人之性命系于阳气，"阳惟畏其衰，阴惟畏其盛"。Sichippor教授在其提出的新模式中指出："机体的反应性，对癌症的治疗最为重要，由他决定宿主最后的命运。"常师认为，机体对肿瘤的反应性体现在中医理论中正是阳气的作用。阳气充盛则精神健旺，反应灵敏，阳气不足自然萎靡寡言，反应迟钝。内外相应，此时机体内环境对肿瘤细胞的敏感性必然也会降低。所以对于这些病人，维护阳气就是抑制肿瘤、维持生命、延长生存。常师在"扶正消瘤汤"中除大剂益气之品外，常臣以仙茅、淫羊藿，甚者制附子、桂枝等温补命元，以加助正气之化生，以加强抑瘤之能力。正进邪退，则症情缓而年寿永。

（3）阴阳并调，愉快生存：张景岳重阳的特点是其重阳而不离真阴，这与其对命门的认识有极大关系。张景岳《类经附翼·求正录·三焦包络命门辨》中批判了自《难经》而下千余年"左肾右命门"的观点，提出命门在两肾之间，并与两肾密切联系，"为水火之府，为阴阳之宅，为精气之海，为死生之窦"，从而打破了单纯认为命门为阳或命门藏君、相之火的观点，将命门视为真阴、真阳共居、互化的场所。命门之火为一身阳气的总动力，命门之水为精血之海。更引伏羲八卦中"坎"卦之象，强调真阳为水中之阳，亦即"水即火之源"、阳以阴为基。命门阳气乃是"气化于精，藏于命门"，基于此其认为填养精血正可以充养元气。故其提出"人自有生以后，惟赖后天精气以为立命之本"，"精强神亦强，神强必多寿，精虚气亦虚，气虚必多夭"，"以精气分阴阳，则阴阳不可离"。"真阳"虽为性命之本，但需要精血来充养化生。带瘤生存要求最佳生活质量，人要活，还要活得有意义。肿瘤病人肿瘤的消耗，使人体有形成分快速耗损，手术、放疗、化疗也同样消耗着人体的有形成分，人体有形成分减少，消瘦、低蛋白血症、贫血等接踵而至，此时精血不足，不能化生真阳，阳气失充，人体各项生理功能必将受损，生活质量自然受到影响。阳衰则阴盛，此时必精神萎靡，喜卧懒言，甚则久卧病榻，邪水泛滥，直至阳去而亡。所以单纯照顾阳气还是不全面的，要改善生活质量，必须谨察阴阳之虚，深谙阴阳互化之理，"阴中求阳"、"阳中求阴"，阴阳并调，以平为期！常师在"扶正消瘤汤"中以一味鲜石斛补阴生阳、阴阳并济，深谙阴阳之理，轻拨阴阳之机，实一药而多雕。

3. 病案举例

杨某，女，25岁，绍兴市柯桥电力分局职工，病历号00053053。患者卵巢癌手术后，因严重恶液质，不耐化疗，求诊于常青教授。当时患者极度消瘦，奄奄一息，由其家属抬来就诊。面色黧黄，水米难进，腹胀便溏，舌淡黯，苔厚腻，脉沉滑而数，一派脾肾两虚，气血重亏，癌毒浊瘀夹杂之象。常师以自制"扶正消瘤汤"为基本方，强调"难病取中"，重用白术、薏苡仁各60g，并加茯苓、藿香、佩兰及焦三仙，运中化浊，健脾开胃，保胃气以力挽狂澜，十余日后，纳食转佳，二便渐调，常师认为胃气来复，病有挽救之机，仍守原法为主加适量抗癌药，如白花蛇舌草、三叶青、半枝莲、墓头回之属，调理数月，精神状态明显好转，能自行前来复诊，继续遵循"存人为先，缓消瘤肿"之旨，在扶正振中同时巧兼祛邪，随证加减消瘤散结之品，曾先后加用半边莲、半枝莲、白英、炮山甲、莪术、蜈蚣等，三年余来，病情日渐向好，体重增加15kg，已有月经来潮，现已能参加工作，期间多次复查肿瘤指标均在正常范围。子宫附件B超提示卵巢所剩包块渐渐缩小，但目前仍存不均质小包块一枚。此例常师充分运用了张景岳学术思想，成功实现了"带瘤生存"，使肿瘤在与人体和谐相处中，渐消渐散，避免了手术、放疗、化疗等治疗的激烈冲突。

常青教授认为，张景岳重视正虚，强调阳气，重阳不忘阴的学术思想，与现代对肿瘤形成、发展、转归的认识，及带瘤生存的目标——延长生存期，改善生活质量，有着诸多一致之处。常青教授长期以来以其为指导应用于临床，取得了丰富的经验与较好的疗效。深信对于博大精深的张景岳学术思想的深入发掘并在临床应用中与现代经验交融贯通，不断创新，定能使中医肿瘤治疗取得新的进展，开辟新的天地，乃至疗效上有质的飞跃。

（本文由俞俊蕙撰写，常青指导，发表于《浙江中医杂志》2011年第3期）

二十、复方扶正消瘤丸组方、工艺及功效

复方扶正消瘤汤是常青主任中医师治疗中晚期恶性肿瘤的经验方。1991年以来，我们在常青老师指导下，对该汤进行剂型改革，采用现代工艺加工成复方扶正消瘤丸，并在本市三家医院对57例患者作了临床验证，疗效确切，获1995年浙江省优秀中医药科技进步奖。现将复方扶正消瘤丸的组方原理、工艺流程及性状功效简介如下。

1. 组方原理

中晚期恶性肿瘤多由机体阴阳失调，气血偏虚，痰瘀热毒蕴结日久所致。其病理特点是："中虚毒聚"、"本虚标实"。故其治疗大法应在祛邪消瘤的同时，予以扶正固本，达到攻补兼施、扶正消瘤之目的。复方扶正消瘤丸正是针对这一病理特点和治疗法则而设，由墓头回、守宫、灵芝、无花果、制大黄、八月札、鸡内金等11味中药组成。方中主药墓头回、守宫等解毒散结，祛邪消瘤；灵芝、无花果等益气养血，扶正固本，体现了"养正积自散"的治则精神；再佐以制大黄、八月札、鸡内金等药清热通腑、健脾开胃，运用了"六腑以通为用"，"胃喜柔润，宜降则和"等法则。诸药合用，共奏攻补兼施、祛邪消瘤、运脾扶正之功。

现代药理研究发现，墓头回、守宫等药具有明显抑制癌细胞的作用。灵芝、无花果等既能解毒抗癌，又能升高白细胞，增强免疫机能。制大黄、八月札、鸡内金等不仅能健脾和胃，更具有抑制癌细胞和抗菌作用。所以，现代药理研究亦证实，本方组成确具较强的抑制癌细胞、增强免疫力以及提高

白细胞等药理作用。

2. 工艺流程

（1）药材加工依法炮制，其中守宫等药研成细粉，另放。

（2）在提取锅内煎煮，提取液过滤，浓缩至1:1.5~2倍。

（3）浓缩液加守宫等药细粉，经真空干燥，粉碎均匀。

（4）装胶囊，每丸0.3g，每瓶60丸装，每丸相当于生药约6.8g。

（5）质控按《中国药典》一部附录胶囊剂项下检验。

3. 性状功效

（1）性状：本品味苦，为棕褐色胶囊丸剂。

（2）功用：扶正抗癌，清热解毒，消瘤散结，健脾和胃。

（3）主治：中晚期胃癌、肠癌、食道癌、肝癌，既可单独使用，也可与手术、放疗、化疗合并使用，能提高机体免疫力，加强脾胃运化功能，显著改善食欲，同时具有明显的抑制癌细胞作用。对其他肿瘤亦有不同程度的扶正抗癌作用。

（4）服法：一次口服5~6粒，每日3次，饭后半小时用温开水或蜂蜜水送服。

（5）毒副作用：经临床观察，长期服用对心、肝、肾等脏器无损害，系安全无毒有效的纯中药抗癌制剂。

4. 体会

复方扶正消瘤汤组方精当，经剂型改革，研制成胶囊丸剂后，性能稳定，质检合格。临床验证证明，能明显改善症状，增加食欲，提高生存质量，使用方便，安全无毒，为临床上综合治疗中晚期恶性肿瘤提供了一种较有前途的纯中药抗癌制剂，值得在临床上进一步推广应用。

5. 典型病例

陶某，男68岁，农民。经胃镜、病理切片确诊为胃贲门部腺癌，形瘦，纳钝，脘胀呕恶，精神萎靡，脉沉细，舌淡黯，苔薄腻，血红蛋白85g/L，呈恶液质状态，证属中虚毒聚，本虚标实之晚期胃癌，乃予复方扶正消瘤丸（用旋覆代赭汤送服），半月后，食欲体重显增，上脘痞胀感逐渐消失，3个月后，血象白细胞计数8.2×10^9/L，血红蛋白125g/L，纳便恢复正常，生活已能自理。后续进该丸，半年后随访，患者生存质量良好。

（本文由杨金团、常胜撰写，1996年发表于《现代应用药学》杂志）

跋

越地自古以来就名医辈出。自春秋至明清，越医传承有序，不断发扬光大。明代张景岳，主张医易同源，提出温补学说，晚年著成《景岳全书》，其学术观点和临证诊治经验，对后世影响甚大。至清末民初的医界，以俞根初、何廉臣等为代表的医林人物同样名满天下，既是临床大家，亦是医籍臣擘，对于发展和繁荣中医药事业，贡献卓著。卫生部副部长、国家中医药管理局局长王国强是这样评价越医的：绍兴乃首批中国历史文化名城，中医药文化源远流长，底蕴深厚，并自成一派，世称越医。越医呈现出专科世家多、流派多、名医多、著述多的鲜明特点，具有重实践、敢创新、善总结、知行合一的独特个性，在中华医药史上占有重要地位。癸巳春日，常青老先生将其《常青治癌临证心法》稿本连同国医大师颜德馨教授和浙江中医药大学范永升教授的序言放在我的案头。常老的新著共 12 章，共约 35 万余字，对中医药防癌治癌的基础与临床进行了全面的论述，既是其五十年治癌临证的经验和成果，更是对越医理论体系的传承和发扬，并在此过程中，逐渐形成其特独和深邃的学术思想。

常老浙江中医学院早期科班出身，获得国家级名老中医等诸多学术荣誉，博学而勤奋，既重理论更重实践，可谓是"正本清源"；常老在临床实践中十分注重辨证论治、心法用药和实证验案，尤其重视治未病的重要性，简言之"防治兼长"；常老以佛心行医为座右铭，书法及国学功底深厚，在其学术经验传承指导和名老中医工作室的创建工作中，更是积极发挥团队的作用，无愧于"德艺双馨"、"诲人不倦"，童舜华博士在其"三年随师心得"一文中是这样叙说的：三年的学习任务是比较重的，更是幸福快乐的，导师给我一笔巨大的精神财富，值得我在今后的道路上不断享用。在学习上，导师总是对我高标准地结合中医博士后教育特点，循循善诱，严格要求，指点迷津。在临床上，运用导师的学术经验，结合自身的理解和实践，拓宽了临床思路，提高了诊疗效果。

"正本清源，防治兼长，德艺双馨，诲人不倦"，这是一位谦谦学者的素描。今我因缘受命为是集附文，以此十六字概言之。但诚恐学浅词薄，难达

跋

圆满以谢著者心意，故不免担心耳。然想起国学大师南怀瑾先生所言："佛为心，道为骨，儒为表，大度看世界；技在手，能在身，思在脑，从容过生活。"常老先生的儒雅和大气，以及对生命的感悟，使我心释然。权以此跋忝列于后。

绍兴市中医院院长兼绍兴市中医药文化研究所所长　张居适教授
癸巳春分前二日于象玄堂